当代中医皮科流派临床传承书系

海派夏氏
皮科流派

李　斌　张　明◎主审

李福伦　李　欣◎主编

U0129568

中国健康传媒集团

中国医药科技出版社

内 容 提 要

　　海派夏氏皮科是沪上著名的中医皮科流派。本书介绍了该流派的理论体系和鲜明的诊疗特色，重点对该流派独具特色的内治十五法和外治三大法进行了详细阐述，并对流派常用药物、经典方剂、特别技法及学术成果与独特治疗方案做了较为全面的介绍，具有重要的临床价值。本书内容丰富，可供皮肤科临床工作者和研究者参考使用。

图书在版编目（CIP）数据

海派夏氏皮科流派 / 李福伦，李欣主编 . — 北京：中国医药科技出版社，2023.2
ISBN 978-7-5214-3247-3

Ⅰ . ①海… Ⅱ . ①李… ②李… Ⅲ . ①中医学—皮肤病学—中医流派—上海 Ⅳ . ① R275

中国版本图书馆 CIP 数据核字（2022）第 087689 号

美术编辑　陈君杞
版式设计　也　在

出版　**中国健康传媒集团** ｜ 中国医药科技出版社
地址　北京市海淀区文慧园北路甲 22 号
邮编　100082
电话　发行：010-62227427　邮购：010-62236938
网址　www.cmstp.com
规格　710 × 1000 mm $^1/_{16}$
印张　13 $^3/_4$
字数　251 千字
版次　2023 年 2 月第 1 版
印次　2023 年 2 月第 1 次印刷
印刷　三河市万龙印装有限公司
经销　全国各地新华书店
书号　ISBN 978-7-5214-3247-3
定价　**45.00 元**

获取新书信息、投稿、为图书纠错，请扫码联系我们。

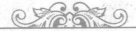

本书编委会

总　序

　　中医本无学术流派。上自伏羲一画，而分天地，阴阳肇始，要本一家。而后黄帝推演，问道于天师。神农尝百草，日遇七十二毒。乃有针药之分，其用针者，调神化气，以通神明，以虚无之术治有形之身。其用药者，浣涤脏腑，调剂水火，以有形之药而治无形之气。流派之分肇始于此。

　　《汉书·艺文志》载医学有房中、导引、经方、医经四家，其经方十一家。隋唐之际江南诸师秘仲景之书而不传，门户之见生，而医道遂晦。虽有真经在前，而用药之道著于时者自仲景、隐居、之才、元方、孙真人以降，十数人而已。

　　两宋南渡，文兴兵弱，禅、道并起，儒亦随之。乃有理学之盛，乃有鹅湖之辨，儒乃有门户之分，而格致之学为一时之选，时人共识。乃有巨富如东垣者、乃有名儒如丹溪者，由文学而入医学，以格致之学格天地而解病康，乃有思辨之学，乃有门户之分。故曰：儒之门户分于宋，医之门户分于金元，乃有四大家之说，易水、河间、东垣、丹溪。实一而四，四而一也。其理皆本于《内经》，其治皆本于仲景。流派也者，非各见道之一隅而已，须知一派之宗师，必得道之全貌而后乃可就其一端而阐扬。若未窥全豹而欲成一家之言语，开一派之先，未尝闻矣。

　　中医皮肤病内治源于外科消托补三法，复借鉴于内科脏腑经络之说，由学士儒生内观脏腑，思揣生克制化生旺休囚而有所见，实乃由学问而阅历者也。其外治法则，则传自民间匠人之手，出于临床实践，真由阅历而后成学问者也。

　　皮外科肇始神农。《本经》所言大半为外伤、疮疡、疥癣之用。后世刘涓子、陶隐居、巢元方、孙思邈，代有新出。而尤以元方《诸病》所论最详。然元方所论实乃一脉专精之术，而中医皮科流派，实则三派并存：元方其一也，外科东垣之术其二也，脏腑经络之术其三也。以此观之，今日流派，并无第四法门。

　　然皮外科之门开而未久：百年之前民病唯伤寒及疮疡求治于医，以其害人性命于朝夕，余则无论矣：食尚不足以果腹，衣不足以蔽体，疥癣皮毛非所得虑、所能治者。唯升平日久，民生富足，方有中医皮科产生，而燕京赵氏皮科流派为其发轫。1954年，赵炳南先生在当时的"中央皮肤性病研究所"建中医研究室开始，计算至今，中医皮肤科已历68载，庶几近乎知规矩也。众多外科名医、内科名医因使命之感召走入中医皮科行业。复有众多西医开中西结合一派，张志礼、秦万章、边天羽皆一时之选。各个医家互相切磋，如琢如磨。学术交融，互相渗透，而因其所处之时空不同，所治之患者各异，所用之学术模型各别，延绵六十年，各成家法，而成不同流派。

今者，中华中医药学会皮肤科分会专门组织国内专家编写《当代中医皮科流派临床传承书系》，经系统梳理，反复论证，确有独特学术体系且传承三代以上者，定为待扶持的中医皮科学术流派，曰：燕京赵氏皮科流派、燕京金氏皮科流派、盛京皮科流派、龙江皮科流派、齐鲁杜氏皮科流派、北京广安皮科流派、长安皮科流派、海派夏氏皮科流派、黔贵皮科流派、岭南皮科流派、天山刘氏皮科流派、石门皮科流派、吴门孟河皮科流派、盱江皮科流派、湖湘皮科流派、闽山昙石皮科流派、汉上皮科流派、滇南刘氏皮科流派、津门皮科流派、四川文氏皮科流派。

世界之大，以变化为不易之理。从没有流派走向流派产生，是中医皮科学术发展的必经阶段。所谓流派者，非见解互相诋忤，实为各得乎中道，而就所见之患者，自医道之海略取一瓢，以解一方患者之疾苦者也。非为各得一道，道道不同。当知万本一源，众流归海。海也者，神农黄帝之学也，仲景华佗之术也。

众多流派的推出将使学术进一步繁荣，并将促进更广大的医生群体的学术交流，互融互通，互相激发。经过一定时间的充分交流，若干流派，必将再次融汇，产生更高级别的中医皮科学术共识，并带领中医皮科在更高的层面上开创新的学术流派。

作为本书的总主编，在此谨祝丛书能够充分展示各家学术思想，促进中医皮科学术传播与交流，祝愿在不久的将来，我们能够在流派碰撞的基础上，推动中医皮科学术水平达到新的高度。

杨志波

2022年10月

序

　　海派文化，就是植根于中华传统文化基础上，以吴越文化为主干，汇集中国其他地域文化的精华，吸纳并消化一些外国（主要是西方国家）的文化因素，融合形成的一种新的富有独特个性的多元文化。作为"海派文化"的一个重要分支，"海派中医"具有大度包容的学术胸襟，敢为人先的开创精神，纳新求变的思维方式，是近代中国别具特色的中医流派。这些流派的形成非一日之所能，传承亦非一日之功，如何在新时代顺应新形势，进一步发扬光大，服务大众，服务患者，是这些流派共同面对的课题。

　　为弘扬这份宝贵文化传承，2011年起，上海将"海派中医流派传承工程建设"列入第一轮中医药三年行动计划，把丁氏内科、顾氏外科、石氏伤科、丁氏推拿、蔡氏妇科等15个流派纳入其中。此举获得国家中医药管理局高度认可，从而启动了全国中医学术流派传承工作室建设项目，并在全国进行推广。

　　海派夏氏中医皮科来源于夏氏外科，夏氏外科历史悠久，是沪上著名的中医外科流派，尤重外治、内外合治和扶正祛邪法，优势突出，已形成疮疡科、乳腺科、肛肠科、皮肤科等特色学科。海派夏氏中医皮科的先辈们本着大医精诚的精神，以"见彼苦恼，若己有之"的感同身受之心，"博极医源，精勤不倦"精研医术，创立了夏氏外科并将其进一步演化而成海派夏氏中医皮科。今天这种精神仍是海派夏氏皮科继续传承和发展的动力源泉，也是我们编著此书的初心和动力。在近3年的编写工作中，项目负责人及其团队不辞辛劳、寻根访踪，收获颇丰，终于几经寒暑，编著完成此书，希望让夏氏皮科流派学术经验得到继承并发扬光大，继续惠及万千患者。

　　本书对海派夏氏皮科理论体系和鲜明的诊疗特色进行了概述，同时对该流派独具特色的内治十五法和外治三大法做了详细介绍。本书中记载有大量流派特别技法，并对相关疾病的诊断、治疗以及药剂的制作进行了详细的讲解，其中包含了众多学术成果与独特治疗方案，具有重要的临床价值。希望此书能推动中医各流派的发展和繁荣，更好地服务广大人民群众。

秦万章

2022年2月

前　言

中医学肇自岐黄，博大精深，源远流长，是我国劳动人民在几千年生产生活实践和与疾病做斗争的过程中逐步形成发展而来的。古之医者秉承仁爱之心，上下求索，不断完善中医理论，寻觅济世救人之方，历经千年岁月，传承至今，使中医学成为中华文化不可或缺的一部分。

2019 年《中共中央国务院关于促进中医药传承创新发展的意见》重点任务分工方案中明确指出："加强中医优势专科建设，做优做强骨伤、肛肠、儿科、皮科、妇科、针灸、推拿以及心脑血管病、肾病、周围血管病等专科专病，及时总结形成诊疗方案，巩固扩大优势，带动特色发展"；2021 年《关于进一步加强综合医院中医药工作推动中西医协同发展的意见》发布，这些支持中医发展政策的出台是中医药传承、创新和发展千载难逢的机遇。

海派夏氏皮科来源于夏氏外科。夏氏外科是我国著名的中医外科世家，创始于清朝晚期浙江德清，由夏氏先祖夏松泉所创，传至夏墨农时医名最响，影响最大。夏墨农先生迁沪后，医术再传其子夏少农、夏小农（涵）、施梓桥等弟子。之后，这些弟子或受聘于曙光、岳阳等医院，或出任上海中医学院（今上海中医药大学）教授，倡正邪发病之说，在学术上各领风骚。少农、小农又传柏连松、孙世道、吴琴诗、张志洪、宗长根等，历数十年发展，海派夏氏皮科声誉卓著，名人辈出，蔚然成为沪上一大中医皮科流派，经久不衰。

本书是对夏氏皮科流派传承工作以及研究成果的系统梳理和总结凝练，是对本流派历史文化、医德医风、传承脉络、学术思想、临证经验以及特色技术的详尽记述，力求体现夏氏皮科鲜明特色和深厚内涵，为当代中医药事业的传承发展、临证实践提供宝贵的学术资料。

中医学术流派是中医学理论产生的土壤和发展的动力，中医事业的创新发展需要百家争鸣式的学术氛围。虽然中医药事业发展是一个漫长而艰巨的过程，但是只要齐心协力，持续关注，扶持投入，构建完备的学术交流体系，加强人才培养、临床实践及促进传承与创新紧密结合，中医药事业一定能走向更宽广的领域。

本书的编写得到了编委会各位专家的鼎力支持，同时也凝聚了大家的辛勤汗水和无私付出，在此对他们致以深深的谢意！

李　斌　张　明

2022 年 2 月

目录

第一章　流派概述

第二章　流派学术体系及学术特色

第三章 流派用药经验

第四章　流派常用经典方剂

第五章　流派常用技法

第六章 流派优势病种诊治经验

第一章

流派概述

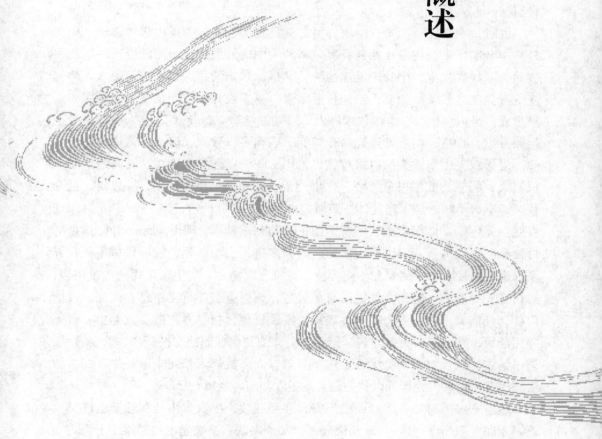

第一节　流派产生背景

江浙地区以其得天独厚的气候条件及长江入海口这一地理优势成为我国广袤国土上最为富庶的区域之一，作为千山千水千才子的江南核心地区，江浙地区自古以来就有以儒学科举为重的传统，这些经济和文化方面的优势为当地孕育医学流派提供了丰厚的土壤；清末，随着中央政府对地方控制力的减弱，各地匪患及逐渐兴起的手工业，促使虫兽金石造成的外伤逐渐取代时行疫疠成为困扰患者的主要健康问题。在这样的时代背景下，江浙地区兴起了诸多中医外科流派。

古时，中医皮科归属于中医外科，只是到了近代，中医皮科才逐渐从中医外科中分离出来。在浙江德清有夏、潘两大中医外科流派，海派夏氏中医皮科创始人夏墨农先生，出身于浙江德清县戈亭乡东南湾疡医世家。夏墨农先生是夏少泉先生之长子，为夏氏第四代业医者。夏墨农先生自幼从父习岐黄术，弱冠学成，悬壶乡里，立志以仁术济人，自题匾额为"春及堂"。当时乡间医疗卫生条件差，疔疮、痈疽常致毙命；肺痈、肠痈多以致死；流火、臁疮常肿溃不收。夏墨农先生掣香头吊以提疔拔毒，用水蛇头以起疔疮走黄，授降丹薄贴以截流火，将三石敷糊以愈臁疮。先生尝云"医理通天，一举手，一投足，性命攸关，不可不精；病家痛楚，一皱眉，一呻吟，皆言所苦，事在必察"，并以此自勉。先生临证体察幽微，细辨阴阳，用药刻求精当，叮咛唯恐不详。诊余剪灯夜读，研经穷典。尝谓耕织之野，病者多贫，去城既远，购药每多不便，异乡远道，路途艰辛，病家尤不堪奔波，医家当深恤之。先生辨证用药务求精当，必精选先贤验方、验法，闻同道有灵验者，辄以重金趋求之，悉心改制，授诸门徒，凡病者来诊，多力求一次确诊，辨证析理，初诊方与接诊方并出；敷完外用药后，并给先后更换之药，指定学生详细交代煎服法、换药法、饮食宜忌、调畅情志之法。对于痈疽大证，着手多效。大多数病家仅需来诊一次，归去依法顺序自治而愈，故远近以"一趟头夏墨农"闻名乡里。

然清末民国时期，时局动荡不安，几经变故，墨农先生乃移诊于浙江吴兴菱湖（即今湖州市郊区）。未几倭寇入，父子离散，墨农先生遂避难于上海。当时上海已是地方政治经济重镇，西医传入后有西门妇孺医院（现复旦大学附属妇产科医院／上海市红房子妇产科医院）、中国医院（现上海交通大学医学院附属仁济医院）、广慈医院（现上海交通大学医学院附属瑞金医院）等多家西医院，年门诊约为十万人次，但这些医院主要服务于外籍人士及权贵阶级，基层民众医疗需求远未得到满足，故先生在 1938 年底于黄河路黄河新村购置房屋行医，日诊三百余号，沪上同道崇之。

而在医学教育方面，随着抗战爆发，国立上海医学院（现复旦大学上海医学院）于 1939 年内迁至云南昆明白龙潭，上海西医教育受到重创，上海教会医学院校独木难以支撑，先生自此开始广收门徒，海派夏氏皮科自此起步。

第二节　流派传承核心人物

一、创派祖师

海派夏氏皮科流派创始人夏墨农先生（1890~1950），字和庄，为浙江德清县东南湾疡医世家夏氏外科三世少泉先生之长子，为夏氏四世医。清末时期，德清有夏、潘两大中医外科流派，声名传扬邻县他省，其中夏氏外科尤擅疮疡医治，患者多慕名而来，夏墨农先生成为当时的代表人物。

先生性善，遇有村野贫病者，非惟赐诊，且并赠药。园中置合抱大缸十余口，每年放入汤药，供患者免金自汲。由是医声大振，十年誉满杭嘉湖；浙北、皖南、苏南患者亦尽归趋之，江浙同道争以子弟请为传者，先生有感于病家远道跋涉之苦，疲于应诊之劳，叹以一人之力，即有观音千手，又何足以济世，乃广收有志于济人之士，其时远近学徒入先生门墙者不下四百人，先生以仁人之心，教之甚严，选经典，订歌括，讲医理，教操作，年有年课，月有月课，日有日程，每日对数十名弟子各有妥帖安排，或学医经，或制药，或侍诊，或襄诊，或目诊，夜阑灯下更与讲解经典，剖析病例。至其学成出师，多能以夏氏之学自主一方之脉。

先生的医馆"春及堂"上下各四大间，楼下为日间诊病用，盛时日竟四五百号，门前路以车轿相接，河为舟楫所满。先生为远道病家候诊、就餐、休息方便，于诊室东向另筑楼房三间。下为灶屋，供病家自炊，上住病家自择休息。诊厅楼上四间，供学生住宿、研读、制药用，家居则于厅后另筑一舍。此已具今时医院之雏形。后"春及堂"遭遇太湖水盗抢劫，家财尽失，乃移诊于浙江吴兴菱湖（即今湖州市郊区）。未几倭寇入，父子离散，墨农先生避难于上海，并购置房屋行医，日诊亦三百余号。

夏墨农先生擅长皮科和外科，尤精疔、疖、痈、疽、流注、瘰病诸证，重视家传外敷药物的应用，善用外科内治法和扶正祛邪法，别有心得。对外疡主张早期切开，手术定位准确，大小适宜，深浅得度，刀法神速，有"飞刀"之称。先生临诊注重整体，内外兼施，灵活多变，以盐腌法敷"鳝拱头"，挂线法治痔管，黄洗法医皮肤病等，简便有效，行医四十余年，名噪一时，门生颇多。

先生治学严谨，对中医理论研究剖析透彻，理解深刻，学以致用，注重实践，巧取各家之长，在临床中有独到之处。对疾病的分析，从局部到全身，从体外其至体内，将人与自然环境、情志联系起来，因人因地因时制宜，以科学辩证法，全面综合诊治疾病。先生认为，外科疾病，虽发于体表，但与人体内脏有密切关系。相反，诊治内痈时，却要观察体表的特殊征象，还得注重患者的环境与情志。因此，其临诊时，强调四诊结合。

先生行医数十年中，引经据典，触类旁通，总结得出一套简便实用的验证、诊治、选药之法，并得到临床验证。以体表特征验内脏损害为例：肺痈患者，手指螺必饱满，似蚕蛾腹，病剧时，指螺愈鼓隆，病渐瘥，则指螺渐恢复正常；小肠痈患者，脐色呈黄，则为凶；盘肠痈患者，脐色显焮红，尚可治，现紫黑色为凶多。再如在治疗方法上，谨遵医论，采取简便多样疗法，巧用中药。如治肺疡，以"营气不从，逆于肉理，乃生痈肿"的理论，多用和营法，以当归、芍药为主药治溃疡。宗于"脓为气血所化"的理论，善用扶正化邪法，若气阳受耗者，补益气阳，以参、芪为常用药；若阴血受伤者，调养阴血，以石斛、天花粉为常用药。并以紫苏梗为主，治各型乳痈，以木鳖子为主疗各期梅毒；以吞服水蛇头治疗毒；服芥菜卤疗肺痈；服河泥煎汤解汞中毒；外敷盐腌医鳝拱头；以缝匠挂线法治肛瘘等简便疗法，疗效极佳。根治"流火"是他独到之处。

墨农先生在外治中善用刀法。掌握刀口大而爽，不伤筋脉、不损功能为原则，注重操作四要诀，即：病人、医生心神要稳定；动作要敏捷；引流要通畅；刀口部位、大小、深浅要恰好。还讲究各部位的肌肤结构、疤痕对外表的影响、脓汁流向等均面面顾及，才定刀法。如喉痈用刀，他认为宜仰卧，头低位，于肿势最鼓隆之前方作直切口，可不伤血脉，避免脓汁流向咽喉。仅举一例，可见一斑。

墨农先生行医一生，惯用升降二丹，显其医疗之异彩。升丹，可用于内服与外治，内服者有三仙丹，可治梅毒；外治者有粉剂，适用于初溃或久溃之阴证、阳证中之痈、疽、疖、疔等的祛腐生新。膏剂对不论未溃或已溃指疔及未脓的瘰疬，用之使肿者消退，溃者提脓消肿；药线，在开刀口或脓水经久难净的窦道，用之提脓拔毒。降丹，有锭剂（即香头吊），用于初期疔疮、脑疽、发背，以提脓拔毒；用于瘰疬、漏管及鸡眼，以拔核去管。粉剂（即一笔消）用于一切阴证、阳证的肿疡消散，脓肿早熟，控制烂疔延开，皮脂腺囊肿腐脱，使外疡出血凝止。因夏墨农先生以医学辩证法诊断治疗疾病，细致入微，用药周全，既用内服药，又用外敷药，再以针刺配合，常使患者一次治愈，解除病痛。故人们赞先生治病"一趟头"，闻名遐迩。

此外，先生又善以家传配方，精心合制丹散膏药，成为提高疗效的关键环节。如他制"香头吊"，要将白降丹研成细末，用糯糊或白及粉加入冷开水调成糊状，搓成细小香条状，晒干备用。又如制"千捶膏"。顾名思义，该膏须在石臼中捶千百次而成。用松香四两，蓖麻子七钱去壳，乳香二钱去油，没药二钱去油，木鳖子五个去壳，杏仁二钱去皮，放入石臼中捣成泥状，加入红黄升丹百分之十，再捶千余次，方成此膏。夏先生集前人医学之精华，在实践中验证并加以充实，使疗效更佳。

夏墨农先生迁沪后，医术传其子夏少农、夏小农（涵）、施梓桥等弟子。他们或受聘于曙光、岳阳医院，或任上海中医学院（今上海中医药大学）教授，同倡正邪发病说，著书立说，在学术上各领风骚。少农、小农又传柏连松、孙世道、吴琴诗、张志洪、宗长根等。夏氏流派经几十年发展，蔚然成为海上一大中医流派，声誉卓著，名人辈出，经久不衰。

二、流派发展者

夏少农（1918~1998），字云岫，浙江德清人，为夏墨农之子，1938年毕业于上海市中国医学院，教授、主任医师，上海市名中医。中华人民共和国成立后，他任上海曙光医院中医外科主任，兼上海中医药大学（原上海中医学院）教授等职，享受政府特殊津贴，为夏氏皮科的发展做出了重要贡献。

夏少农先生出生于四代祖传中医世家，家学渊博，年幼即被寄予厚望，其父为他特聘家庭教师启蒙，后又将他转入德清县城小学就读。不久少农以优良成绩进入湖州沈氏中医专门学校。1934年考入上海中国医学院，接受系统的中国医学教育。经过四年的中医高等教育后，先生毕业，随父在菱湖镇行医。1938年逃难中父子分散，在安徽休宁县独自挂牌行医。他待患者若至亲，医术精湛，其学术造诣、医德医风广为社会及病家推崇。每日就诊多者30号，少者10余号，开销有余。

其后夏墨农抵达上海，在黄河路黄河新村购置房屋，悬壶沪上。夏少农闻讯，即转道温州，来到上海与父共业。当时的上海，也是兵荒马乱，人身安全无法保障。时隔不久，少农又先后去浙江杭州、湖州等地行医。直至中华人民共和国成立前夕，夏墨农在上海忽然中风在床，急召少农赴沪继业。从此，少农在延天龄药店挂牌行医，月门诊量为200余号。1952年，夏少农由个体开业医师转入集体性质的新城区第五联合诊所工作。1953年调入岳阳医院（第五门诊部）中医外科工作。

1958年，上海中医学院成立不久，即调夏少农任外科教研组主任。在中医教材缺乏的情况下，以夏少农为主，撰写了中医学院第一部中医外科教材，此后又编写了全国中医外科教材总论。1960年夏少农调入上海曙光医院，任中医外科主任，仍兼中医学院的教学工作，一周六小时讲授中医外科"总论"。

由于先生勤奋工作潜心研究，在中医科研中成果累累。1977和1978年分别被评为上海市先进科技工作者和全国医药卫生科技先进工作者。1978年被评为副教授。1980年升为主任医师，1984年获得上海市卫生局中西医结合科研成果二等奖。1987年晋升为教授。1993年开始享受中华人民共和国国务院颁发的政府特殊津贴，并作为全国老中医药专家学术经验继承工作指导老师之一，先赴香港，后到新加坡讲学、会诊。1995年被命名为第一批上海市名中医之一。

夏少农在中医理论方面亦具有较扎实的基础，他成名之后仍每天攻读各类传统医学著作至深夜，将《金匮要略》《伤寒论》《黄帝内经》等60部医学书籍，不仅通览无遗，还加以研究，提出自己的见解。因而，他在内、外、儿科等方面均有建树。在任上海医科大学华山医院皮肤科顾问的5年时间里，先生善于在临床实践中验证传统的中医学理论学说，并提出自己独特的见解，推进中医学理论的深化。中医病因学说在中医古籍《黄帝内经》中已有相关阐述，如《灵枢·顺气一日分为四时》曰："夫百病之所始生者，必起于燥湿寒暑、风雨阴阳、喜怒饮食居处"，还有陈无择所著《三因极一病证方论》内因、外因、不内外因的"三因学说"，夏少农发现，以这些理论指导外科和皮科，尚有不足之处。他认为，"三因学说"很强调内伤七情致病，但七情失调，仅是有时可诱发或加剧外科和皮科疾病的发展而已。夏少农结合个人体会，在临床上把外科和皮肤科病因分为"邪气因"，指风（如风疹块、局部热痛）、寒（面部寒冷、皮肤麻木）、暑（痱子、暑疖）、湿（疱疹、丹毒）、燥（皮肤皲裂）、火（肌肤黏膜红肿热痛，溃疡糜烂）、痰（脂肪瘤、甲状腺肿瘤）等；"正气因"，指气虚、血虚、阴虚、阳虚，各有其特定的内容及各自的临床症状。夏少农还提出"中医不仅有辨证，同样有辨病"的观点。在某种情况下，中医的辨病有助于迅速寻出病因，因此应注意辨病与辨证相结合。

先生立志为医学事业做出贡献，将中医药事业发扬光大。在中国传统子承父业的意识影响下，夏少农将家传中医外科和皮科经验继承下来。为此，他不仅沿用升降丹、散等家传秘方治疗常见的痈、疽、疖、疔等症，而且还继承了父辈良好的医学道德，牢记他父亲"做不好一批药，就要危害一批病人"的训示，在相当长的一段时间里，亲自动手做膏药，搓药线，磨药粉，有时到了用餐时间，药还未做完，他宁可忍着饥饿也要将药制完后再用餐。

夏少农在长期的临床实践中，发现外科疾病属气阴两伤者并不少见，运用益气滋阴方法往往能获得良好的疗效，根据气阴学说理论，他认为血管瘤的病因是气阴两虚，血热夹毒而成。自1973年以来，夏少农采用益气养阴为主，凉血化瘀攻毒为辅的方法治疗33例血管瘤患者，结果血管瘤完全消失，无自觉症状者2例；血管瘤较原来缩小50%以上，症状明显改善者16例；血管瘤缩小20%以上，自觉症状减轻者10例，总有效率达到84.8%。有一个26岁女青年，右颞部发现血管瘤8个月，头痛及肿块胀痛，经上海某医院诊断为海绵状血管瘤，因不宜手术，转由夏少农诊治。经服药3月余，血管瘤消退痊愈。夏少农运用自己辨证论治的理论指导临床治疗红斑狼疮、闭塞性动脉硬化、甲状腺功能亢进性眼肌病、口腔扁平苔藓等病，皆获良好疗效。

夏少农根据其长期临床体会，结合中医理论方面的新见解写了《甲亢》《甲状腺瘤》《红斑狼疮》《皮肤病》《益气养阴法在临床上的应用》等论文一百余篇，并于1985年撰写了《中医外科心得》一书，由上海科学技术出版社出版，获得了上海市卫生局1987优秀著作一等奖。他还编著了《中医皮肤科精要》一书，由商务印书馆出版，并于1992~1993年出境讲学。夏少农行医50余年，勤奋钻研传统中医理论，一丝不苟地从事临床工作，使许多罹患难治之症的患者得以康复。

三、传承过程中的著名医家

（一）夏涵

夏涵（1926~2003），原名夏小农，字云岚，浙江德清人，出身于中医世家，为夏墨农先生次子，夏氏皮科第五代传人。主任医师，曾任上海中医学院（现上海中医药大学）附属曙光医院中医外科副主任、上海中医学院附属岳阳医院中医外科主任、上海中医学院三部外科教研室主任。

夏涵先生幼承庭训，博习岐黄，侍诊于父夏墨农侧，悉得家传。中华人民共和国成立后，作为中医世家后代，经过国家考试选拔，先生入选全国首届中医药专门研究人员班，于1952年正式进入北京医学院（现北京大学医学部）医疗系学习，至1957年毕业，是我国首批同时具有正规中、西医学双重教育背景的高级人才之一。这个中医药专门研究人员班可谓人才荟萃，当代中医药界许多赫赫有名的大家都曾是这个班的学员，如唐由之、陆广莘、施奠邦、方药中、诸方受、徐景藩、黄吉赓、吴翰香、张作舟等等，都是夏涵先生的同窗好友。夏涵先生主张内外并重，兼取各家之长，师古而不泥古，学西而不迷信，从医五十五年，擅长皮科、外科诸症，特别是在中西医结合诊治痛风性关节炎、皮肤病方面造诣深厚，取得了突出的临床疗效。

夏涵先生学贯古今，从理论到实践具有创新性，他一方面秉承了其父夏墨农先生的学术思想和观点，临床治病基于整体观念，认为皮科、外科疾患的发生、发展俱与营卫失调、气血不和息息相关，主张外证形诸外而本诸内，正气为御邪之本，对于急性阳证外科疾病主张开门逐盗，及早出邪，提出和营为治疡枢机，顾护阴液为治疡贯穿始终之法，另一方面，他作为接受过现代医学教育的中医世家子弟，比传统中医家，眼光和思路更为开阔、灵活。最值得一提的是，正是基于现代医学教育的背景，夏涵先生敏锐地将痛风性关节炎从传统混淆不清的"痹证"中鉴别出来，并加以详究；同时，深厚的传统医学素养又引导他从张元素治疗"湿热痹""脚气"的名方——"当归拈痛汤"中受到启发，提出了一整套治疗痛风性关节炎的理论和方药。他纲领性地指出：禀赋不耐是痛风的发病之本，但外感邪气也是不可忽视的重要方面。痛风患者往往先天禀赋"湿热之体"，加以嗜酒、喜啖膏粱厚味，致脏腑功能失调，升清降浊无权，积生之湿热壅滞于血脉中难以泄化，兼因外感邪气，侵袭经络，致气血运行不畅，痰湿郁于骨节，客于肌肉、筋骨之间，则灼热红肿，痛不可触，日久瘀血凝滞，则致关节畸形，出现功能障碍。概括地说，急性痛风是湿热内蕴与外邪侵袭交互作用的结果，初病在经在络，以邪实为主、热痹为先，湿热痰瘀是关键；久则深入筋骨，累及脏腑，致肝肾不足、脾胃虚弱。夏涵先生将其分为风湿郁热、湿浊内蕴、痰瘀痹阻和久痹正虚四个证型，强调防、治结合的理念，形成了一套完整的痛风性关节炎分期综合防治的诊疗方案，并且在全国率先设立了首个中医（中西医结合）痛风病专科门诊。在当时的社会经济环境以及生活水平之下，痛风的发病率还非常低，很多医生都还不认识甚至没有听说过痛风性关节炎，夏涵先生的这一开拓性工作是富有远见的。

夏涵先生曾任职于上海中医学院附属曙光医院中医外科，1982年调至上海中医学院附属岳阳医院中医外科，任科主任。至此，在先生主持下，岳阳医院中医外科步入了迅速发展的道路：1984年设立了中医外科病房，扩大了科室诊疗规模；在临床上开展了药烘疗法、熏蒸疗法等用于治疗多种皮肤病获得良效；研制了痛风1号冲剂、痛风2号冲剂、清热解毒糖浆等多种自制制剂，疗效卓著而沿用至今；倡用健脾法治疗复发性口疮，弥补了单用滋阴降火法的不足；采用"回"字结扎法改进了内痔结扎术式并在临床推广；"中医中药治疗痛风""润肤汤溻渍法治疗皮肤病"等课题获上海市卫生局、市科委立项并获奖。

夏涵先生在临床上以药烘、熏洗疗法等治疗多种皮肤病获得良效，用巨樱霜、丝焦霜结合石膏倒膜治疗痤疮、黄褐斑等，开创了中医外治的特色美容治疗。他还研制了虎杖痛风颗粒、茵连痛风颗粒、银翘解毒合剂、槐虎乳膏、温经暖肤散、巨樱霜、丝焦霜、润肤浴剂等多种院内制剂，这些方剂临床疗效卓著而沿用至今。他倡用健脾法治疗复发性口疮，弥补了单用滋阴降火法的不足。

夏涵先生是医术精湛、学验俱丰的中医临床家。接受过现代医学教育的夏涵先生在日常临床诊疗工作中没有狭隘、排外的门户成见，他勤求古训，博采众长，善用中西医结合治疗，提倡跨学科联合诊治疑难病症，从而使其个人医学生涯达到了新高峰。从北京医学院医疗系毕业返沪后，夏涵先生先后在上海中医药大学曙光、岳阳两家附属医院从事中医外科的临床、教学和科研的第一线工作。在55年的临床工作中，夏涵先生从理论研究到临床实践，从技术革新到制剂创制，从治疗方法到护理技巧均有所建树。他对中医外科范围内的各分支学科疾病，不论是疮疡、瘿瘤、乳腺病还是周围血管病、男性病，上至口腔，下至肛肠，内起急腹症、外发皮肤病，其治疗均有独到之处。在被下放到农村从事巡回医疗工作期间，夏涵先生在繁忙工作的间隙，记录下大量的医案、笔记，为以后临床带教、著书立说打下了基础。

夏涵先生在理论研究方面的著述有《外科历代文献简介》《外科夏墨农的学术经验》《试论三焦》《中医口腔病学》《中医外科护理》《甲皱微循环的变化与气血关系》等，此外他还参与了上海中医学院《中医外科学》教材的编写。他在技术革新方面的建树有"中医外科刀法""特殊体征辨证""内痔回字结扎法""药烘疗法治疗皮肤病""医用美容系统化"等，其中不乏夏氏首创。他在临床经验方面倡导"健脾法治复发性口疮""益气养阴法治甲状腺病""麻黄桂枝汤治银屑病""当归拈痛汤治痛风"等，均可谓是临床诊疗工作中独树一帜的创新。

（二）柏连松

柏连松（1936~2020），男，汉族，上海市人，上海中医药大学附属曙光医院肛肠病教研室主任。曾兼任中国民主促进会中央委员、原卫生部新药审评专业委员会主任委员、国家中医药管理局科技进步成果奖审评委员会专家、国家自然科学基金审评委员会委员等多种职务。

柏连松先生早年师从全国著名老中医夏少农教授，跟随夏师临诊，是夏少农先生的大弟子，后以优异的成绩毕业于上海市中医进修班。柏连松先生15岁中学毕业后，立志学习中医，经人介绍，并经夏少农先生考察后首肯，正式拜夏少农先生为师，全面、系统地掌握了本流派的中医特色，在从医的40多年中，他长期工作在医、教、研第一线，将中医传统方法与现代医学的先进技术相结合，积累了丰富的临床经验。

柏连松拜师学习时，师祖墨农先生尚在。柏先生跟师后开始了与少农先生40余年亦师亦父的情谊，被沪上中医同道誉为"尊师"的典范，传为美谈。柏连松教授并非出于中医世家，而少农先生对学习的要求又非常严格，因此柏连松先生学习非常刻苦，每日五点起床，背诵中医《汤头歌》《药性赋》等中医典籍。1950年前后夏少农先生个体开业时，柏连松白天跟师侍诊抄方，晚上则在老师的指导下学习中医经典，跟老师学习本流派常用丸、散、膏、丹剂的制作，苦练基本功，对本流派常用药物的药性了如指掌，柏连松早上安排好夏少农先生一家的生活及各项事宜后，即整理好诊室和各项事务，待早上7点后夏少农先生开诊。当时夏氏皮科在江浙沪一带极负盛名，夏少农先生经常出诊，柏连松随师出诊，心无旁骛，收获良多。跟师学习期间，他勤恳好学，吃苦耐劳，做事细致认真，深得夏墨农和老师的赞许，跟师4年，深得夏少农先生的真传。柏连松满师后经考核合格出师，并取得个体行医资质，在现西康路开业行医，每天的门诊号达到40余号。1950年师祖墨农先生病故，夏少农先生仍在黄河路个体开业，柏连松则负责老师生活事宜。柏先生师满后仍多次参加中医进修班学习，博采众长，获得了更开阔的视野。在个体开业期间，柏连松参加由新城区（现静安区）政府卫生部门组织的中医个体开业医师考试，约400多人参加考试，柏先生取得了第11名的成绩，当时参加考试的医师不少是中医世家，卫生局根据考试成绩制定了个体开业的挂号费，前40名的挂号费为1.20元，柏连松年纪轻轻即与当时许多名医的挂号费一样，从此他在中医界声名鹊起，崭露头角，老师夏少农也将自己的弟子安排到柏连松处抄方。

1960年前后，上海市政府对上海地区个体开业的医师进行改革，安排业务技术较好的医师进入由政府组建的医院里，由于柏连松个体开业患者日益增多，政府多次动员组织柏先生放弃个体开业，并于1960年进入龙华医院外科工作，担任外科住院医师，期间多次参加上海中医进修班，均以优异成绩毕业。柏连松待人宽厚，勤恳耐劳，个性坚韧，临床业务精湛。1960年夏少农调任曙光医院中医外科主任，1962年柏连松则由龙华医院调入曙光医院，师徒俩再次走到一起。此后将近40年，夏少农的生活事务多有柏连松亲手打理，特别是夏少农晚年患病卧床近10年，其生活、护理和住院治疗的一切费用都是由柏连松先生负责，少农先生在临终时留下遗嘱，将生前所有与中医有关的各种笔记、资料全留给柏连松。

柏连松热心于学术交流，他担任《中国肛肠病杂志》副主编，同时在国内较早地出版了《简明肛肠病学》专著，比较系统地阐述了肛肠病的中医证候分型及中医治则，将本流派的学术思想进行了系统整理并应用于肛肠病的治疗中，形成了独具特色的肛肠病诊疗学术体系。

（三）孙世道

孙世道教授（1938~2020）1938 年 2 月生于上海，祖籍江苏海门。1962 年毕业于上海中医学院（现上海中医药大学），系该校首届毕业生。孙世道先后担任上海中医学院附属曙光医院中医外科主任、中医外科学教研室主任、上海中医学院学位评审委员会中医外科分会副主任委员、上海中医药学会外科分会甲状腺病专业组顾问。1996 至今，孙世道担任上海中医药大学附属岳阳中西医结合医院中医外科、皮肤科顾问，上海近代中医流派临床传承中心导师。先生从医五十余载，对中医外科、皮科各类疾病的治疗颇有心得，尤其在诊治各种皮肤病、结缔组织病、甲状腺病、血管病等方面，博采众长，融贯中西，有着独到的见解和经验。先生除了扎实的中医功底外，更能熟练地阅读英文文献，作为老一辈中医大家，这点更是难能可贵。先生临床诊治疾病善于博采众长、借鉴古今，通过中医的望、闻、问、切进行宏观辨证，借助西医的实验室检查数据进行微观辨证，为疾病的诊治提供了新的思路，为本流派学术的发展做出了新的贡献。

先生并非出身医学世家，之所以踏上从医之路竟然还有段趣闻。先生自幼勤敏好学，青少年时期尤其喜欢数、理、化，报考大学的理想是理工科院校，根本未曾想过学医，更遑论中医。然而高考前体检时却被查出血压偏高，而当时体检标准中规定高血压不能报考理工科院校。于是先生赶紧就医，服用西药降压，然而效果并不理想。后来先生抱着试试看的心态转投中医，服用了几帖中药后，血压竟然神奇地恢复正常了。提及当时的药方，先生早已记不得大部分药味，唯有一味名叫"臭梧桐"的中药至今记忆深刻。就是这样一段经历，勾起了先生对中医学的好奇之心，于是便报考了上海中医学院，自此便踏上中医之路。光阴荏苒，一味"臭梧桐"，竟然引出了先生与中医药半个世纪的不解之缘。

1962 年 8 月，孙世道先生从上海中医学院毕业后分配至附属曙光医院中医外科从事临床工作。就在这里，孙先生遇到了他从医生涯中最重要的导师——夏涵。夏涵教授是夏墨农先生的次子，自幼博习岐黄，悉得家传真谛，后又于1952 年赴北京医学院（现北京大学医学部）中学西班学习，掌握了中、西两套医学诊疗技术。与传统中医不同，夏涵先生思想开明，没有门户成见，对中西医结合有独到的见解。夏涵先生时任曙光医院中医外科副主任，是孙世道的上级医师，孙世道初涉临床皆由夏涵先生带教，并在此后的临床工作中长期共事，可以说是夏涵先生的得意门生。此外，孙世道还先后得到著名老中医夏少农教授、著名皮肤科专家石光海教授的悉心教导，获益匪浅。

1982年，夏涵先生由曙光医院调入岳阳医院，任中医外科主任，1991年退休，由周家乐接任科主任。1996年，周家乐主任退休后，由夏涵先生的另一位学生张明主任接任科室副主任，负责科室管理事务。当时夏涵先生业已从岳阳医院中医外科退休多年，考虑到张明主任尚年轻，科室缺少老一辈主任扶持襄助，于是邀请孙世道先生担任岳阳医院中医外科的顾问，照应科室业务开展。当时已经退休的孙世道先生欣然接受了老师夏涵先生之托，作为顾问，每周两次到岳阳医院中医外科上班，带教、查房、门诊、教学，二十年如一日，倾尽全力扶持科室发展。可以说，孙世道先生为本流派在岳阳医院的传承、发展做出了重要贡献。

孙世道先生对于中西医的优劣、中西医结合的观点深受恩师夏涵先生的影响，各取精华，融会贯通，取长补短，灵活应用。通过50余年的临床工作，先生认为，要想成为一名优秀的临床医生，最好能熟练掌握专业领域内的中医、西医理论。除了研读《黄帝内经》《金匮要略》《外科正宗》《外科大成》《医宗金鉴·外科心法要诀》等中医经典，先生至今还保留着大量阅读英文文献的习惯。孙世道先生常告诫学生，医学先辈由于受到当时科学水平和社会条件等各种局限，在叙述某些疾病时难免有不妥和不全面的地方，即使医学发展到现代水平，仍然需要不断更新充实、不断探索。学习古代经典医著时，一定要结合自己的临床实践多思考、多体会，要注意去芜存菁，去伪存真。学习、了解现代医学的新进展、新知识、新技能，尽力做到中西医两方面都能掌握，这既是现代临床工作的必需，也是进一步提高、发扬中医的需要，中医不能墨守成规、故步自封，否则必将日趋衰退。因此在漫长的临床实践中，孙世道先生除了保持学习中医经典的习惯外，还不断掌握学习现代医学的新成果、新疗法和新技术。先生在治病时并不局限于中医中药，有时常常中西并举。在处理如大疱性皮肤病、重型药疹等皮肤病危急重症时，糖皮质激素依然为首选药物，以西药控制急性期病情，缓解后再以中医药辨证施治巩固疗效、防止复发，同时改善或缓解激素产生的不良反应。此外，孙世道先生在治疗白塞综合征时，根据《金匮要略》"狐惑之为病……蚀于喉为惑，蚀于阴为狐……甘草泻心汤主之"之论，在以甘草泻心汤治疗时，亦根据现代医学研究成果，认为此病与感染引起的变态反应和自身免疫功能异常有关，而部分清热解毒和活血化瘀中药具有免疫抑制剂样作用，因此选择一些具有抗感染和免疫抑制剂样作用的中药，如土茯苓、苦参、白花蛇舌草、徐长卿、丹参等，收效甚佳。

先生耄耋之年，仍然奋斗在临床第一线，每周于岳阳医院、曙光医院出3次门诊。先生走路不紧不慢，诊病不慌不忙，总是耐心向病患解释病情。先生特需门诊一号难求，许多预约失败的患者难免要请先生帮忙加号，先生总是尽自己最大能力帮助患者。先生医术精湛，是我们学习的榜样，他高尚的医德更是我们一生追求的目标。

（四）张明

张明，主任医师，硕士研究生导师。先后担任上海中医药大学附属岳阳中西医结合医院中医外科/皮肤科主任、上海中医药大学岳阳临床医学院中医外科教研室主任，国家中医药管理局"十一五"重点专病（痛风）、"十二五"重点专科（风湿科）学术带头人，上海市三年行动计划海派中医流派传承研究基地夏氏皮科岳阳分基地负责人。兼任世界中医药学会联合会外科专业委员会常务理事、上海市中医药学会皮肤科分会常委等多种社会职务。

张明1984年毕业于上海中医药大学中医专业，同年进入岳阳医院工作，师从夏涵教授，深得夏老真传，在中医药治疗痛风、皮肤病方面受益匪浅。1987年在上海曙光医院皮肤科进修半年，1999年在上海长征医院皮肤科进修半年，在中医、西医诊治皮肤病方面有了进一步的提高，1999年在美国加州玛丽典研究生院交流3个月，进一步传授中医药治疗皮肤病的经验，扩大了中医药防治皮肤病在国际领域的影响。从事中医外科/皮肤科医疗、教学、科研工作32年，长期坚持临床第一线工作，每周门诊八个半天，包括特需、专家、专科（痛风、乳腺病）、普通门诊，两周一次赴崇明开展崇明地区疑难重症痛风患者的诊疗，并入选为崇明名医工作室指导老师，指导当地基层医师掌握痛风诊疗规范并传授中医药治疗皮肤病、乳腺病的临床诊治经验。

张明作为岳阳医院痛风专科负责人主持痛风专科20余年，创立了一套完整的中西医结合分期综合防治痛风性关节炎的诊疗方案，拓展了中医药治疗痛风的理论。1995年在担任中医外科常务副主任期间，根据夏老经验及自己多年临床实践体会，张明组方申报了院内自制制剂外科8号合剂（后改名为"白地祛脂合剂"）治疗痤疮、脂溢性皮炎等，外科9号合剂（后改名为"苓珠凉血合剂"）治疗皮肤痒、痛性疾病等，目前这两个院内制剂销量名列院内制剂前列，临床疗效确切、使用方便、便于携带保存，深受患者欢迎。同时张明在诊治难治性、疑难性皮肤病方面也积累了丰富的临床经验。

重镇法，北宋徐之才归纳为"重可镇怯"，一般在外科中并不常用，而张明利用镇逆潜阳、清化软坚的重镇药物如灵磁石、牡蛎、紫贝齿、赭石等，结合治疗皮肤痒痛性疾病用药经验，如带状疱疹、皮肤瘙痒症、湿疹等，常能取得意外疗效。痛、痒等症状属神经兴奋范畴，中医认为其属风属火，故使用寒性重镇药物，使浮阳得潜、风火渐息。2003年作为全国第三批名中医学术经验继承班学员，张明跟师"顾氏外科"传人陆德铭教授近10年，在中医药防治乳腺病方面，如乳腺癌术后调理、乳腺增生病等有了更深刻的临床诊疗见解。采用"调摄冲任"法治疗乳腺病。总结出脏腑功能失常，气血失调均可导致冲任失调而致乳房病，如乳癖、乳癌、乳疬等，或因先天禀赋不足，或年老体弱，或久病及肾，以致肾之阴阳失调，肾失濡养，冲任失调。故张明临床常用温肾助阳法来调摄冲任，以仙茅、仙灵脾、鹿角片、肉苁蓉、巴戟肉、补骨脂等补助肾阳，调补冲任，从治本着手，佐以他法，不仅乳腺疼痛可消，肿块得到控制，同时胞宫不充，肾虚诸症均得到纠正。

张明先后主持部级课题多项，在核心医学期刊发表论文41篇，主编论著6部，参编专著4部。以第一完成人获上海市中西医结合学会科技进步一等奖1项、中国中西医结合学会科技进步三等奖1项、上海市科学技术进步奖三等奖1项。

（五）李斌

李斌出生于医学世家，祖父是当地有名的中医，并有自己的中药铺子。后因大火把中药房烧毁，只留下为数不多的医学书籍。李斌自幼聪慧，年少时学习成绩一直在学校名列前茅，高中仅上两年就参加高考。1983年李斌考上了安徽中医学院中医专业，五年寒窗苦读，学习成绩在年级之中一直遥遥领先。1988年毕业之时，李斌放弃留校机会，回到父母身边，进入蚌埠医学院附属医院工作。

1992年李斌报考上海中医药大学硕士研究生，拜师于著名中医外科专家唐汉钧教授门下，成为唐汉钧教授硕士、博士开门弟子，学习期间，他系统研究了中医药促进创面修复的机制，和导师共同提出"祛瘀生肌"治疗皮肤溃疡的学术理论，在国内率先采用分子生物学技术研究中医药对创面生长因子的影响，并先后协助导师申请到国家自然科学基金，国家中医药管理局科研项目，上海市教委博士点基金等多项课题。由于李斌今后有志在皮肤科发展，在完成日常工作之余，唐汉钧教授派李斌到瑞金医院进修西医皮肤科，跟随罗邦国教授、郑捷教授学习，收获颇丰。这些经历，为李斌继承海上顾氏外科学术思想，在中西医结合皮肤科领域崭露头角打下良好的基础。

1997年博士毕业后，李斌放弃在龙华医院中医外科工作机会，主动要求到上海中医药大学附属岳阳医院中医外科工作，拜夏氏皮科传人孙世道为师，跟随孙世道门诊抄方多年，对夏氏皮科用药特点有了全面的继承，在以后的上海市"医苑新星"培养计划中，孙世道正式成为李斌的指导教师。由此，李斌在系统学习沪上两大学派顾氏、夏氏外科临床经验的基础上，进行有机的融合、汇通，学术水平有了很大提高。刚到岳阳医院第二年，李斌获得国家自然基金青年基金资助，并由此获得上海中医药大学突出贡献科研工作者、上海市青年岗位能手称号。1999年，李斌开始招收硕士研究生，研究方向是中医药治疗皮肤疾病和促进创面修复。他经常和学生一起加班加点，白天完成临床工作，晚上夜以继日在实验室里埋头苦干。

2003年，李斌担任岳阳医院中医外科（皮肤科）主任，提出"错位发展"皮肤科，把中西结合防治皮肤疾病作为学科重点发展方向，并先后在银屑病、湿疹、痤疮方面都取得可喜的研究成果。2004年，李斌作为上海中医药大学的交换教授，到韩国大田大学工作半年，积极促进中韩在传统医学领域中的交流。2004年李斌晋升为主任医师，同年当选为上海市中医药学会皮肤科分会副主任委员，并成为第一届中华中医药学会皮肤科分会委员。

由于李斌为人谦和、忠厚、上进，受到中国中西医结合皮肤性病专业委员会主任委员秦万章的赏识，收为徒弟，在很多全国会议上力推李斌。在秦万章指导下，李斌2005年获得中国中西医结合学会学术论文一等奖，李斌由此在国内中西医结合皮肤科界崭露头角。2006年成为国内最年轻的全国中西医结合学会皮肤性病专业委员会常委兼秘书，同年受聘为上海中医药大学教授、博士生导师，也是国内为数不多的中医皮肤科博士生导师。

李斌在繁忙的临床工作的同时，十分注重学科建设和中医皮肤科的科研。2011年李斌成为上海市优秀学科带头人，他提出"化瘀利于生肌，生肌不致成瘢"中医药治疗皮肤溃疡的理论，受到国内同行的肯定；在治疗湿疹上提出"潜阳利湿"；在银屑病治疗上提出"凉血潜阳"学术观点，在临床上取得了很好的效果。他还采用数学方法，与集对分析创始人赵克勤教授，共同对中医中药辨证规律进行研究，获得了多项国家自然基金的资助，并先后获得两项国家教育部科技进步二等奖、上海市科技进步二等奖等多项科研奖励。

2012年，李斌当选为第三届上海中医药学会皮肤科分会主任委员，带领学科成为上海唯一的国家中医药管理局"十二五"重点专科、重点学科，同时成为上海市高校中医皮肤病创新团队，上海市中医特色专科，上海市市级医院重点专科，使岳阳医院皮肤科整体实力有了大幅度提高。为了能让学生出国进修学习，在科室人手不够的情况下，他自己以身作则，亲自替学生值班，为学生创造进修学习的机会，使多名学生入选上海中医药大学后备业务专家，并获得上海市科技启明星等多项荣誉。

2013 年，李斌当选为中华中医药学会皮肤科分会副主任委员，世界中医药联合会皮肤科分会副会长，成为上海，乃至华东地区中医皮肤科领域领军人物。在此期间，他积极拓展与海外交流与合作，建立多个国外学术合作平台，成为上海市中医药领军人才，并当选为中华医学会科普分会委员，上海市医学会科普分会副主任委员，带领并督导科室人员撰写科普文章，实现学科建设"雅俗共赏"，把深奥的医学知识用通俗易懂的言语来进行表达，通过"微信公众号"及时回答患者的疑问，向老百姓普及中西医结合皮肤科科普知识。

由于岳阳医院皮肤科不断发展壮大，在行业处于领先地位，李斌在医院的支持下，向上海中医药大学、上海市中医药研究院正式提出申请成立"上海市中医药研究院皮肤病研究所"，经过专家论证和大学学术委员会批准，2015 年 6 月正式发文成立该研究所，由此成为国内第一家中医大学系统的皮肤病研究所，为中医药防治皮肤疾病搭建了强有力的科研平台。同年，李斌获得上海市医学领军人才称号，并被聘任为上海市药理学会皮肤药理专业委员会执行主任委员。在首届上海市"仁心医师奖"评选中，李斌作为唯一的一名中医代表，以及唯一的皮肤科医生代表入选"仁心医者"。

李斌在带领学科发展的同时，对后备学科带头人的培养倾注了大量心血，积极为他们创造、争取机会，让他们在国内学术领域得到充分的展示，诸如李福伦、范斌、王一飞、徐蓉、李欣等都在上海及全国学术界有一定名气。李斌第一个留在自己身边的学生李福伦，目前是中国整形美容协会中医美容分会副会长、中国中医药促进会皮肤科分会副主任委员，银蛇奖获得者，并作为第一负责人同时有 3 项国家自然科学基金在研项目。李欣以优秀的成绩摘得上海市科技启明星桂冠。范斌是国内皮肤科外科领域一颗冉冉升起的新星。王一飞入选上海市"杏林新星"培养计划，科室里的年轻人几乎都有国家自然科学基金项目。

2016 年，李斌获得第十届"中国医师奖"，作为卫生行业里最高荣誉奖项，在全国皮肤科界仅有李斌一人获此殊荣。在遴选国家"十三五"行业规划教材《中西医结合皮肤性病学》主编的激烈竞争中，李斌脱颖而出成为这本教材的第一主编。李斌还获得上海中医药大学讲席教授这一学术荣誉，在上海中医药大学中医外科系统里，仅他一人获此荣誉。

"路漫漫其修远兮，吾将上下而求索"，李斌已经年届五十，进入了人生的知天命之年，他清楚地认识到，中医皮肤科从一个名不见经传的小学科，发展到今天的规模，是大家共同努力的结果，未来还有很多事情要做，还需要付出更多的努力，更大的艰辛。

四、传承图谱

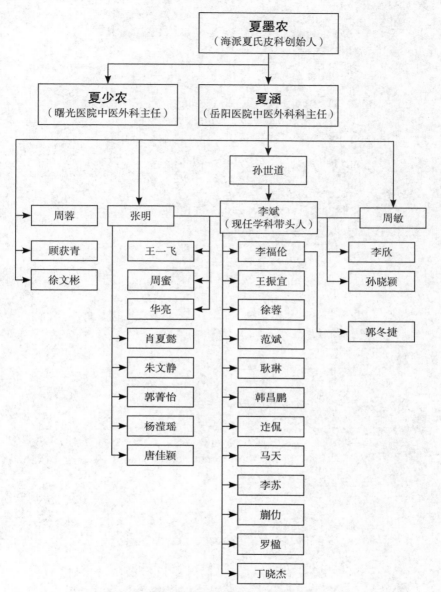

海派夏氏中医皮科学术流派传承脉络（部分）

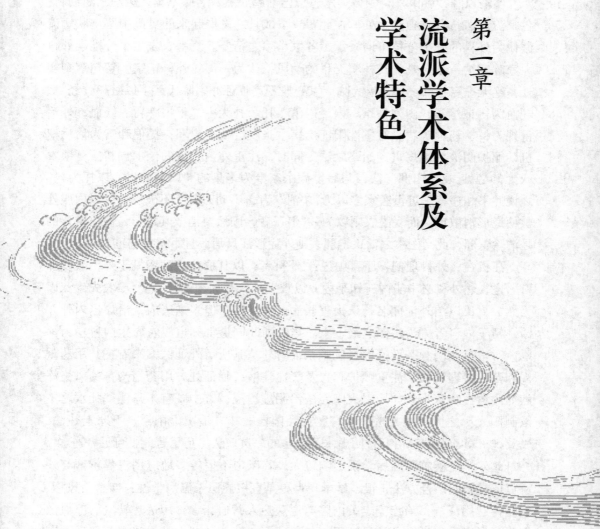

第二章

流派学术体系及
学术特色

第一节 学术体系

一、理论渊源

明清以降,中医外科领域学术思想已渐趋成熟,名医辈出,医理不断创新,各家流派医技各有独到之处。在此背景下成长、发展起来的夏氏中医皮肤病流派作为外科的一个分枝可谓秉承了各家学术之精要。夏墨农先生十分推崇外科大家陈实功,十分赞赏其朴实无华的学风,认为一部《外科正宗》句句落到实处,绝无虚妄粉饰之词,堪为临床家心典。其临证亦宗陈氏,多以脏腑、经络、气血为辨证纲领,内外并重。内治以消、托、补为主,重视脾胃、气血;外治重视刀针、药蚀等法。对急性阳证疾病主张就近及早出邪;提倡和营为治疡枢机,顾护阴液为治疡贯穿始终之法。同时,注重外治方法的传承创新。夏墨农认为,"就近及早出邪"法,与后世病医家奉为圭臬的"以消为贵,以托为畏"之说并不相违背。近世医家多以为,"消"者,不动刀针、不破皮,仅以内服外敷使疮形消散也。而夏墨农则以为,"消"者,固然要消散其疮形,但更重要的是消除毒邪,此乃图本之治,毒邪去则外症形症具消,且不得复起也。

汪机在《外科理例》序言中说:"外科者,以其痈疽疮疡皆见于外,故以外科名之,然外科必本于内,知乎内,以求乎外,其如视诸掌乎。"墨农先生深以为然。夏氏以治外证闻名,认为皮肤病虽为外证,但多本诸内,治疗当内外并治,精于内科者方为疡医之最上乘。当时浙北同道都知道墨农先生内科功力浑厚,时常有登门煮茶而论内科疑难杂证者。从其所留外证医案来看,其用药重视和营,善理气机,注重顾护脾胃及气血津液,临证处方用药精当,其风格浑然如内科温病家言。如用引火归元法治阴虚口疮,方中既有朱丹溪"壮水之主以制阳光"之大补阴丸法,又有尤在泾肉桂七味丸治阴虚阳浮、下寒上热法,以及魏玉璜乙癸同源治肝肾阴虚木不条达的一贯煎法。巧思若此,可见一斑。

此外,夏墨农受温病学说影响较大,临床中不但较多地应用三焦辨证与外科审证求因相结合方法,很多学术观点更是直接导源于温病学说:如其治风疹、流注初起用汗法,治疗疮走黄内陷与温病热入营血相参,用透热转气、凉血散血法。夏墨农先生十分认可叶天士《外感温热篇》的"大凡看法,卫之后方言气,营之后方言血。在卫汗之可也,到气才可清气,入营犹可透热转气……入血就恐耗血动血,直须凉血散血。"夏墨农认为,包括皮肤病在内的外证,相当一部分是由火热之邪而起,其发生、发展、转归过程与温病有类似之处,到后期亦多见气阴两伤、气血不足之象。火热之邪非但可腐肉烂筋，且易灼伤阴津，而津血同源，血以载气，为气之母，气血为疮疡化毒之本，脓毒之泄必然耗伤气血；外证肿痛，日夜无间，饮食自半，气血生化乏源，亦是形成气血不足之机。又如汤火暴伤，创面大、渗出量大，湿疹大量渗出津液，皆可见气血、津液虚损之证；急慢性红斑、紫癜皆见伤阴耗气之证。因此在治疗中，夏墨农处方用药主张须处处顾护气阴，见伤气便用参、芪补气；见伤阴便用北沙参、麦冬、川石斛、天花粉、生地黄、知母等滋养阴液。于外证火邪炽盛，尚未伤阴之际，急用大剂清热解毒之品，清热以护阴；实热入腑，大便秘结者，急下存阴；热入营血者，凉血护阴；急性外伤出血，止血养血护阴；急性湿疹、大面积烧烫伤大量渗出则用利湿、收涩养阴。此皆温病顾护阴液学说在外科、皮肤科中之发展应用。

二、皮肤病发病的审证求因

（一）"邪气因"与"正气因"

包括皮肤病在内的疾病发病原因，在众多中医古典医籍中有着详尽的记载，如《灵枢·顺气一日分为四时》篇曰："夫百病之所始生者，必起于燥湿、寒暑、风雨、阴阳、喜怒、饮食居处。"《外科启玄》中早有阐述"天地有六淫之气，乃风寒暑湿燥火，人感受之则营气不从，逆于肉理，变生痈肿疔疖。"又如《素问·刺法论篇》曰："正气存内，邪不可干。"《灵枢·百病始生》篇曰："风雨寒热不得虚，邪不能独伤人。"至《金匮要略》则明确提出："千般疢难，不越三条：一者，经络受邪，入脏腑，为内所因也；二者，四肢九窍，血脉相传，壅塞不通，为外皮肤所中也；三者，房室、金刃、虫兽所伤，以此详之，病由都尽。"陈无择著《三因极一病证方论》，则以内因、外因、不内外因概括为发病"三因学说"。

夏少农先生在多年的临床实践中，感到传统的"三因学说"指导皮肤科临床诊疗，尚有不足之处。如"三因学说"很强调内伤七情致病，但外科、皮肤科并无因五志过极而直接发生痈、疽、疖、疔者。情志失调，仅是有时可诱发或加剧皮肤科疾病的发生而已。如有人认为"白癜风"或者"斑秃"乃因悲哀忧郁而生，而小儿"斑秃"就难以用情志因素解释。夏少农先生认为，除"三因学说"外，中医在病机上尚有"邪正学说"。《素问·评热病论篇》曰："邪之所凑，其气必虚。"说明疾病的发生，主要由于正不胜邪所致。为了便于皮肤科临床应用，夏少农先生结合个人体会，提出在临床上把皮肤科病因分为"邪气因"和"正气因"。"邪气因"包括风、寒、暑、湿、燥、火、痰、虫、毒、瘀、气滞;"正气因"包括气虚、血虚、阴虚、阳虚。各类病因各有其特定的内容和各自的临床表现,能较好、较全面地概括皮肤科各类疾病,对于皮肤科临床治疗具有指导意义(见表1)。

表1 皮肤病常见病因归纳一览表

病因		特性	临床表现	备注
邪气因	风	善行数变,出没无常,游走不定。风性向上,风盛则燥,风胜则动	时起时伏,游走不定,如荨麻疹;肿块宣浮,皮色不变或微红,局部热痛,位在上部,如颜面丹毒、头面淋巴结炎等;肢体抽搐,如破伤风;麻木不仁,如麻风;关节酸痛,游走不定等	风邪为百病之长,皮肤疾病亦然,且多兼夹他邪
	寒	寒凝收引,易致血瘀脉阻。发病多慢,邪在深部,可损筋伤骨	局部肤温较低,皮色苍白或紫暗,皮肤麻木、痒痛,如硬皮病、冻疮等;手足冰冷,屈伸欠利,如脱疽;局部漫肿,皮色不变,酸痛或不痛,如皮肤结核等	寒盛则气血不行,故散寒多用温经通络法
	暑	时令之邪,有阴暑、阳暑之分,皮肤科疾病多属阳暑	痦瘰脓疹,潮红痒痛,如痱子、暑疖、脓疱疮;结块起核,漫肿酸痛,皮色不变,可数枚连发,如暑湿流注(多发性脓肿);常可伴有呕恶吐泻等胃肠不适	暑多夹湿为患而难愈
	湿	黏腻之邪,易集难化。湿性下行,发病常趋下,且多缠绵难愈	起发丘疹、疱疹,滋水浸淫,皮肤瘙痒,如脓疱疮、湿疹;下肢肿胀、潮红、焮痛如丹毒;下体作痒如外阴或肛周湿疹;下肢关节漫肿酸痛,皮色不变,如鹤膝风等	临床上尚可见阴虚夹湿,须养阴除湿同用方可奏效
	燥	干燥、收敛,可分为温燥、凉燥	皮肤、黏膜干燥、脱屑甚至皲裂,如神经性皮炎、银屑病等,或伴有口干欲饮、干咳少痰等症	——
	火	其性急迫,其势上炎,易伤津耗气、生风动血	肌肤黏膜红肿热痛如痈疽疔疖、丹毒;皮肤红斑、瘙痒,如银屑病、药疹等;结块起核,红肿热痛,如结节性红斑;若火毒攻心,神志昏迷,如疔疮走黄	外疡实证以火邪居多,在浅部可烂皮腐肉,在深部可损筋坏骨。凡腐肉化脓,损筋坏骨,不论阴证阳证均由火促成。火性急迫,易成败血重症即走黄

病因		特性	临床表现	备注
邪气因	痰	重浊凝聚，可分湿痰和痰火两种，阳证以痰火居多，阴证以湿痰为多见	阳证：起核肿痛，皮色不变，如淋巴结炎；阴证：结核质软，皮色不变，局部酸痛，推之可移，如脂肪瘤、淋巴结核等	外疡不管阴证、阳证，凡结块起核，初起皮色不变，统归于痰
	虫	游走不停，时伏时动，或攻窜，或钻顶，或瘙痒难忍，顽固难化	虫行皮间，皮肤丘疹，作痒颇剧，如疥疮；或虽无虫，但皮肤奇痒，如瘙痒症	虫证有真虫、假虫之分。真虫有虫可见，假虫乃"痒极似虫"
	毒	性剧而进展迅速，或顽固难愈	肌肤麻木不仁，腐烂恶臭，进而可损筋坏骨，如麻风、梅毒；皮肤顽痒，久治难愈，如各种皮肤顽疾；酸痛起核，穿溃脓水清稀，连绵不绝，如淋巴结核；毒邪攻心，神志昏迷，四肢麻木，如毒蛇咬伤	毒分火毒和恶毒，火毒乃火邪结毒成疡；恶毒乃顽固难愈的外证或虫兽咬伤之毒
	瘀	营血失于流行而瘀滞停聚	局部浮肿结块，色青或紫，如结节性红斑；结块漫肿青紫，多起于外伤或产后，如瘀血流注；或肌肤甲错，局部刺痛拒按，痛有定处，如带状疱疹后遗神经痛	皮肤科疾病凡见结块者，均考虑有瘀血存在，宜加和营活血之品以利消散
	厥阴气	肝郁而气机失畅，多位于肝经循行之处	颈部两侧或胁肋部结块、肿痛，如颈部淋巴结核、带状疱疹	多随情志波动消长
正气因	气虚	气主煦之，在表能卫外，在里则推动营血运行。气虚则卫外、温煦和推动血行功能失常	不能托毒外出而疮毒内陷，疮顶平塌，脓出清稀，如痘毒内陷。除局部症状外，还常可见神疲倦怠，少言懒语，脉濡细或浮大无力等全身症状	皮肤病出现神疲乏力、自汗，可作为气虚主证
	血虚	血主濡之，营养四肢百骸，灌溉内外。血虚则生风化燥	肌肤干燥、粗糙、皲裂，瘙痒脱屑，或见脱发、色素异常，如鱼鳞病、银屑病、斑秃、白癜风等；筋脉拘挛酸痛，如麻风。除局部症状外，常可伴见面色萎黄或苍白少华、眩晕、心悸、失眠、舌淡脉细等全身症状	血为气母，气为血帅，故血虚常可伴见气虚

病因		特性	临床表现	备注
正气因	阴虚	主要指津液和肾阴不足，可致生内热以及干燥不润等证候	红斑、紫斑、灼热不痛、肌肉酸痛，如亚急性皮肤红斑狼疮、皮肌炎等；一切大疡溃破后必定伤阴；颈部淋巴结核破溃，脓出清稀；咽喉干痛，口腔溃疡频作。此外可伴见五心烦热，舌质红而干，脉象细数等全身症状	皮肤科疾病多见气阴两伤之证
	阳虚	阳主温养，阳虚则生内寒，出现血行凝滞、畏寒肢冷、人体功能低下的证候	肌肤不温，皮色苍白或青紫，如雷诺病；关节强直牵掣，皮色苍白板硬，如硬皮病；关节冷痛，得温则减，步履跛行，活动不利，如脱疽	—

（二）审证求因

应该明确的是，中医学所述的病因在皮肤科临床实践中主要是一种分类的方法，并不是引起疾病的直接原因，可以看作是一种证候群归类的"代名词"，审证求因实际上是辨证分类。十一个"邪气因"大多不能以直接引起疾病的病因来看待，而应当把它们看作是证候群的归类方法。

1. 辨证与辨病

有人认为中医只讲"辨证"不讲"辨病"，这种看法是不全面的。中医不仅有辨证，同样有辨病的观点，在皮肤科中更是如此，如痈、疽、疖、疔都是病名，并不是一种症状。在某些情况下，中医的辨病有助于迅速地寻出发病的中医病因。如丹毒均属火邪致病，发生在头部属风火，为抱头火丹；发生在腰部属气火，为缠腰火丹；发生在腿部属湿火，为下肢丹毒。因此只要能识别丹毒，不论发生于何部，其基本病因即属火邪。有时在临床上还可舍弃全身辨证而以局部辨病为主，如疔疮的病因属火毒为患，但患者可以脉不数、舌不红，甚至反而出现白腻苔，若求其病因，仍属火毒，治疗上仍用清热、凉血、解毒之法；再如，流痰（骨结核）的病因属阳虚寒盛，而患者可无恶寒、面色㿠白等全身阳虚证候，而治疗仍需用阳和汤以温阳散寒。这与内科临证有所不同。因此在治疗皮肤科疾病时，应注意辨病与辨证相结合，局部辨证与全身辨证相结合。

2. 阴证和阳证

皮肤科疮疡类疾病分阴证、阳证两大类。阳证属急性病，发病迅速，病因以"邪气因"为主；阴证属慢性病，发病缓慢，病因多以"正气因"为主。一般区分阳证、阴证的时间标准多以3周为限，3周以外多属阴证，3周以内多属阳证。但也有介于阴证、阳证之间的病症，称"半阴半阳证"。

3. 病因与分部

高秉钧在《疡科心得集》例言中云："盖以疡科之证，在上部者，俱属风温风热，风性上行故也；在下部者，俱属湿火湿热，水性下趋故也；在中部者，多属气郁火郁，以气火之俱发于中也。其中间即有互变，十证中不过一二。"这一论述，扩展到皮肤科疾病中也是具有相当参考意义的。同一种疾病，发生在不同部位，可由不同的病因所引起。因此，皮肤病的体表分部不同，在辨证求因时也具有相当的意义（见表2）。

表2　皮肤病分部求因一览表

体表分部		具体分布	阳证	阴证
上	头面	头面及五官	风、火（瘟），有的有传染性	阴虚火旺
	颈部	胸锁乳突肌前为"颈"，从下颏至锁骨；其后为"项"，从枕骨至大椎	风、火、痰火，项后两侧为夹湿（膀胱经）	阴虚、湿痰、气滞（项后无气滞）
	上肢	肩、臂、腕、掌、指	风、湿、热	风、寒、湿
中	胸	锁骨以下，横膈以上，包括乳部	气，火	阴虚夹痰或气滞
	腹	横膈以下，耻骨以上	气、火、湿	气、寒、湿
	腰背	大椎以下至尾骨	火	肾虚
下	二阴	臀部、前后二阴	气、火、湿	气、寒、湿
	下肢	腹股沟以下至足趾	湿热	寒湿

上部属风火，皮肤科以阳证为多，风性向上，故谓"颠顶之上，唯风可到"。中部不论阴证和阳证，多以气滞为主，是足厥阴肝经、足少阳胆经循行之所。下部以湿为主，因湿性下渗之故，唯阳证属湿热，阴证属寒湿而已。此外，颈部两侧有属气滞者，也因足厥阴经于此循行。项后两侧属湿，是因此处为足太阳膀胱经之通路，而足太阳为寒水之腑。一般而言，在皮肤、肌肉、血脉浅表部位的疾病，一般以风、火、湿、热等"邪气因"为多见；在筋骨深在部位的疾病，一般以寒、湿、痰等"邪气因"及阴虚、阳虚等"正气因"为多见。

4. 脏腑与经络

中医学认为，体内的五脏六腑与皮、脉、肉、筋、骨、五官七窍及前后阴有密切联系，因此在临床上常需结合体表与内脏的关系以寻其病根。如心主血脉，开窍于舌，因此舌疳、血管瘤的疾病与心相关；肝主筋，开窍于目，因此筋及目病多与肝相关；脾主肉，开窍于口，因此唇炎、肌炎需寻脾；肺主皮毛，开窍于鼻，出入于喉，因此皮肤、鼻部、咽喉疾病与肺相关；肾主骨，开窍于耳及前后二阴，因此骨、耳及前后阴疾病多与肾相关。同时，根据脏与腑互为表里的原则，皮肤科疾病往往脏病寻腑，腑病寻脏。如口糜、淋痛为小肠之病，治疗则常以清心为法；喉部疾病属肺，常治以通大肠之腑；牙龈属胃，治疗牙疳常用清泻胃火之法等。

经络外达肌肤，内连脏腑，故某些皮肤疾病的体征虽表现在体表，但如处于经脉循行之部，则尚需结合经络、脏腑进行辨证。经络学说中有十二经脉及奇经八脉之分，而皮肤科疾病主要与足厥阴肝经、足阳明胃经、足少阴肾经及足太阳膀胱经四条经脉关系较大。足厥阴肝经起于大趾丛毛之际，循股内，环阴器，绕腹，贯膈，散于胸中。其支者，循喉咙之后，上会于巅。因肝司疏泄，性喜条达，而足厥阴为少气多血之经，因此肝经循行所过之处的疾病，如瘰疬（颈部淋巴结炎）、乳头湿疹、带状疱疹及其后遗神经痛、外阴湿疹等，多有气滞因素存在。足阳明胃经起于鼻之交頞之中，下循鼻外，入上齿中，还出夹口环唇。其支者，起于胃口，下循腹里，为多气多血之经，因此其所循行之处的皮肤疾病，容易化火成脓，多属实证、阳证，如面部丹毒、喉风、牙痛、乳痈、肠痈等。此外，脑疽发于督脉和膀胱经，在辨证上有重要区别。脑疽发于项后正中，为"正脑疽"，又称"对口疽"，属督脉所过。督脉为一身阳气之所汇，所以属火，应清热解毒。发于项后两侧者，称"偏对口疽"，属足太阳膀胱经所过，而足太阳为寒水之经，因此属火邪挟湿，需在清热解毒的同时佐以理湿。

临床辨治皮肤科疾病时，需注意将以上几个方面同"邪气因""正气因"的辨证结合起来综合应用。

三、辨病心得

"病"是对机体在致病因素的作用下，邪正相争全过程病变特点的概括，所谓辨病，早在清代徐灵胎的《兰台轨范·序》中即有描述："欲治病者，必先识病之名，能识病名而后求其病之由生，知其所由生又当辨其生之因各不同，而病状所由异，然后考其治之之法，一病必有主方，一方必有主药。"辨病即辨识具体的疾病以掌握疾病发生发展的规律，并与相关疾病鉴别诊断，在中医外科的临床中十分重要。

（一）病因

中医病因学说在《黄帝内经》中早有阐述，如《灵枢·顺气一日分为四时》篇曰："夫百病之所始生者，必起于燥湿寒暑、风雨、阴阳、喜怒、饮食居处。"《金匮要略》提出："千般疢难，不越三条：一者，经络受邪入脏腑，为内所因也；二者，四肢九窍，血脉相传，壅塞不通，为外皮肤所中也；三者，房室金刃、虫兽所伤。"陈无择著《三因极一病证方论》，以内因、外因、不内外因为"三因学说"。夏少农先生在多年的临床实践中，感到传统的"三因学说"指导皮肤疾病的治疗尚有不足之处。如强调内伤七情致病，但大多数皮肤病并无因五志过极而直接发生粉刺、荨麻疹、蛇串疮者。情志失调，仅为可诱发或加剧皮肤疾病的诱发因素而已。如蛇串疮一般多用清肝泻火、疏肝理气之药，但小儿蛇串疮就难以用情志因素解释。至于治疗蛇串疮之用疏肝理气药物，乃是按照经络学说，蛇串疮发于胸胁部较多，胁部为足厥阴肝经循行部位，所以需疏厥阴肝经之气。先生认为，除"三因学说"外，中医在病机上，尚有"邪正学说"。《素问·评热病论篇》曰："邪之所凑，其气必虚。"说明疾病的发生，主要由正不胜邪所致。为了便于外科临床应用，夏少农先生结合个人体会，提出在临床上把皮肤病的病因分为"邪气因""正气因"。"邪气因"包括风（如风疹块、局部热痛）、寒（冻疮、局部皮肤寒冷麻木）、暑（痱子、暑疖）、湿（疱疹、浸淫疮）、燥（皮肤皲裂）、火（肌肤黏膜红肿热痛、溃疡糜烂）、痰（脂肪瘤、白头粉刺）、虫（丘疹瘙痒、疥虫）、毒（坏疽、皮肤顽疾）、瘀（色素沉着、结节性红斑）、厥阴气滞（蛇串疮及其后遗症）。"正气因"包括气虚（结缔组织病）、血虚（肌肤干燥瘙痒脱屑）、阴虚（皮肌炎、瘰疬）、阳虚（面色白、形寒肢冷）。各类病因各有其特定的内容和各自的临床症状，较全面地概括了各类皮肤疾病，对于外科临床治疗有一定指导意义。

（二）病位

本流派认为，皮肤病病位以肺为先，"肺主皮毛"，皮肤的生理病理状况主要与"肺脏"的功能活动密切相关。手太阴肺经是疾病由表入里的第一条经，肺是第一个脏，其阴阳盛衰与疾病的传变关系密切，足太阳膀胱经为一身之藩篱，外邪侵袭人体，大多从太阳而入，卫气奋起抗邪，正邪相争，太阳经气不利，营卫失调而发病。皮肤病多与火热之邪有关，"温邪上受，首先犯肺，逆传心包"，肺脏是温热邪气侵袭的首要脏腑。因此在皮肤病的临床论治中，要随时关注肺脏气血阴阳的变化，维护其宣发肃降生理功能的正常。有医家认为"轻可去实"的治则可用于皮肤病病程的始终，邪气在卫当解表，在气当清气，佐之以"透法"，即叶天士所谓"若其邪始终在气分流连者，可冀其战汗透邪"，入营犹可透营转气，外感温热皮肤病中解表药的应用对促进疾病向愈具有一定的作用。

（三）病性

"诸痛疮疡，皆属于心"，本流派认为多数炎症性、具有明显红斑、丘疹、鳞屑的皮肤病都与心有关。心属火、主血脉，因此凉血活血是此类疾病的基本治则；太阳是阳气旺盛之经，主一身之表，总摄营卫，包括手太阳小肠经和足太阳膀胱经，分利小肠、清心导赤也是皮肤病血热型的治则之一。

从经络理论看，银屑病等红斑鳞屑类皮肤病的主要相关脏腑经脉是手太阴肺经和手少阴心经，根据经络同名经、表里经理论，同名经"同气相求"，两经在脏腑气血性质上具有协同作用，能够疏经通络、调整相关脏腑功能；表里经之间具有阴阳互通，互补、升降、补泻的关系，又具有相对特异性，能够调节脏腑阴阳以达到机体平衡。手太阴肺经与足太阴脾经为同名经，与手阳明大肠经为表里经，手少阴心经与足少阴肾经为同名经，与手太阳小肠经为表里经，因此，从病位上看，治疗皮肤病当治肺，但勿忘治脾与大肠，治法上在清肺养阴的同时，要健脾益气除湿、通腑泄热；从病性上看，治疗红斑鳞屑当治心，但勿忘治肾与小肠，治法上在清心、养心、宁心的同时，勿忘清虚热、滋肾阴、分利小肠。在临床中，病势急、邪气盛者当以病性论治为主，病势缓、正气虚者，当以病位论治为主，结合不同情况，选择不同侧重的治法。

（四）病势与转归

本流派认为手足厥阴经、手足少阳经是红斑鳞屑类皮肤疾病病势转变的关键。在经络理论中，有"关、阖、枢"的相关理论，古代医家用其比喻三阳、三阴的气机变化，解释六经皮部（经络功能活动反映于体表的部位）的正常功能。三阳有如外门，三阴有如内门，各有关、阖、枢的区分，在三阳经，太阳为关，阳明为阖，少阳为枢；在三阴经，太阴为关，少阴为枢，厥阴为阖。

在疾病的传变过程中，一般是由阳经传入阴经，在阳经，遵循太阳—少阳—阳明的传变规律，其中少阳为"枢"，包括手少阳三焦和足少阳胆经。"胆，为十一脉所取决"，"三焦，总领五脏六腑，主持诸经之气化"，是疾病由表入里的枢纽，在此阶段，和解少阳，对阻止疾病演变具有重要意义，这也是小柴胡汤在临床广泛使用的机制之一。如果病势急、病情重，疾病越过少阳，入阳明，继之可入阴经，病情则迁延难逾，转为慢性，同时在疾病由里出表（由阴经出阳经，由阳明出太阳）的过程中，少阳也发挥着重要作用。

如果由于脏腑虚损，外邪直中入里，侵犯阴经，则一般按照太阴—少阴—厥阴的顺序传变。但是，对于某些皮肤病，如寻常性银屑病而言，初发热证居多，病情急骤，多是直中厥阴，正如叶天士所言："温邪上受，首先犯肺，逆传心包"，多累及手厥阴心包经和足厥阴肝经，"心包为心之宫城""肝主情志"，心肝受累，情志易扰，形成了风木（肝）失调，相火（心包）内郁的厥阴"阖折"病候，"情志抑郁，化火伤阴——厥阴受累，风火内生"二者之间的恶性循环使病情反复，迁延难愈。从病机上看，肝藏血，心主血，疾病初发以"血热"为主，久则"血虚"，血热、血虚可生风、动风，风盛则鳞屑生；从皮损分布特点上看，其发病部位为周身散发，沿经脉皮部分布的特征不明确，可以认为其已累及十二经脉、十二皮部，病势已至厥阴。

外科疾病中的疮疡与皮肤病，局部必有不同程度的自觉症状与他觉症状，主要包括肿、痛、痒、脓、麻木以及皮肤病的各种损害，而引起这些症状的原因不同，程度有异。因此，根据这些不同情况，可以分辨疾病的性质，有利于诊断和治疗。但这些症状不是孤立的，必须综合分析，才能抓住引起这些证候的主要因素，为治疗提供依据。

四、诊察与辨证

（一）常见体征的辨证

皮肤科疾病在诊察时，主要以局部望诊和触诊为主，同时结合全身情况进行辨证，这是与内科不同之处。皮肤病常见的体征有局部皮肤的颜色、肿、硬、燥、湿、疹、疱、斑、癣、结节、疣、鳞屑、皲裂、粗糙、丹、痂、瘘管等17种，它们的不同表现在临床辨证上有着不同意义。

1. 五色

（1）红色 皮疹呈现红色者，多属于"火（热）"。火分实火、虚火两类。红而剧痛者属实火，如丹毒；红而不痛者为阴虚火旺，如亚急性皮肤红斑狼疮；红而紫者是火之盛者，并有瘀阻；红紫转黑而疼痛的，是外疡转入溃腐阶段。

（2）黄色 皮疹呈黄色者，属于湿。如发于眼睑者为睑黄疣；湿邪化毒者为黄癣；流出黄色滋水为脓疱疮、湿疹；湿热熏蒸胆汁梗阻，溢于皮肤，则成阻梗性黄疸。

（3）青色 皮疹呈现青色者，属于瘀阻。如青而紫、寒瘀盛者为脱疽、雷诺病。

（4）白色 皮疹出现白色有几种：①毒，如白斑发于妇女阴部，多属岩

（肿瘤）变；②血虚，血不养肤或气滞而致血瘀，如白癜风；③寒盛，如脱疽初期出现苍白色。

（5）黑色　皮疹可出现黑色，如黑变病、黄褐斑等。黑而怕冷、阳痿者属阳虚；黑而灼热者属阴虚；黑而不怕冷和不灼热者为肾色上泛，血虚不养肌。皮损呈现紫而带黑且疼痛者，为有溃烂现象，须加注意，如脱疽（血栓闭塞性脉管炎）、烂疔（坏疽）等。

2. 肿势

"肿"是皮肤疾病中一个主要症状，11个邪气病因都能使皮肤病发肿，因此肿的程度对于临床诊断十分重要。肿势形态一般分4种。

（1）高肿　一般疮疡高突而肿痛者，易消、易溃、易敛，多属阳证、实证，如疔、痈、疖等。

（2）漫肿　凡疮疡肿势散漫，边缘不清，难消、难敛、难溃，属阴证、虚证居多，如流痰（骨与关节结核）。

（3）平坦或塌陷　凡脑疽、发背（脑痈、背痈）疮顶平坦或塌陷，属脑疽、发背由阳证转为阴证，是为气虚邪陷的内陷（败血症）现象，切须注意。

（4）胖肿　好发于趾、指、臂、腿等部。凡趾、指头部和根部肿势大小相仿者称胖肿，多数为骨质损坏现象，如指、趾部疔毒损骨（骨髓炎）。

肿势与病因鉴别：

（1）凡外疡高肿，焮红疼痛者，属火居多，如痈肿。

（2）肿而怕冷，皮色紫暗或苍白者，属寒居多，如皮痹（硬皮病）或雷诺病。

（3）肿势宣浮而疼痛者，属风居多，如风痰毒（淋巴结炎）。

（4）肿势深按如烂棉陷窝者，常见于烂疔（气性坏疽）初起；浅则皮肤起发水疱流黄水者，属湿居多，如脓疱疮。

（5）凡肿势皮色不变，块质如馒，属痰肿，如流痰。

（6）肿势皮紧而肉绵软，按之无凹陷，属气滞，如脂肪瘤、疝气。

（7）肿势散漫，焮红刺痛，是毒虫外伤所致，如蜂刺。

（8）肿势突起，皮色青紫，是血瘀，如外伤。

（9）肿势畸形，高低不平，是毒邪为患，如麻风、岩肿（皮肤癌）。

（10）皮肤粗糙，堆积而肿者，是血虚风燥，如蛇身（鱼鳞病）。

3. 硬度

皮肤肿块硬度并不均一，临床上一般分软、硬两种，程度分绵、馒、木、石四类。软质者，包括绵、馒两类；硬质者，包括木、石两类。

（1）软质　最软者称为"如绵"，如脂肪瘤、神经纤维瘤；较软者称为"如馒"，如痈肿。

（2）硬质　硬者称为"如石"，如皮肤癌；较硬者称为"如木"，如阴疽。

如果硬度界于软、硬之间，则可用"介馒木之间"来形容。一般皮肤肿块质硬者，毒邪凝结居多，较难治；质软者，气滞痰凝为多，较易治。

4. 干燥

皮肤枯燥干糙，为感受燥邪、血虚或津液不足，如银屑病、皮肤瘙痒症。

5. 潮湿

皮肤潮湿有三种原因：一为多汗；二为分泌物多，如湿疹瘙痒出水；三为皮脂溢出，如痤疮、脂溢性皮炎等。多属湿热浸淫或脾虚水泛。

6. 皮疹

形小，如山丘突出于皮肤，又称丘疹。疹有多种，其形态及颜色多不一样，分泌物也不相同。

（1）痒疹（粟疮）　感觉作痒，搔破渗血，为血虚、血热；出水者则为湿邪。

（2）湿疹（湿疮）　可痒极，搔破出黄水结痂，属湿邪。

（3）脓疹（脓头痱子）　疹内有脓液，破溃流脓，属火邪。

（4）风疹（风痧）　疹子起发迅速，作痒，属风邪。

（5）烂喉丹痧（猩红热）　皮肤可出现红痧疹，遍体如丹色涂敷，属火邪、风邪。

（6）糠疹　皮肤有糠状脱屑，色呈玫瑰红，属火邪或阴虚火旺。

7. 起疱

皮肤起疱有大有小，疱内容物有水、脓、血等不同。

（1）水疱　疱内水液较清，如天疱疮、疱疹样皮炎，属气虚湿盛；汗痦是暑湿之邪熏蒸所致，疱内水液色黄，属湿热；烫伤水疱、过敏水疱，还有带状疱疹等属火毒。

（2）脓疱　疱内液体呈脓性，如脓疱疮（天疱疮），属暑热。其他脓疱以实热居多，如脓头痱子。

（3）血疱　疱内含血，如外伤瘀阻及疔疮火毒等。

8. 斑块

皮肤出现斑块，呈现各种颜色。斑可突出于皮肤或隐于皮内。

（1）白斑　女性阴部白斑，容易癌变。白癜风发于皮肤一般无感觉。不突出于皮肤属湿毒，或血虚，或气滞。扁平苔藓白斑附着口腔黏膜，属阴虚火旺及气虚毒攻。

（2）红斑　皮肤呈现红色，隐退较难，如红斑狼疮，属阴虚血热；红斑如结节者，如赤疕（结节性红斑），属瘀热；斑形呈多形态者，称多形红斑，属血热。

（3）紫斑　皮肤出现紫红色斑块，常以下肢居多，如紫癜，属血热；皮肤出现紫色瘀疹、瘀斑，如败血症，属火毒攻发或热入营血。

（4）风斑　皮肤出现斑块，时隐时现，如荨麻疹，属风邪。

（5）药物过敏斑　可呈青蓝色斑片，常两侧对称性分布，属瘀毒夹湿。

9. 癣

凡顽固难愈、皮肤枯燥的皮肤疾患，中医称癣，如顽癣、松皮癣等。一般分干、湿二种。皮损干的叫"干癣"，干癣有时搔之出水的叫"湿癣"。干癣病多以血虚为主，湿癣在急性发作时，以湿火为主，转入慢性以血虚为主。

10. 结节

为皮内外结块，可发于皮表及皮内。瘀结湿热形成者为结节性红斑，痰瘀湿阻形成者为结节性痒疹。

11. 疣

疣为突出皮肤的赘生物。疣的产生多由肝经血热、血燥、毒攻而成。

12. 鳞屑

乃皮肤病之脱落皮屑，多是血虚不能养肤而皮肤干燥所致。

13. 皲裂

肌肤得血养则润，血虚或血燥则肌肤皲裂刺痛。

14. 粗糙

皮肤失血涵养，则皮肤粗糙。

15. 丹

皮肤红似丹涂，焮肿疼痛，因红色属火，是为火盛结毒，如抱头火丹、流火等。也有皮肤色红如丹，起圆形水疱，疱呈带形，刺痛较剧者，称为蛇丹（带状疱疹），为湿火结毒而成。

16. 痂皮

痂皮一般由分泌物凝结而成。如病愈结痂，则为好的现象；假如疮表脓液结痂，内有分泌物积聚，往往使邪毒难以外泄，而痂内更加溃烂，则痂皮必须清除。

17. 瘘管、盲管（窦道）

凡外疡反复溃脓、收口，经久不肯痊愈者，称为瘘，如肛门瘘管、耳前瘘管等。其他如瘰疬症（淋巴结核病）、流痰（骨结核）等溃后经久不敛，也称为瘘管或盲管（窦道）。瘘管和盲管的区别是：瘘管是两个孔道相通；盲管是一个孔道破溃。这两种管道，都很难愈。这些瘘管和盲管的形成，除因部位关系外，也与身体虚弱有关。

（二）自觉症状的辨证

自觉症状是患者在患病后所直接感觉到的异常改变。因此，自觉症状虽是患者的主观感受，但常能为辨证求因提供重要的依据，尤其是在皮肤科疾病的诊治中更是如此。常见的皮肤病局部自觉症状有痒、痛、麻、木、酸、胀、冷、灼热等。

1. 作痒

在皮肤病中，痒乃痛之轻者，不可忽视。其病因主要有风、湿、虫、火、血虚，其次为寒、暑、毒。

（1）风 风邪客于肌肤，可见皮疹出没无常，瘙痒颇剧，如荨麻疹。

（2）湿 湿蕴肌肤，无论急性或慢性都常作痒，且多兼见滋水流溢，如湿疹或足癣。

（3）虫 虫有真假二种。真虫如皮肤之疥虫、肛门之蛲虫，皆可致瘙痒。假虫者，凡皮肤瘙痒颇剧而他法无效者，虽无真虫，但亦可按真虫治疗，如痒疹。

（4）血虚 血虚肌肤失却濡润，且血虚可生风，常见皮肤干燥作痒，如瘙痒症。

（5）火盛 火邪炽盛则作痒，甚至痒痛并作，如疔疮及痛疽初起发作时。

（6）火轻 肿疡火邪不盛或经治疗火邪减轻时，也可作痒；在收口阶段，也可有作痒出现，乃气血流通之象。

（7）寒 寒盛则血易凝滞，致气血流行不畅，也可作痒，如冻疮。

（8）暑 暑邪客于肌肤则可发痒，如痱、痦、暑疖。

（9）毒 毒盛伤及肌表、经络则有麻木作痒感，如梅毒、麻风。

2. 疼痛

疼痛也是皮肤科常见的自觉症状，其产生主要责之于气血流行失畅，即所谓"不通则痛"。疼痛的辨证应先辨清病的浅深，痛的性质。如病在浅表肌肤的带状疱疹为浅痛，病在深部筋骨的"附骨疽"为深痛。如遇热则痛减、按之得舒者称为虚痛，遇热而痛增、拒按者为实痛。此外，尚有：

（1）风痛 疼痛发生迅速，如紧喉风（咽喉脓肿）、行痹。

（2）湿痛　痛肿发于下肢，多属湿热，如流火（下肢丹毒）。

（3）寒痛　痛势彻骨，皮色不变，如流痰（骨与关节结核）。

（4）热痛　多为浅表皮肤焮红疼痛，如痈肿（皮肤软组织化脓性感染）。

（5）气滞痛　痛势时剧时缓，以内脏病为主，如肝胆及大小肠外疡病。

（6）血瘀痛　外伤瘀阻成痈，多有痛感，但在未化脓时，痛势不剧，如瘀血流注。

（7）化脓痛　凡外疡化脓时，阴证痛势和缓，隐隐作痛；阳证则如雀啄之痛，或按之更痛。若有应指，则是已成脓之兆。

3. 麻木

麻是自觉发麻，木乃感觉不灵，麻为木之轻者，因二者常同时出现，故统称麻木。形成麻木感的病因主要有：

（1）毒盛　凡恶毒之邪攻于皮肤经络则皮肤麻木，冷热针刺不知感觉，如麻风病。

（2）火盛　凡火邪结毒，火毒炽盛时，可有麻木感如疔疮。

（3）寒盛　寒邪客于血脉则血凝而不行，皮肤失血之濡养，以致知觉减弱而麻木，如冻疮。

（4）损骨　凡骨质受损，往往连及经络，此时外疡部常有麻木感，所以在外疡损口处有无麻木感觉，是辨别是否有骨损之要点。

（5）气血失调　气虚或气滞，都能使气不能帅血运行，而致血行不畅，肌肤失其滋养，从而知觉迟钝出现麻木感，如皮神经炎。

（6）经络受压　经络受压则气血阻滞，血脉欠通，肌肤失养，亦有麻木感。在临床上，以肿瘤压迫较为多见。

4. 酸楚

酸楚感觉绝大多数发于筋骨、经络、肌肉的深部外疡，如流痰、流注等。在皮肤病中的皮肌炎亦有酸楚症状出现。其病因主要有：

（1）风、寒、湿　三邪客于筋骨关节，则筋骨、关节酸楚，如鹤膝风。

（2）血虚　血不养筋及血虚生风，深则经脉酸楚，如皮神经炎，浅则肌肉酸楚，如皮肌炎。

（3）寒邪　寒邪深入于筋骨，寒凝血泣则筋骨酸楚，如流痰（骨结核）。

（4）暑湿　暑湿之邪阻道于经络及肌肉，也有酸楚感觉，如暑湿流注。

（5）风寒　风寒入骨则骨节酸痛。

5. 作胀

作胀的病因，多为气滞、湿阻、血瘀。

（1）气滞　气滞之病多与足厥阴肝经有关。胀的病部发生在厥阴经循行之处者，多属气滞，如带状疱疹后遗神经痛、乳腺病等。

（2）湿阻　脘腹部及下肢作胀为湿。因湿邪易困中焦及湿性下趋之故。

（3）血瘀　血瘀则气血流行不通可发生皮损处作胀。

6. 灼热

皮损灼热，以其痛或不痛，可分虚实。灼热而痛为实热，如丹毒；灼热而不痛为虚热，如亚急性皮肤红斑狼疮。

7. 怕冷

外疡怕冷之症，多属阳虚寒盛。也有少数属寒盛伤阳或阳虚寒盛、寒盛伤阳夹杂者。

（1）阳虚寒盛　如闭塞性动脉硬化初起，四肢怕冷，皮肤苍白，继而青紫溃烂而剧痛；或有遍体皮肤板硬、怕冷、手足溃破，如硬皮病。

（2）寒盛伤阳　如血栓闭塞性脉管炎可因天气寒盛，阳气不伸，血脉瘀阻，手足冰冷或溃腐；或天冷血瘀生疮，如冻疮。

（3）阳虚寒盛与寒盛伤阳夹杂　如雷诺病（四肢厥逆）可见形寒怕冷，或遇冷水两手初则苍白，继而紫黑而冰冷。

（三）疔疮走黄的局部表现

疔疮是皮肤疮疡中变证最危重的疾病之一，治疗不当，即有走黄之变。在临床上出现五脏走黄症状，一般比较容易察觉，古代著作也讲得比较清晰。如在心有神昏谵语，在肝有抽搐震颤，在肺有咳吐脓痰，在脾有脘闷呕吐，在肾有肢冷露睛。但病灶局部"走黄"症状如何，古代和现代著作多未见详细描述。以下简介夏少农先生所记录的两例疔疮"走黄"局部症状的病例。

病例1：沈某，女，32岁，在眉心部起发脓疹，第三天下午3时许就诊。检查时眉额部脓疹周围稍有浮肿，而远离眉额的颏颊下部肿势反大。当时身无发热，神志清醒，更无五脏"走黄"症状，肿势不向上漫延而反越界向下颏颊颈部扩散，此乃局部"走黄"之肿势，即嘱急诊入院治疗。当晚六时，体温上升至40℃，经中西医共同抢救，虽用大剂犀角地黄汤及大量抗生素等药物抢救，无效，当晚9时呼吸停止，11时心跳消失而死亡。

病例2：农民6人因误食死驴肉后，手及指部起发紫色水疱。6人同时来就诊。经检查脓疹及水疱周围红肿，但臀部不肿，而腋胸反有浮肿，诊断为局部疫疔"走黄"，即投大剂犀角地黄汤及黄连解毒汤等救治无效，翌日6人均相继死亡。

上述肿势称为"越界肿"，是疔疮局部"走黄"的重要体征，必须引起高度重视。皮肤病病灶移动的部位对判断皮肤病的吉凶十分重要，如《金匮要略》曰："浸淫疮从口起流向四肢者可治，从四肢流来入口者不可治。"本流派医训即有"凡疮疡由头部、四肢流向心胸脘腹者重，由胸腹流向头部及四肢者轻"之戒。

（四）脑疽、发背、搭手中的"虚陷证"

脑疽、发背、搭手都属于有头疽范围，因部位不同，故名称也不同。此处所列三种病名是有头疽中危险性较大者。所谓危险性就是容易发生"三陷证"。三陷证的形成，多因正气虚不能托毒外出所造成。三陷证分三个阶段，初起脓疹不能化脓外达而致火毒内陷叫"火陷"；中期溃脓时，突然脓液干少，火向内陷叫"干陷"；后期腐脱脓尽，新肉生长不实，形如镜面或如棉状，此邪去正不复叫"虚陷"。三陷证中的火陷与干陷，医务人员比较重视，但对腐脱新生的"虚陷"往往认为脓腐已尽而安然处之，不知邪虽去，正不复，稍一疏忽，即有生命危险。因此，在治疗脑疽、搭手等症之后期时，决不能掉以轻心，必须至疮口全部收敛后，方能证明正气恢复。对高年体弱之体，尚须调理一段时期，以防再有"虚陷"之变。

五、治疗理念

皮肤科疾病的治疗方法通常分内治和外治两大类。内治之法基本与内科相同，从整体观念出发，进行辨证施治，但其中透脓、托毒等法，以及结合疾病的特点而应用的某些方药是为皮肤科的特点。而外治中的外用药物、手术疗法和其他疗法中的药线、垫棉，则为皮肤科所独有，甚至某些皮肤疾病单用外治就可以获效。在具体应用时，必须根据患者的体质和不同的致病因素，辨别阴阳及经络部位，确定疾病的性质，然后立出内治和外治的法则，运用不同方药，才能获得满意的治疗效果。

（一）内治十五法

夏少农先生按照"辨证求因，审因论治"的原则，将皮肤科内治方法归纳为"内治十五法"，包括治正气因四法和治邪气因十一法。

1. 治正气因四法

（1）益气法 主要用于气虚造成的疾病及有气虚症状的患者。宜用补中益气汤、四君子汤及独参汤等，常用药如别直参（益气生血）、吉林参、太子参（益气生津）、党参（益气健脾）、黄芪（益气托毒）、黄精（益气养阴）。常用于治疗结缔组织病如皮肌炎、红斑狼疮、硬皮病、甲状腺功能亢进症和闭塞性动脉硬化等。

（2）养阴法　皮肤科中的阴虚，主要为肾水不足和津液受伤。肾水不足者用六味地黄丸，肾水不足、虚火上亢者用知柏八味丸，津液受伤者多用益胃汤。壮肾水药常用的有生地黄、龟甲、山药，养津液药常用的有沙参、石斛、麦冬、天花粉、玉竹。本法多用于治疗淋巴结核、红斑狼疮、甲状腺病、复发性口腔溃疡和慢性咽喉炎等。

（3）补血法　主要用于因血虚而引起的疾病及有血虚症状者。多用四物汤、人参养营汤、归脾汤等。常用的补血药有温性者如大熟地、当归，性平和者如阿胶、制何首乌，味酸性寒如白芍等。凡皮肤病呈现干燥、粗糙、脱屑、皮色㿠白等症状，多为血虚，可用此法，如鱼鳞病、神经性皮炎、肌萎缩以及血分受伤之大面积皮肤溃疡等。

（4）壮阳法　壮阳散寒法用于治疗肾阳衰微、阳虚生寒的患者，及阴证疮疡中之阳虚者，如用阳和汤治疗流痰、脱疽、红斑狼疮等。常用药物如鹿角霜、仙灵脾、仙茅、肉苁蓉、巴戟天、附子、肉桂、炮姜等。要注意的是，临床上穿骨流痰（骨结核）患者不一定出现形寒肤冷等症状，相反有时出现阴虚低热之象，仍须用阳和汤酌加养阴药治疗。

2. 治邪气因十一法

（1）祛风解表法　通常在内科治疗上，解表法必须有外感表证才可使用。而在皮肤科凡发于上部之疮疡属阳证者，不管有无表证，均可使用祛风法，其机制是取风药发汗，使肌表风火之邪随汗外达，即《黄帝内经》所谓"疮家汗之则已"之意。此法也常可用于部分皮肤病。祛风解表法可分为辛温、辛凉、辛平三法，辛温祛风常用麻黄汤，药物如麻黄、桂枝、苏叶等，可用于银屑病的治疗；辛凉解表常用牛蒡解肌汤，药物如薄荷、蝉衣、僵蚕、牛蒡子、连翘等，用于治疗上焦阳证如急性淋巴结炎、面部丹毒、急性喉炎等；辛平祛风常用荆防败毒散，常用药物如荆芥、防风，可用于一般疮疡初起及荨麻疹。但在治疗疔疮时，要特别注意禁用祛风法，因风药性散，而疔疮忌散，散则易于走黄。

（2）散寒法　散寒法在皮肤科又称温通法，乃温散寒凝、畅通经络之意，与壮阳法不同，后者用于因阳虚而产生的内寒，是使阳气充盛而寒自散，即王冰所谓"益火之源，以消阴翳"之义。二者病因不同，所以治法也异。散寒法常用当归四逆汤，药物如炮姜、肉桂、附子、桂枝等，可用于治疗寒盛伤阳的冻疮、雷诺病、硬皮病等。

（3）清暑法　暑邪可内入脏腑，外侵皮肤，中袭经络、肌肉。对暑季之外疡用清暑法常有良好疗效。在暑季治疗一切皮肤科阳证，都可佐以清暑法，提高疗效。暑有阴暑、阳暑之分，皮肤科疾病多属阳暑，即暑热。暑热宜用清暑法，但暑多夹湿，故清暑时常佐理湿剂。常用方剂如清暑汤，常用药物如香薷、青蒿、荷叶、西瓜翠衣、冬瓜皮、藿香、佩兰、鲜芦根、六一散等，可用于治疗暑季一切疮疖、痈肿、夏季皮炎、脓疱疮等。

（4）理湿法　理湿法有燥湿法、清利法、淡渗法三种。燥湿法所用药物药性较为温燥，如苍术、厚朴、姜半夏、陈皮、南星等，方剂如平胃散，用于治疗湿疹见苔腻脾虚湿重者；清利法所用药物性寒凉，如黄柏、萆薢、防己、木通等，方剂如萆薢渗湿汤，用于治疗腹部或下肢的皮肤病；淡渗法所用药物性较平淡，如茯苓、泽泻、薏苡仁、通草、车前草、滑石等，方剂如四苓散，用于治疗脾虚阴伤的一般湿疹、皮炎等疾病。以上燥湿、清利、淡渗三法常合并应用，如二妙丸、萆薢渗湿汤等。要注意的是，皮肤科理湿法不能完全按照舌苔腻与不腻来诊断和使用。如疔疮在火盛时，有时反而出现舌苔厚腻的假象，只需用大剂量犀角地黄汤、黄连解毒汤，火邪得清则腻苔自消；又如亚急性皮肤红斑狼疮，虽见舌苔厚腻，但用益气养阴清热法后，舌苔厚腻能很快消失。所以对于皮肤科病症，特别是重症，决不能一见腻苔就用化湿法，而要抓住疾病的关键病机进行治疗。

（5）润燥法　燥邪为病，其症状多呈干燥现象，在上部多见五官干燥，在下部则见肠燥肛裂便秘，在皮肤则见肌肤枯燥。凡养阴生津补血之品，多有润燥作用。而任何部位的燥证，都须用润燥法。常用药物有当归、生地黄、玉竹、制何首乌、玄参、麦冬、沙参、石斛、桃仁、麻仁、瓜蒌仁等，方剂有四物汤、增液汤、润肠汤等，可用于治疗皮肤瘙痒症、银屑病、鱼鳞病、胼胝、赘疣、黏膜扁平苔藓等。

（6）清火法　《黄帝内经》曰："诸痛痒疮皆属于火。"这就是说皮肤科之病多属于火，无论阴证阳证必须火盛，才能腐肉化脓，损筋坏骨。治疗疮疡，无论肿疡、脓肿、溃疡的阳证，都用清火法，并要用得及时。阴证常属寒邪，但日久亦可化热，哪怕是早期即见到转化时，也须及时结合应用清火法。临床上，火有虚实之分，实火又有气分、血分之别，此外尚有骨蒸之热，因此使用清火法时须详加辨别。清实火常用清气凉血药物，清气药常用黄连、黄柏、山栀、黄芩、绿豆衣、知母、石膏、穿心莲、龙胆草等；凉血药常用犀角、鲜生地黄、丹皮、赤芍、蒲公英、重楼、紫花地丁、紫草、大青叶等。清气分常用黄连解毒汤等，可用于治疗痈、疽、疔、疖等阳证疮疡；凉血分常用犀角地黄汤等，可用于治疗银屑病、紫癜、药物疹等；清气凉血如五味消毒饮、银花解毒汤，可用于治疗结节性红斑、结节性血管炎等；清虚火常用知柏地黄丸、增液汤等，可用于治疗皮肌炎、淋巴结核等；清骨蒸虚热如鳖甲丸，可用于治疗亚急性皮肤红斑狼疮、皮肤结核、骨结核、关节结核等。

（7）化痰法　"痰"在中医皮肤科中不是指呼吸道产生的湿浊液体，主要是指皮损皮色不变者，不论阴证、阳证，凡肿物皮色如常都属痰，如结节性痒疹、脂肪瘤、淋巴结核等。化痰法即用燥化、清豁的药物以除其痰。皮肤科中痰有"湿化为痰"和"火灼成痰"两种。湿痰者，用燥化药物如白芥子、南星、姜半夏、陈皮，方剂如二陈汤；火痰者，用清豁药物如夏枯草、贝母、瓜蒌、牛蒡子，方剂如橘叶汤。

（8）驱虫法　皮肤科对"虫"的辨证分为两种，一种是真虫，如蛔虫、蛲虫、疥虫等，多用攻泻和杀虫药，如胆道蛔虫用使君子、乌梅等，其他肠道寄生虫可用鹤虱、雷丸、槟榔等，如乌梅安蛔丸；另一种是根本无虫，如皮肤病作痒甚剧，即认为是"痒极似虫"，治疗也需加用清热杀虫法，如疥疮，药用黄连、黄芩、黄柏、金银花、丹皮、使君子、雷丸、鹤虱等，方剂如黄连解毒汤合使君子丸。

（9）攻毒法　是使用毒性药物治疗顽固毒邪的方法，在肿瘤、梅毒、皮肤结核的治疗上最为常用。本流派认为，凡顽固难愈的皮肤病，都属"恶毒"为患，可用攻毒法，如皮肤与骨结核、淋巴结结核、肿瘤、麻风、梅毒等。攻毒药有温凉二性，温性攻毒药有蜂房、斑蝥、蜈蚣、乌梢蛇、全蝎；凉性攻毒药有木鳖子、蟾酥、重楼、铁树叶、白花蛇舌草、虎杖、半枝莲、龙葵、蜀羊泉等。温性、凉性攻毒药适应证基本相同，常联合使用。但攻毒药的毒性程度不同，应用时须注意有无不良反应。另外，如须用凉性攻毒药，应顾护胃腑，以免损伤胃阳。

（10）行瘀法　是使用行瘀活血药促进瘀血流行的方法。行瘀药分为凉性、温性。凉性行瘀药物有丹皮、赤芍、桃仁、泽兰等，温性行瘀药有当归、红花、川芎、鸡血藤等。唯温性行瘀药对疔疮不能使用，用之有助火之危；凉性行瘀药对阴寒之证也不能使用，用之有瘀凝之弊。此外，孕妇用行瘀药要特别注意，以防损胎。

（11）疏气法　皮肤科中主要是用疏肝理气之法，主要针对足厥阴肝经循行所过之处的疾病，如颈部结核性淋巴结炎、乳房皮肤病、外阴皮肤病、带状疱疹等。常用香橼、佛手、郁金、川楝子、延胡索、玫瑰花、香附、青皮、橘叶、橘核、玳玳花、八月札等，方剂如金铃子散、橘核丸、四制香附丸等。疏气药性较香燥，大量使用时宜加润燥药。

（二）外治三大法

外治法是皮肤科的一种重要的疗法，甚至一部分皮肤病可单用外治法就能治愈。外治疗法有很多种，重点可分为药物外治法、手术法及其他外治方法三大类。

1. 药物外治法

外用药物的种类很多，目前常用的有膏药、油膏、糊剂（箍围法）、水剂、醋剂、酒剂、掺药、药线等。

（1）膏药　一般先用植物油（最好用麻油），放于锅内煎滚 1~2 小时，然后将东丹或铅粉炒熟，缓缓投入滚油中，用竹片搅拌若干时间（约 1~2 小时），待冷后，就可凝成膏状，浸于冷水中备用，称为药肉，俗称膏药滋（本膏是夏氏家传使用）。使用时取小块药肉，放入铜勺内烊化，用竹筷摊于纸上或布上贴用。膏药分薄纸膏药和厚纸膏药或布膏药等，因黏性好、使用方便、疗效好，是中医皮肤科在外治上不可或缺的敷剂。

【适应证】薄纸膏药又称太乙膏，外用时简称薄纸膏，性属清冷，适用于一切阴证、阳证的溃疡。厚纸膏药及布膏药适用于一切肿疡，但膏药上所掺药粉，须分清阴证和阳证。

【用法】溃疡初期脓腐较多，在疮面上可掺拔毒药，外盖薄纸膏药，后期脓腐已清，可掺收口药，仍外盖本膏。在脓液过多时，可一天换两次，一般 1 天换 1 次，收口后期可 1 天换 1 次。溃疡所掺药粉，阴证、阳证用药相同。肿疡用药粉须分阴证、阳证，阳证一般用九香散、十香散，阴证用阳和解凝膏、丁桂散、桂麝散等。如属半阴半阳证，则用冲和散等为合适。

按：膏药虽有特长，但也存在缺点，如厚纸膏药和布膏药，纸厚不柔软，敷贴于腋间和腘窝或关节等处对活动带来妨碍，又不牢固。有些患者对膏药有过敏反应，敷贴处皮肤会起作痒的丘疹水疱，此时应暂停使用或换用其他膏药。

（2）油膏　油膏是将药粉加入各种油类赋形剂中的剂型。古代油膏用黄蜡、白蜡、猪油、蜂蜜、植物油等做成，现代多数改用凡士林，方法比较简便，但用凡士林易发生皮肤过敏。现常用的油膏有金黄膏、玉露膏、白玉膏、冲和膏、阳和解凝膏、三石膏、青黛膏、皮脂膏、疥疮膏以及生肌收口油膏等。以上油膏多数用凡士林与 20%~30% 药粉和匀制成。不同油膏治疗病种也不一样。油膏摊于纱布上敷贴较柔软，凡膏药难以贴牢或贴后有牵掣感的，就改用油膏，在油膏上仍可掺用在膏药上所用的药粉。

【适应证】在临床上常用的金黄膏、玉露膏，其性质是清凉解毒，均适用于阳证的肿疡和溃疡。肿疡如痰毒（淋巴结炎）、丹毒及各种痈肿，溃疡如脑疽、坏疽及各种溃口。阳和解凝膏性温，能和营温经，适用于阴证肿疡，如流痰、阴疽等。冲和膏，和营通络，适用于介于阴证、阳证之间，中医称半阴半阳证，如附骨疽、痰注发等。红油膏有拔毒生肌作用，适用于溃疡脓腐未清者。将红油膏做成油纱布，治疗小面积水火烫伤有较好疗效。白玉膏、三石膏性敛收口，适用于溃疡收口。青黛膏、三石膏、五美散膏、皮脂膏等，有除湿清热解毒之功，适用于湿疹。冰硼散油膏及青吹口油膏，有清凉解毒作用，可用于口腔及黏膜溃疡。疥疮膏有杀疥虫止痒作用。

【用法】以上油膏，多数可用刮药刀摊于纱布上敷贴，能单独用于肿疡、溃疡及某些皮肤病等。肿疡阳证可掺阳证药，如十香散、九香散，阴证可掺桂麝散等加速消散。溃疡脓腐未尽，可掺升丹、九一丹等加强拔毒。脓腐清尽后，可掺生肌散、金花散，收口更快。红油膏纱布，有拔毒收口作用。青黛膏、三石膏、五美散膏及皮脂膏摊于纱布上，可外敷皮肤病。另有冰硼散油膏、青吹口油膏，可治疗口腔及其他黏膜溃疡病。疥疮膏不能敷贴，将制剂搽于五心，每日1次，约1~2周后，疥疮就能隐退。

按：金黄膏药味多，清热解毒中有消散功能；玉露膏药虽单味，但药简功高，尤其对乳腺炎、腮腺炎、痰毒等病，疗效较金黄膏好；治疗皮肤病的五美散膏及皮脂膏，止痒作用较其他药膏强；冰硼散油膏及青吹口油膏，对口腔溃疡、乳头破碎用之有效；疥疮膏是一张秘方，疗效较好，可试用之。总之，油膏对不适用膏药的外疡及部位用之较恰当，敷贴方便，适用范围广泛。

（3）糊膏（箍围药）　是用植物油和药粉调成糊状的制剂，常用的有青黛散糊膏、三石散糊膏、清凉油等，具有清热收涩作用。

【适应证】糊膏适用于急慢性湿疹、过敏皮炎、慢性溃疡、水火烫伤等病。

【用法】将三石散用植物油（最好是麻油）调和，拌成糨糊状，摊于柔软的桑皮纸或绵纸上，敷贴于湿疹部位。或三石散、青黛散合并成糊膏。作痒颇剧者，可加五美散合匀调和治疗，适用于慢性皮炎、湿疹。三石散、青黛散两种糊膏相合后，用于臁疮及其他慢性溃疡，颇有效验。三石散原名二味生肌散，用于溃疡收口效果较理想。清凉油是用石灰水和生油混合制成，用毛笔搽蘸于初期小面积水火烫伤处，并暴露水火烫伤创面，能取得较好疗效。

按：以上数种糊膏用于治疗湿疹、皮炎、慢性溃疡、水火烫伤确有很好疗效。其中三石散糊膏适应证较多，疗效也较理想。但在应用三石散及其他糊膏时，要注意糊剂调成糨糊状，摊于用手揉熟的桑皮纸或绵纸上，敷贴患处后必须外盖油纸，再用纱布绷带，避免植物油被纱布吸干，以保证发挥较好疗效。在换药时若发现糊剂与患部粘连，乃病变转好的趋势。如要将药除去，可用刮刀或薄竹片刮去已失去药力的糊剂，刮到出血，再敷上新鲜糊剂，可缩短疗程。

（4）千捶膏　是用中药及嫩松香、麻油放在石臼中，经千次捶打而成，故名千捶膏。贮于冷水瓷盆中。

【适应证】本膏有散瘀解毒、消散、拔脓、咬头之功用，可适用于肿疡、脓肿、溃疡的痈、疽、疖、疔。

【用法】本膏有两种用法，一种可将膏浸于清水盆内，下放灯火使膏烊化，用竹筷、铁筷或铜筷摊于嫩油纸上敷贴。此膏质薄，一般用于头面及其他部位的痈疽疖疔。另一种是用手将膏旋转捏薄后摊于嫩油纸上，敷贴疬疡及手足疔肿。

按：夏氏家传尚有另一种千捶膏，药物为蓖麻子肉150g，嫩松香粉300g，轻粉30g，东丹60g，银朱60g，茶油48g（冬天改为75g）。制法是将药物及油类放入搪瓷缸中，在火上烧滚，用竹筷捣匀或糊膏，摊于纸上应用。

（5）醋剂　常用的醋剂如癣药水，多是用有毒性的中西药物浸于醋中再去药留汁而制成，一般需浸一个月后方可使用。

【适应证】醋剂有软化皮肤、杀虫止痒作用，适用于体股癣、鹅掌风（角化皲裂型手足癣）、皲裂、皮肤粗糙等。

【用法】用于体股癣时，可用棉花或毛笔蘸醋剂溶液搽于患部，每日一至数次。对鹅掌风、手足皮肤皲裂、粗糙等可于大热天时，将醋剂癣药水倒于盆中，将手或足浸于醋剂中，每日1~2次，每次20~30分钟（时间不可过长），一个疗程为两周。浸好后待干，就可洗手或工作。一份醋剂可连浸两周，不需换药，若因天热，多次浸泡后药液减少，可再加些醋继续使用。鹅掌风、皲裂、皮肤粗糙之症一个疗程后可冀消失。有些患者浸一个疗程后疗效可维持一至两年，如能连续浸三年，每年一个疗程，疗效更好。

按：该癣药水是中西医结合成果，治疗以上各种癣病，有特殊疗效。

（6）酒剂　常用如红灵酒，是用中药浸于60度白酒中，去渣存汁使用。

【适应证】本剂有行瘀活血、温经散寒之功，适用于冻疮、关节痛、外伤等。

【用法】用棉花棒或棉球蘸药酒外擦，每日1~2次，每次5分钟左右，可使患部血液流通。

按：该酒剂在冻疮未发之前涂搽，同时注意保暖，有预防之功。

（7）掺药　掺于油膏或膏药中外用的制剂，多加工为粉末状，常用的掺药有桂麝散、升丹、红灵丹、十香散、生肌散、八宝丹、白降丹等，不同病种、不同创面使用的掺药种类也不尽相同。

白降丹　白降丹是汞剂，它的作用主要是腐蚀不良组织，去除腐肉。本流派有其独特用法，此处重点介绍对于白降丹的应用经验。

【适应证和用法】

治疗流火（下肢丹毒）：流火是一种反复发作的顽固疾病，一般很难根治。治疗时，用毛笔将白降丹细粉均匀掺于布膏上，以不见药肉为止，然后将膏药在火上烘热，再轻轻揉动将白降丹和入药肉内，以不见药粉为度，然后将膏药贴于流火最红肿疼痛的部位。第 1 天皮肤上有疼痛感，第 2 天痛即缓解，一般 3 天撕去膏药，皮肤上出现脓疱。如脓疱少而小，可用同样方法换一张膏药再贴 3 天，然后将脓疱剪破，换用九一丹、桃花散或八二丹外掺于薄纸膏药或红油膏纱布，贴敷脓疱创面，1 天换 1 次。其目的是拔毒，待脓腐清尽以后，即改用生肌药，如掺金花散，外贴薄纸膏药或敷三石膏、白玉膏等。一般 10 天左右，脓疱处浅表溃疡收口，才算治疗结束。多数病例能除根，至少可以达到少发或轻发。如以后再发仍可使用本法。

治疗颜面疔疮、手足疫疗和腿部烂疗：颜面疔疮（尤其生在危险三角区的），火毒易攻于脑和心脏而造成走黄（败血症），发生危险。其用法是将白降丹粉加入薄糯糊或白及浆和匀，用手指将其搓成若干如细线香粗细的条状（俗名香头吊），晒干备用。用时先将颜面疔疮用手术刀划一“十”字形切口，阔0.5cm 左右，深 0.3cm 左右，再用镊子将一根长约 0.5cm 的白降丹粉条插入“十”字口中央，深入 0.2cm 左右，外盖薄纸膏药。第 1 天疔疮部有疼痛感觉，可见插药部呈灰黑色，4 周可有紫灰色脓疱，再过 3 天，就有形如螺肉状疔根脱落（疔毒腐肉和白降丹药条聚在一起），疮面留有空洞，呈鲜红色新肉，用金花散或其他生肌药粉掺入疮面，再用与疮孔同样大小的棉花球蘸湿，嵌入疮孔内，外盖薄纸膏药，1 日换药 1 次，换 3 次后，新肉生平；也可单用生肌药粉，外贴薄纸膏药。约数日后，即可痊愈。此法一般可不用内服药。

疫疗比较危险，必须内外兼顾。见到手足部有水疱硬块，亦可用白降丹药条法，用法同上。有些烂疗相当于西医之“坏疽”，分烂皮与卸肉两种。烂皮比较浅表，卸肉比较深里，烂疗腐烂蔓延很快，控制较难，如用白降丹则能很快控制。用法：如果烂疗扩散蔓延，出现在原疮边有紫黑色斑块，疼痛较剧，可在疮斑边缘贴约 3cm 阔橡皮膏围住，在斑块上掺一层白降丹粉。其用量为药粉放到遮盖患部看不见坏肉为止，外盖薄纸膏药。敷药后稍有疼痛，12 小时后，疼痛减轻，腐烂就可停止蔓延。如果其他处有蔓延，也可照样使用。本法控制腐烂延开，胜过其他中西内服外敷药。

平除胬肉：平除溃疡部生长的胬肉，促使溃疡处收口。平除胬肉方法有多种，一般用剪刀剪去胬肉，若继续生长，可继续剪去，甚至剪除五次以上方可收口。万一仍不收口，用平胬丹腐蚀，再无效，可改白降丹，多可取效。用法是将少许白降丹粉掺于胬肉上，外盖薄纸膏药，每两天换1次，一般1~2次就腐平胬肉，再改用收口药。

腐蚀脂瘤（皮脂腺囊肿）：皮脂腺囊肿可反复发作或感染化脓，中医一般可采用腐蚀疗法。方法是先将脂瘤切开，若已经感染自溃则不用切，先将棉花球用淡盐水润湿，粘上白降丹粉，嵌入囊肿腔内，外盖薄纸膏药，两天后用有钩的镊子取出囊壁，用湿棉球蘸取生肌药粉嵌入，外盖薄纸膏药，待新肉长平收口。

腐蚀瘘管：瘘管可用白降丹腐蚀管壁，管除而愈合。可将白降丹粉，粘于棉花条上，嵌入管壁，促使管壁腐烂脱落。或将白降丹粉，放于柔软桑皮纸中包裹，搓成与管道大小相仿药线，插入管道中，可使药性外渗，将管壁腐蚀，致腐脱新生而愈。

腐蚀瘰疬（淋巴结核）：本病治愈较难，必要时可以用腐蚀疗法。可先用火针刺入病核，然后用粗0.2cm、长0.5cm左右的白降丹药条（做法参看颜面疔疮）插入核中，外盖薄纸膏药，在数天内有疼痛，1~2周后病核可脱落。病核脱落后，可用生肌药粉或膏药。如果病核较大，腐蚀药不能放得太多，可改数次腐蚀。但白降丹较痛，故一般医生少用。在颈部使用时，要注意不要损害颈动脉。

止血作用：白降丹除了去除腐肉，促进溃疡部收口等作用外，还有止血功能。外科疮口出血不止，可用棉花球湿润，粘上白降丹粉，塞入出血处，稍加压迫，出血即可停止。但用于大动脉出血还不理想。

消散肿疡：外科阳证、阴证肿疡，敷用白降丹粉可使肿疡消散很快。可在布膏药上掺白降丹粉一层，以不见药肉黑色为度，在灯火上将药肉烘热，把白降丹粉和匀药肉里，再加上九香散、丁桂散，稍加和匀后即可贴用。贴1~2天，皮肤起丘疹或脓疹作痒更好（不是反应），约3~7天换药1次。如贴膏药处四周红肿痒痛流水则是过敏现象，须停止使用，但这种现象很少见。

救治疔疮走黄：疔疮走黄，失其护场，疮头干枯下陷，神识昏糊，可急用10年以上陈白降丹约0.1g，馒头皮或豆腐衣包裹，白开水送下，2~3小时即神识清爽，疮头隆起，根盘紧缩，唯其应用时须严格控制剂量，裹实吞下，不得用新制降丹。

蚀赘疣：寻常疣、跖疣大而难去者，将疣体周围皮肤用橡皮膏贴实以保护，以蓖麻油调白降丹成厚糊状涂于疣体上，外盖薄贴。次日揭去，洗去附着白降丹，疣下起水疱，剪去疱皮，疣随疱落，以生肌药收口。若未起疱者，可将原药盖好，两日必起疱。须注意起疱后当去疱皮，否则白降丹继续渗入，疱液中含有之白降丹腐蚀新肉，疼痛难当。

按： 在皮肤科有多种病可以用白降丹治疗，其缺点是白降丹粘于好皮肤上有腐蚀之弊，对体表有疼痛刺激，患者不大容易接受，此点尚需改进。以上所列几种方法，是行之很有效的，供参考。

拔毒药 拔毒药主要是升丹，对一切溃疡，不论切开或自溃，均可使用。

【适应证】 升丹有提脓拔毒、祛腐生新之功。在临床上常用于一切脓肿切开手术的引流、溃疡拔毒等。

【用法】 ①切开溃口及溃疡后用毛笔蘸少许白降丹掺于薄纸膏药中，或其他油膏中外盖。②其他溃疡可先用笔掺升丹粉于腐肉上，外贴薄纸膏药或药膏。③将升丹少许拌成糨糊状，用竹片摊平，粘于纸线上，插入溃口内引流脓液。纯升丹因药性太猛，可酌情加减运用。对某些腐肉较少的溃疡须用熟石膏粉拌和使用。临床上用的九一丹即含九份石膏，一份升丹。如八二丹、七三丹、六四丹、五五丹等，均按比例命名。至于升丹多少，须根据腐肉多少而定。

附： 升丹除了具有提脓祛腐的外用功效，还可内服治疗梅毒。可将升丹粉掺入稀薄糨糊中制成芥菜籽大小丸剂，每日服1次，每次服2~4粒，对下疳、结毒（三期梅毒）可以加快症状消失。但需注意此药副作用较大，一般服后可有牙龈腐烂现象，故比较少用。可于用时服用甘草汤或黄土汤解毒，可使药性缓和而减少中毒现象。当然现代治疗梅毒已有法定规范方案，此处记载旧时经验，聊备一格。

生肌药 生肌药颇多，常用的有金花散、三石生肌散、珍珠八宝丹等。

【适应证】 适用于一般溃疡腐肉脱尽，经久不肯收口者。

【用法】 将药粉掺于溃口新肉上，外盖薄纸膏药或油膏，药粉要求越细越好。

咬头膏 凡患脓肿之人，拒绝切开手术，可以用咬头膏腐蚀脓肿，使之自溃出脓，代替手术刀切开引流。咬头药膏较多，常用者有白降丹膏、斑蝥膏、千捶膏等。

【适应证】 适用于疮疡已成脓不能自溃者或不愿行切开引流术者。

【用法】 用白降丹粉或斑蝥粉掺入适量薄糨糊中，加工制成菜籽大小药丸，用时放于脓肿最软薄处，外盖薄纸膏药，或用千捶膏贴于脓肿软薄处。

按：咬头膏虽有加快脓肿破溃之力，但疗程较长，给患者带来的痛苦也相对延长。

2. 手术疗法

传统中医手术疗法有切开法、火针烙法、砭镰法等。手术时，尽量避免损伤血脉，防止出血。

（1）切开法　是用手术刀切开脓肿，排脓外溢，或切开瘘管，剪除管壁，祛尽脓腐，以加速生肌收口的一种切开疗法。

【适应证】切开疗法主要用于排脓，适用于一切阴证、阳证的脓肿及久不收口的瘘管或窦道。

【用法】切开之前，须掌握脓肿深浅及血管循行路线，辨明脓头（即脓肿皮肤最薄处），一举快速切进退出，用血管钳或镊子扩创，使脓较快排出。瘘管除部分用刀切开外，一般浅的可用剪刀剪开、扩创。

（2）引流法　凡脓肿切开或有窦道，必须引流，以冀脓液早日排清，使易收口。引流方法颇多，如用药线、橡皮管等。

【适应证】一般适用于脓肿切口或窦道脓出不畅、不肯收口者。

【用法】可分为引流管引流、纸线引流。

①引流管引流：用导尿管、胃管或输液管剪成段状，插入端剪成斜口，在管壁上剪成交叉小孔。外端根部须缚丝线，用橡皮膏固定在溃口四周皮肤上，以防引流管陷入脓腔内，外盖纱布或棉花吸脓。

②纸线引流：用桑皮纸或绵纸搓成大小不等线状，然后将升丹、东丹或其他药物和于糨糊内，用竹片或刮药刀摊粘于纸线上做成药线，晒干或烘干后使用。现可用高压消毒。切口初期脓液多，可用红升丹药线。三天后，脓液减少，再改用东丹药线。一般使用干纸药线插入药膏或凡士林内，油润一下，再蘸上拔毒药粉插入溃口脓腔内。

（3）结扎疗法　用线结扎阻断血液的流动，使病灶腐死脱落。

【适应证】用于疣、息肉等。

【用法】较大的疣体或息肉，可用外科缝针穿过疣体或息肉根部，把线打成8字形结，使血行阻断，约一周后脱落。较小的疣、息肉，则直接用丝线结扎于基底部，打结缚紧，数天后即脱落。

（4）砭镰疗法　本法即针刺放血疗法，皮肤科经常使用。

【适应证】丹毒红肿热痛、烂疔四周肿痛、急性淋巴管炎等。

【用法】古代初用石器，后用金属针。现在临床上用三棱针来点刺、放血治疗。使用时先消毒患处，再按皮损大小，刺上数针，使出血少许，毒随血泄。

（5）火针烙法　火针是治疗外疡或少量赘疣、息肉的一种方法。

【适应证】一般用于外疡切开排脓、病疡放腐蚀药前，亦可用于疣、息肉或胬肉增生。

【用法】用定制的特殊针具，随所需开口大小而选择不同粗细的针具。对四肢深部脓肿，可将筷形大的铁针，放在火上烧红，很快向脓腔斜形刺入，须注意不能刺伤腔底，随即向上一拖，使疮口扩大，脓可向外排出。用于腐蚀病疡时，先用火针刺一孔，然后将腐蚀药条插入孔内。对于较小的病毒疣、胬肉、息肉，可用较细火针点刺。

按：本法虽是一种古法，但它有很多优点，如对脓肿划开，一可以消毒，二不甚疼痛，三可以止血。对病疡使用本法，除上述优点外，还有穿孔简便，并有杀菌作用的优点。

（6）垫棉疗法　这是一种加压包扎疗法。

【适应证】适用于溃口在溃疡上方，脓液引流不畅，经久不能痊愈者；或用于溃疡的内部空壳，脓液久流不清，皮肤与肌肉不能黏合者。

【用法】将棉花或棉垫制成袋脓及空腔面积大小的团形，厚达 1cm 以上，压在袋脓部及空壳处，再覆盖稍厚较硬的纸张，大小与棉花块相仿，然后用长形和棉花块阔狭相仿的胶布，压迫覆盖纸上，胶布两头粘于好皮肤上，溃口须露出，以排积脓，3 日后观察 1 次，看是否有移动。如空腔和袋脓处范围缩小，则垫棉块也须减小。

（7）平胬法　用于胬肉妨碍溃疡收口时，一般用腐蚀法，如平胬丹。

【适应证】平胬法有腐蚀胬肉作用，适用于溃疡胬肉高突，不能平复者。

【用法】用平胬丹掺于胬肉上，外盖薄纸膏药，使胬肉逐渐平复。

按：一般外疡胬肉高突，用剪除法平复较快。

3. 其他外治方法

（1）熏法　有水汽熏和烟熏二种。烟熏是用中草药燃烧冒烟，熏蒸皮肤病变部位，如熏治阴部、臀部体股癣、瘙痒症等。水汽熏是用中药煎汤，冒出热气熏肿疡、溃疡，均有较好疗效。

【适应证】烟熏法适用于顽固癣疮，水熏法适用于外疡、肿疡、溃疡、痔疮、瘘管等。

【用法】烟熏法，将烟熏药放在马桶形桶内，用火点燃冒烟坐于木桶上，烟熏患处十分钟左右，有止痒除湿作用。水汽熏蒸法，用中草药煎滚，以热气熏蒸患部。有消肿祛腐生肌作用。

按：烟熏法治疗妇女阴部、男子阴囊湿疹，有止痒除湿作用，但除根较难。

药水熏或洗，治疗外疡，有疏通腠理、通畅气血的功能，对肿疡有帮助消散之力，对溃疡有排脓生肌之能，对痔瘘有消肿止痛和清洁作用。

（2）热烘疗法　用中药油膏，外搽患处皮肤，再用电吹风，对准搽油膏患处吹烘，或搽中药油膏后用神灯热烘。

【适应证】神经性皮炎、慢性湿疹、肥厚性斑块状银屑病等。

【用法】先将青黛膏、三石膏或疯油膏，搽于患部，用电吹风向搽药处吹，每日1次，每次20分钟，可以止痒，症状逐渐消失。亦可用神灯加热法代替电吹风。

按：热烘疗法，乃用中药油膏，通过加热，将药力透入腠理，有杀虫止痒、通行血脉作用。对神经性皮炎、肥厚性斑块状银屑病等有较好疗效。经治疗后症状可减轻或消失，可维持1~3个月时间，但仍有反复之弊。

（3）洗涤法　凡外疡和皮肤病，都需要保持皮肤洁净，故洗涤法颇为重要，尤其对溃疡，因流泄脓水，易污染皮肤。

【适应证】洗涤法有清洁和滋润皮肤作用，适用于银屑病、湿疹、溃疡等病。

【用法】将中草药煎成汤剂，洗涤皮损处，可使鳞屑减少。溃疡洗后，易使腐脱新生。

按：洗涤法不仅仅有一种清洁作用，同时有温通血脉功能，可加快皮肤病的治愈。

第二节　学术特色

夏氏中医皮科流派在学术上推崇陈实功的《外科正宗》，临证多以脏腑、经络、气血为辨证纲领，内外并重。内治以消、托、补为主，重视脾胃、气血，外治重视刀针、药蚀等法。认为皮肤病多本诸内，治疗当内外并治。对急性阳证皮肤科疾病，宜就近及早出邪；提倡和营为治疡枢机，顾护阴液为治疡贯穿始终之法；注重外治方法的传承创新。

一、重视气血

夏墨农先生曾经说："大凡痈、疽、疔、疮，诸般疮疡，无论大小、轻重、深浅，悉本诸内，气血咸有所伤，阴阳多有乖戾，医家不得但察其疮疡而不辨其脏腑、经络、气血、津液、阴阳之损伤也。若轻浅小疮，治其疮，祛其邪，邪去则正气自复，非正无伤，亦非不治内也。倘危重大证，恶逆递见，必先扶正救逆，当是时也，扶正即所以祛邪，非不治疮，唯其有命而后方可论疡也。"

本流派认为，气血乃疮疡化毒之本，疡医家不可不察。肿疡疮头不举是本虚托毒不能，治以益气托毒，则疮头起而易溃。溃疡脓毒大泄，伤气伤血，必见面色苍白、神倦懒言，纳呆食少；平素气血虚弱者，溃后多脓水清稀而冷，肉色苍白，久久难敛，必以益气养血之品补益之，或血肉有情之品调养之，使之气血渐复，脓肿渐稠，疮面肉色渐红而疮口易收。气血素虚者，患脑疽、发背及诸大疮，因正气御邪无力，当刻防邪毒内陷。如溃后气血虚弱，化毒无本，局部脓肿难透，脓水稀少，疮色灰暗，中央糜烂，肿势平塌，散漫不收，神昏谵语，气息粗促，而成干陷之证；或患者即使救治得方，平过三候，及至收口期也常可突然出现疮面光白极亮，或状如敷粉，形神委顿，自汗肢冷，语声低促，纳食顿减的虚陷见证。干陷证以益气养血，托里透毒救之；虚陷证，气血阴阳俱损，当以大补气陷汤，回阳救逆以治。其治寻常疔疖多用清热解毒法直折其邪，如邪盛内攻，有走黄之虞，则进一步用犀角地黄汤清营解毒，以冀邪热外达。倘见正气虚弱，将有内陷外脱之兆，则急用西洋参、玄参、鲜生地黄，益气养阴以托毒外出。疖病此愈彼起，缠绵不绝，如见口渴、多饮、多尿、善饥，当以消渴正虚邪实辨治，用黄芪、党参、山药、山茱萸匡扶正气。治脑疽，发背疮头平塌，根脚散漫不收者，乃取生黄芪、别直参伍皂角刺扶正托毒。治大面积烫伤、津液大量流失，恐气随津脱御邪无本，主要治以益气养阴，清热解毒。治鱼鳞病、斑秃、白癜风之肌肤干燥、粗糙、皲裂、瘙痒、脱屑、脱发等，亦多从血虚论治。如此种种，都体现了本流派在临证中对气血的重视。

二、及早出邪

皮肤科疾病多阳证、实证，表现为局部红斑、肿胀、包块、结节、水疱、脓腐，自觉灼热、瘙痒、酸胀、麻木或疼痛，究其所起，或热毒，或湿浊，或气滞，或痰瘀，常胶着为患，日久则多从热化。夏墨农先生赞同张子和"病之一物，非人身素有之也，或自外而入，或由内而生，皆邪气也。邪气加诸身，速攻之可也，速去之可也""邪去而元气自复也"之说，以为张氏创汗、吐、下三法，使邪各就其近而得泄，用之外科、皮肤科尤为得体。邪早去一日，则少伤一分正气，不仅提高疗效、缩短疗程，更可以有效地避免传变。皮肤科治法原本与内科同理，而外证更具有现诸体表的特点，医家应充分利用这个特点，使邪从肌表而出，这样能提高疗效，缩短疗程。

墨农先生指出，虽然张从正攻邪善用汗、吐、下三法，然而散邪之道远不止此三法。在皮肤病领域中，热毒壅滞之痈疖，清热和营即为散邪；湿热浸淫之湿疹，清热除湿即为散邪；瘀血阻络之带状疱疹后遗神经痛，化瘀通络即为散邪；痰瘀互结之结节性痒疹，散瘀化痰即为散邪。总之，皮肤科治法与内科本同一理，医家应尽早使邪实消散，或从肌表外达，或随二便而出，或使气血通畅而消，或因脏腑调和而化，这与王维德"以消为贵"之主张可谓异曲而同工。本流派认为，"消"者，固然要消散其疮形，但更重要的是消除毒邪，此乃图本之治，毒邪去则外证形证具消，且不得复起也。试观乎脓肿既成之时，任从内服外敷，高热终究难退，且退而复起，而一旦决脓，脓毒既泄，当日热退，肿痛便减，且不复起。又如疔疮初起，内服外敷，固可望消退；而或聚肿溃脓，难免有溜缰野马发为走黄者。本流派见疔则先在疮顶划一"十"字刀口，插入香头吊（白降丹药条），盖以千捶膏，2~3天后揭起，疔头即随之脱出，肿消痛减，旋用生肌药收口，未闻有走黄之变也。又如附骨疽、流注，初起多重内消，而消之不退、溃脓乃至附骨疽损骨，流注此伐彼起者多矣。本流派用一笔消（白降丹药末）薄撒薄纸膏药上，烘热和匀，再撒丁桂散或十香散，贴肿处皮上（虚证用桂麝散）约1~3天，患处作痒，揭开膏，倘见患处起小水疱，挑破，盖以太乙膏，多能消退。其他如治热淋、阴囊湿疹、急性湿疹，重在利小便，使邪热从小便而泄；治痈疖伴有大便秘结的实热证，多用通下，使热随便泄；伴表证者，多参用汗法，以使邪从表解。以上种种，皆使邪早从近泄之意也。

三、善用和营

《素问·生气通天论篇》谓："营气不从，逆于肉理，乃生痈肿。"《灵枢·痈疽》篇谓："血脉营卫，周流不休，上应星宿，下应经数，寒邪客于经络之中则血泣，血泣则不通，不通则卫气归之，不得复返，故痈肿。寒气化为热，热胜则腐肉，肉腐则为脓，脓不泻则烂筋，筋烂则伤骨，骨伤则髓消，不当骨空，不得泄泻，血枯空虚，则筋骨肌肉不相荣，经脉败漏，熏于五脏，脏伤故死矣。"以后各家如《外科启玄》以为，疮疡乃是气血相滞而生等，皆认为营卫失和乃是外证形成的关键性病机，故《医宗金鉴·外科心法要诀·痈疽总论歌》概之曰："痈疽原是火毒生，经络阻隔气血凝。"因此，本流派认为，治外证不论阳证、阴证、虚证、实证，病在肌肤或病在脏腑，既要辨证论治，辨明疾病的致病原因，逐邪外出作图本之治，又要重视在病因作用下营卫失和这一重要的病机枢转。和营法既能控制病势由浅入深，又能使病势移深就浅。故本流派在治疮方中常用全当归、赤芍、白芍以和营。当归身补血、归尾破血；赤芍活血行滞，白芍养血敛阴，一走一守，一攻一补，营血谐矣。若见血热用犀角、生地黄、紫草、丹皮以凉之；兼气滞以疏肝理气药制香附、川楝子、延胡索行之；兼气虚者用大剂参、芪以助之，谓之益气行瘀。寒凝者，用温药助之，如阳和汤之属；阻于络者，用和营通络之治，如鸡血藤、桑枝、桂枝、络石藤、丝瓜络、银花藤等。更要者，当治阳证疮疡红肿热痛之际，不可妄图一时之愉而过用寒凉，否则病不受而人受之，气血为之冰凝不化，营气因而难和。常见痈疽初起过用清热解毒药和抗生素，每致结块不消，痈疽结硬难脓、难消者。内服如此，外用亦然。本流派治阴疽、流痰、流注用一笔消法（毛笔蘸白降丹粉撒药之法）时，在膏上撒白降丹后和匀再撒十香散或丁桂散即是取其温通和营之功。

四、固护气阴

气血、阴阳乃是人体生命的物质基础。人之元气，系先天之肾精、后天之胃气及天地中之大气三者结合而成。元气流布于脏腑，则为脏腑之气而成五脏六腑气化之功能；流行于肌肤，则为卫气，有温养分肉，防御外邪之作用。人之阴，乃精血、津液之总称，来源于先天之精及后天水谷之精微，但是主要都藏蛰于肾。

汉代仲景之后，金元期间，李东垣谓："元气乃先身生之精气也，非胃气不能滋之。"认为劳倦则能伤脾，以致元气受损，诸恙丛生，所以创立了"补气"学说。刘完素为代表的河间学派，阐发《黄帝内经》之病机十九条，认为人体致病皆为火热，治病倡用寒凉。至其再传弟子朱震亨，则在刘完素"火热病机论"的启发之下，逐渐演变、发挥为"阳有余，阴不足"之阴虚火旺病机说，于是提出养阴泻火之法，史称"滋阴派"，更成为后世温病学说之肇端。明代张景岳则以人参、熟地相配，制订两仪膏，合奏益气养阴之功。《冯氏锦囊》外科部分，也颇重视益气养阴之法。

本流派认为，皮肤科疾患在临床上虽也有阴证及寒痰凝聚成恙者，但总属少数，更多的是阳证、热证，故易伤阴劫液。除实热及阴虚内热外，气虚亦不少见，因热邪不仅伤阴而且耗气，同时，阴津之滋长又赖元气之充裕，且病情迁移日久者，多有气虚，此即《黄帝内经》所云"邪之所凑，其气必虚"之义。因此气阴两伤的病机在皮肤科临床上甚为常见，在治疗上应标本兼顾，或以益气养阴治本为主。《黄帝内经》所谓"少火生气，壮火食气""阳生阴长"之说，确具指导意义。本流派认为，在追求攻邪务尽的同时，须注意顾护正气，顾护阴液在皮肤病的治疗中尤为重要，见伤气则用党参、黄芪、太子参补气，见伤阴便用珠儿参、生地黄、沙参、麦冬、石斛、天花粉、知母等滋养阴液。至于原发于真阴不足、相火偏旺之病如白塞综合征、红斑狼疮、皮肌炎、口腔溃疡、口腔扁平苔藓等，更要注意益气养阴治法贯彻始终，此乃阴阳互根、气阴化生之故。夏少农先生更是认为，顾护气阴之法不仅仅拘泥上述所及，对于火毒炽盛之痈疡，尚未伤阴之际，即用大剂清热解毒之品，祛热即是护阴；阳明实热入腑，大便秘结者，以承气汤之属急下存阴即是护阴；热入营血之红斑狼疮、皮肌炎，投以凉血解毒、透热转气亦是护阴；急性湿疹大量渗出，则在利湿之际兼以健脾收涩亦是养阴……因此夏少农先生认为，顾护气阴当是一种治疗理念，而不仅仅是一种治法。以下是本流派用气阴学说指导皮肤科临床的一些实践应用。

（一）海绵状血管瘤

血管瘤，中医称为"血瘤"，分动脉和静脉两类，本病属于静脉性血管瘤。《外科正宗》认为血瘤的病因是："心主血……火旺逼血沸腾，复被外邪所搏而肿。"《外科金鉴》按以上病因订立了养血、凉血、抑火、滋阴的治法。但用上法治疗血管瘤，实际疗效常欠佳。本流派认为，血管瘤的病因是气阴两虚、血热夹毒而成。气虚不能帅血，则血无可依；阴虚则火旺，血热而迫血妄行，妄行之血上不溢为吐衄，下不渗为便血，而瘀滞于静脉之中，逐渐静脉扩张而成血瘤。本流派认为，凡顽固难愈之外证，是为夹毒。故宜益气养阴为主，凉血化瘀攻毒为佐。

【处方】黄芪 30g　　　　党参 15g　　　　白芍 12g　　　　生地黄 12g
　　　　紫草 9g　　　　　丹皮 9g　　　　　土茯苓 15g　　　　蜀羊泉 30g
　　　　木馒头 30g

夏少农先生自 1973 年来用此法治疗 33 例，结果：血管瘤完全消失，无自觉症状者 2 例；血管瘤较原来缩小 50% 以上，症状明显改善者 16 例；血管瘤缩小 20% 以上，自觉症状减轻者 10 例；血管瘤缩小不到 20% 或无变化者 5 例；总有效率 84.8%。

【病例】

时某，女 26 岁。

右颞部发现血管瘤 8 个月，头痛及肿块胀痛，经上海某医院诊断为海绵状血管瘤，因不能手术，转本科门诊。连服上方药 3 月余，血瘤消退痊愈。近年来发现上方如加用仙灵脾 9g、玄参 9g，疗效更为显著。取仙灵脾以促使阳生阴长，用玄参以监制其温性也。

（二）皮肌炎

本病以皮肤红斑、肌肉炎性酸痛为临床特征，中医虽无此病名，但《外科金鉴》及《疡医大全》均列有"酸痛"门，因此皮肌炎属于中医"肌肤酸痛症"的范畴。发病时可伴有全身乏力，皮肤出现多形红斑、结节性红斑或坚固永久性毛细血管扩张性红斑，脉象多见细小而微数，舌质红嫩。按辨证应属气阴两虚，血热沸腾。在临床上遇到不少病例，经激素治疗，疗效不理想，而改用益气养阴佐以凉血清热治疗后好转。

【处方】黄芪 30g　　　党参 15g　　　何首乌 12g　　　北沙参 12g
　　　　麦冬 15g　　　大生地 12g　　　紫草 9g　　　　丹皮 9g
　　　　蒲公英 30g

【病例】

陆某，男，40 岁。

10 年前在上海某医院皮肤科明确诊断为皮肌炎，一直用激素治疗，症状未能控制。当时面部发红，肌肉酸痛，认为患者恐难以拖延 5 年，后因面部浮肿、乏力、两臂酸痛，转来我院治疗。经检查：面部颧颊呈暗红色，双睑浮肿，近端关节肌肉明显压痛，左上臂近肘关节处有表浅黄豆大坚硬之皮下小结节，脉象沉细，舌质淡红，尿肌酸化验结果为 386mg/24 小时。用上方治疗 2 年余，面部红色减淡，肌肉酸痛渐减，尿肌酸检查正常，同时恢复全天工作。

（三）亚急性皮肤红斑狼疮

本病特点为面颊部红斑，色如茱萸，形如蝶状。巢氏《诸病源候论》"丹候"章中有茱萸丹（亦名赤丹）的记载，称本丹"大者如连钱，小者如麻豆，肉上粟如鸡冠肌理"，与此病之皮肤斑疹形态、颜色相似。本症全身症状有神疲乏力，时有低热，肢节酸楚，脉多细数，舌质常呈红嫩，辨证求因属于正气虚弱，阴分不足。用益气养阴，佐以凉血退蒸治疗本病有较好疗效。

【处方】黄芪 40g　　　党参 20g　　　黄精 15g　　　麦冬 15g
　　　　北沙参 12g　　　白芍 12g　　　地骨皮 30g　　　青蒿梗 30g
　　　　银柴胡 9g　　　大生地 12g　　　葎草 30g　　　丹皮 9g

【病例】

全某，女，35 岁。

3 年前，面颧部及上下肢出现红斑，伴乏力、浮肿、午后潮热、关节酸痛等症。经上海某医院皮肤科检查，找到红斑狼疮细胞，诊断为"亚急性皮肤红斑狼疮"。用泼尼松治疗，病情不能稳定，出现心律不齐，尿常规出现蛋白及红、白细胞，血沉加快，同时发生心悸、腰楚等症状。用上方治疗后低热有所下降，面部红斑色素减淡，精神稍振。在一次月经临行时，突发癫痫摔倒，神志短时期昏迷，以后每逢经行时发作。癫痫在经行时期发作，恐与冲任有关，故在益气养阴法中加重补心肾，佐以调冲任等药物，上方加杜仲15g、金毛狗脊20g、青龙齿30g、蒲公英20g、王不留行子15g、路路通10g等治疗2年，低热退去，红斑消失，癫痫停发，精神振作，已能从事半天轻工作。但血色素偏低，血沉稍快，仍须与益气养阴为主，继续治疗，以善其后。

（四）紫癜

一般分为两类，一类是血小板减少引起，一类是非血小板减少症。本节所要论述介绍的是血小板减少的紫癜。好发于下肢，一般初起多出现于下肢伸侧，逐渐延及躯干。此病因由正气不足，则血失所帅，阴虚则血热，血热妄行，外溢脉外，瘀滞于皮肤之内，故而出现紫斑。治宜益气养阴为主，佐以凉血。

【处方】黄芪30g　　　党参20g　　　大生地12g　　　白芍12g
　　　　紫草9g　　　　丹皮9g　　　　蒲公英20g　　　茯苓12g

【病例】

史某，男，26岁。

小腿伸侧出现出血性瘀斑，散布于皮肤表面，无不适感觉，但平时牙龈及鼻黏膜易出血，经某中心医院检验血小板减少，诊断为血小板减少性紫癜。用西药维生素C、维生素K及其他止血药治疗，疗效欠佳。曾经输血，而紫癜隐退，但不久又反复出现，转来本科。用上方治疗2月余，紫癜逐渐隐退。后嘱服八珍丸以巩固之。对非血小板减少紫癜，如病期较长或伴发腹痛，也可用本法加疏气药治之，也有疗效。

（五）口腔扁平苔藓

本病病变以舌部为主，因其口舌生疮，形如苔藓，故中医称为"舌疳"。是一种慢性而顽固的疾病，发病后很难消退。其病因多为阴虚火旺，但如把本症单纯认为阴虚火旺，治以养阴清火之法，虽有疗效，但常欠理想，用益气养阴法治疗最妥。

【处方】金雀根30g　　　党参12g　　　川黄连6g　　　枸杞子12g
　　　　玄参12g　　　　麦冬12g　　　知母9g　　　　龟甲12g
　　　　丹皮9g　　　　　土茯苓30g　　凤尾草15g　　　灯心草5g

【病例】

金某，女，27岁。

口腔颊黏膜及舌部患有白色扁平苔藓，舌质肥大变形，覆盖白色损害。自1972年起在上海一些医院口腔科诊治无效，病情日益增剧，舌质增大，活动欠利，饮食困难，言语不清。脉细微数，舌质红嫩。病属肾水不足，心火旺盛，但病久壮火则可食气，故在壮水制火药中宜加用益气之品。同时病情顽固属毒，应稍加清热攻毒之药。进上方治疗10月余，口腔及舌部白色渐退，舌胖渐消，言语已清，后分配到饮食业工作。

（六）颈动脉瘤

颈动脉瘤属血管瘤之一，在中医属"血瘤"范畴。由于本病上通脑部，故手术较难，中药治愈亦不易。其病因多为阴虚火旺，血热妄行，瘀凝脉络，仅用益气养阴法治疗，疗效不够理想。以气阴学说为指导，结合顽固病属毒的辨证，用益气养阴、攻毒之法治疗，疗效有所提高。

【处方】黄芪30g　　　党参15g　　　枸杞子12g　　　龟甲12g
　　　　麦冬15g　　　北沙参15g　　　夏枯草30g　　　制香附12g
　　　　土茯苓30g　　　蜀羊泉30g　　　木鳖子3g（去壳切片）

【病例】

吴某，男，35岁。

患颈动脉瘤，曾在本市某医院血管专科两度住院行割除手术，不久又反复，嘱第三次手术，遭患者拒绝，来本科门诊。当时左颈动脉瘤块10cm×12cm，动脉搏动亢进，稍有酸痛，神疲肢软，时有头晕。脉细小带弦，苔薄。用上方治疗1年后，肿块缩小，精神振作。

（七）贝赫切特综合征（白塞综合征）

有医者据《金匮要略》"狐惑之为病，状如伤寒，默默欲眠，目不得闭，卧起不安，蚀于喉为惑，蚀于阴为狐，不欲饮食，恶闻食臭"等记载，认为应属中医狐惑病，但无皮肤症状之描述。《外科金鉴》描写"青腿牙疳"之证为牙龈腮部疳腐、两腿大小不一之紫黑云片等，与本病更为相近。本症的特点有皮肤起发皮疹，结节性红斑；口腔、阴部黏膜破溃；眼睛病变，视力模糊等。本流派认为，本病病久难愈，其气必虚；小腿结节性红斑、黏膜溃烂属阴虚火旺；位在下部为挟湿，故对本症用益气养阴、清热理湿法为主治疗，有一定疗效。

【处方】黄芪30g　　　党参15g　　　何首乌10g　　　北沙参15g
　　　　知母9g　　　玄参9g　　　川黄柏9g　　　金银花12g
　　　　丹皮9g　　　土茯苓20g

【病例】

魏某，女，37岁。

患本病 3 年，经中、西药治疗 3 个月来，病情未见减轻，后来本院皮肤科。经服上方治疗 2 个月后，小腿结节性红斑消退，口腔黏膜疳疮收口痛除，入院时阴唇部黏膜溃腐范围较大，疼痛较剧，后也相继腐脱新生，疮口缩小，逐渐收敛，出院门诊随访。

五、精于外治

徐灵胎曾说："外科之法，最重外治。"夏墨农先生指出，此说并不是说治外证时外治法比内治法重要，而是说外科、皮肤科疾病临证中比其他科来说特别重视外治法。重外治者，缘外证多见于体表，就近给药，直中病所，利于邪之早去也；重外治者，重视在不同外证的不同阶段，选用不同的外治法、外用药，以求速功也；重外治者，重视外用药物的炮制、修合、用法，以及器械的研制、应用，外治操作的手法也。如痈疽初起时用如意金黄散，应以茶汤和蜜或糖厚敷，俟其药干，则频予更换之；用药 3~5 日消之不退、势将成脓者，则可用凡士林调膏围敷；药皆宜厚，如 5~7mm 许，范围超过红肿处 10mm 许。而痈随肿势减轻，逐渐减薄、减小，并使疮口周围留空，以吸附脓水。脓水少时可改用红油膏或太乙膏薄贴。若用散剂，则未溃用红灵丹消退，刀溃或自溃后用八二丹蘸药线插入脓腔，脓水渐少后改用九一丹。随脓腔渐小，药线亦渐缩短，至脓水清，药线上带出黏丝时，便撤去药线，用三石散撒疮口上，盖太乙膏薄贴或白玉膏生肌收口。每日换药时，仅以干棉球拭去过多的分泌物即可依前法敷药，不必过多揩拭。如臁疮，急性炎症期红肿热痛时，用金黄膏外敷以消肿止痛；溃后，用九一丹或八二丹提脓祛腐；脓腐清后进入慢性溃疡期，用三石散加麻油调成糊剂，涂溃疡上，约厚 3mm，盖以嫩油纸，每日一换，外用 6~7cm 宽白棉布绑腿条自踝部至膝下，此皆辨证换药法也。本流派对外用药的修合、炮制亦极为讲究。如制散剂，须将每味药各依法炮制，或炒，或炮，或焙，或水飞，或去油、去壳、去头足，然后称准分量和匀研末。有挥发油者须瓷瓶密封收贮。如太乙膏制法，沪上各家或从肆购，或从《外科正宗》方，或取《证治准绳》方，本流派用薄贴多取以盖疮或掺药，将"膏与药分为二"，使可临证活变，有但用膏或但用药者，各取之，有须用膏药者则修和之。夏氏家传方简明扼要：麻油 3 份，倾铜锅中，武火煎滚，文火熬 20 分钟，徐徐加入东丹 1 份，不断以木棒顺向搅拌之，待下丹完毕，再搅 5~10 分钟，离火搅至糊状，倾入陶钵之冷水中，候冷，打成小块，置水缸中，每日换去宿水，拔火一月，取出晾干，备用。若作薄贴，则置铜勺内烊化，摊布或油纸上；若作膏药，按膏八药二比例加入药末。此方较用他方灵活、准确、简便。本流派善用白降丹，其方与诸家皆不同：水银9份，火硝6份，皂矾6份，明矾6份，白信6份，食盐6份。可用于消散痈肿、拔疔、救治疔疮走黄、咬头代刀、脱腐、拔瘘管、出多骨、蚀赘疣、拔瘰疬等。墨农先生十分讲究外治技术操作的细节，如贴千捶膏、太乙膏薄贴时，必将四角修圆，周围放射形剪4~6条开口，则贴于不平之体位时，可随其形而紧贴皮肤，更好地发挥药效。

夏墨农先生尝谓：外疡治法，肿疡以消散为旨，脓肿贵在早期刀溃，溃疡当着力补养气血，出尽邪毒，使其早合。此三法各家争议多在脓肿：有的主张托毒以使自溃，免受刀之苦，而本流派之经验则提倡早期刀溃为好。因刀溃可使邪得早泄，肿痛早消；更要者，邪毒早出，可免内陷之变。本流派脓肿决脓法有三个特点：一曰早，主张早期切开，消肿定痛，防传变，早期愈合，缩短病程；二曰快，辨准脓腔，骤然出刀，不用麻醉，患者方觉疼痛，脓水旋即涌出，患处顿获重释，术后收口亦较麻醉下切开为快，乡俚美誉谓之"飞刀"；三曰准，即出刀部位准确，刀口大小合度，深浅适宜，引流通畅，不伤血脉，功能不损坏。操作时注意四要诀：一稳，患者和医生情绪要稳定；二捷，动作要敏捷利落；三畅，术后引流通畅；四巧，要做到刀口部位、大小、深浅合适，须讲究不同部位的刀法，如眼皮外宜横切，眼皮内宜纵切口，否则易致吊眼皮。喉痈出脓，患者宜取仰卧头低位，以免脓水流入咽喉，其切口应作直切口，免伤血脉。耳前切口宜横，耳后作纵切口。托腮痈切口宜贴下颌骨下缘作平行切口，否则可致面瘫。四肢外疡宜作直切口，免伤筋脉；蛇头疔应取指端两侧作直切口；蛀节疔切开，刀口不能跨越关节线；托盘疔应沿掌面横纹切开。乳痈、肛痈应以乳头、肛门为中心作放射形切口。

六、病证合参，谨守病机

本流派认为，在皮肤科临床实践中，辨证与辨病二者是不可分割之统一体，但证每多变而病常不变，故辨证当以辨病为前提。孙世道先生指出，皮肤科临床，首重辨病，有病始有证，证是附于病的，在辨病的基础上加以辨证，这既是临床治疗的需要，也是医疗安全的需要。皮肤疾病大多以外在的局部病变为主要临床表现，有时症状表现相似而转归、预后以及治疗大不相同。例如局部皮下肿块，可以是良性，也可以是恶性肿瘤，预后大不相同，必须诊断明确；又如局部红斑、水疱、刺痛，既可以是带状疱疹，也可以是接触性皮炎，前者消退后有可能遗留神经症状，后者消退后局部仅有暂时性色素沉着；再如同是脱发，斑秃成片脱落而多能复生，脂溢性脱发无明显边界并伴有皮脂溢出者，多不易新长，头癣脱发则见有残根、鳞屑，非用抗真菌药不能痊愈……强调辨病，目的在于明确疾病的诊断，掌握其发生、发展的演变规律以及转归、预后；而辨证的目的，则在于揭示患者疾病当下阶段的主要矛盾和个体特殊性，进而对病变的病因病位、病变机制、功能状态进行综合分析、归纳、判断，从而确立治则治法、遣方用药。

皮肤疾病该如何辨证？局部症状和全身症状主次如何？六经、八纲、三焦、脏腑、卫气营血各种辨证体系如何运用？照搬教科书分型论治、对号入座是否就是辨证论治？孙世道先生指出，临床辨证论治过程中，包括了四诊合参、审察病机、立法遣方等环节，而在皮肤科疾病的临床论治之中，审察病机是当务之急。所谓病机，是指疾病发生、发展、变化的机制，包括病性、病位、病势、脏腑气血虚实变化及其预后等。所谓辨证的过程，其实就是在收集四诊信息的基础上，对疾病病机进行推理、归纳，对证候产生的机制进行分析与判断的过程。因此辨证的过程，非常重要的一点就是探求证候的病机。例如寻常痤疮，表现为面部粉刺、炎性丘疹，都表现出一派热象。再进一步仔细收集四诊信息，发现有的患者伴有局部皮疹灼热痒痛，便秘溲赤，舌红苔腻，对这些信息进行分析、归纳，推知其病机当为过食辛辣、肥腻，积生湿热，蕴于肺胃，下不能通降，上阻于肌肤；有的患者局部皮疹无明显痒痛，伴有口干欲饮，五心烦热，烦躁易怒，舌红而少苔，推知其病机当为肝气不畅，郁而化火，伤津耗液，血中蕴热，相火上炎。上述虽同见热象，但不同的病机变化即导致不同证候的诊断，进而决定了治则治法与遣方用药的不同。因此要提高皮肤科疾病临床辨证论治水平，实质上就是要提高分析、归纳病机的能力，审察病机是临床辨证论治过程中所要解决的首要问题，把握病机是提高中医临床疗效的关键。

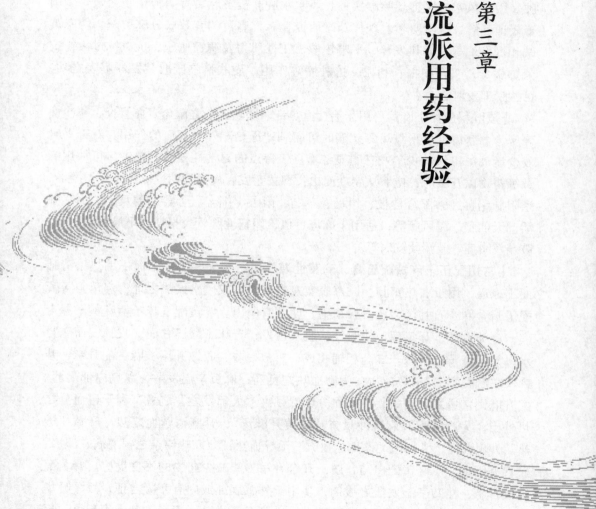

第三章

流派用药经验

第一节　解表药

麻　黄

【一般认识】 麻黄系一种发散风寒药,功用发汗解表、宣肺平喘、利水消肿。用于风寒表实证、咳喘实证、风水水肿。蜜炙麻黄有润肺止咳之效。多用于表证已解,气喘咳嗽。现代药理研究显示,麻黄的有效成分麻黄碱、伪麻黄碱和挥发油等有解热发汗、平喘镇咳、正性肌力及调控血压、抗炎抗过敏、抗菌抗病毒、兴奋中枢、利尿、抗肿瘤等作用。皮肤科临床取其发汗解表之功,可达腠理发泄之效。

【皮肤科应用】 麻黄可用于治疗血热证兼寒热错杂之湿疹、血管炎、寒冷性荨麻疹、寒冷性多形红斑等疾病时可起到"透热"外出营血的作用。对于平时较少运动、出汗较少,或有明显冬重夏轻特点的寻常性银屑病患者,可加用麻黄等药物以开玄府,使邪从腠理而出,邪去正安,皮损即消退。用于寒湿凝滞、壅阻脉络证,常配合桂枝、川乌、草乌、附子、细辛、干姜、姜黄、羌活、独活、天仙藤、海风藤等,适用于冻疮、血栓闭塞性脉管炎早期、下肢网状青斑、肢端发绀症、肢端硬皮病等。

【常用配伍】 麻黄配石膏,麻黄性温配伍石膏大寒,宣肺而不助热,清肺而不凉遏,用于邪热壅肺、风寒表实兼有里热,或风水挟热之证;麻黄与石膏配伍暗含麻杏石甘汤之意,开皮毛,使邪有所出。麻黄配五味子,麻黄辛温走表,宣肺发汗,开腠理,使邪气从肌表透发;五味子酸温甘润,收肺气而滋肾水,并制麻黄之辛散。二药相辅相成,一散一收,收散并用。麻黄配升麻,升麻"主解百毒"、清热凉血,为解血热之良药;麻黄辛温发散,以宣内郁之邪,配升麻则宣透之功更著,治疗血分郁热,寓"火郁发之"之意,利于透血分之热外出;另麻黄配升麻遵仲景方"麻黄升麻汤",升麻清营血之热,麻黄"透热"外出营血,常配伍"芩珠凉血方"治疗血热证兼寒热错杂之银屑病、湿疹、血管炎等疾病。麻黄配白芍,属于开合补写,能减少药物的不良反应。麻黄配桂枝,麻、桂乃辛温发汗之峻剂,多用于外感表证或内有寒凝之证,故《日华子诸家本草》载麻黄"通九窍,调血脉,开毛孔皮肤,逐风,破癥瘕积聚,逐五脏邪气,退热"。然世人恐麻、桂药力雄厚发散,多不敢轻用,实则若用之得当,不仅不会伤津耗气、化热伤阴,还能开腠理,透邪气,避免寒药凉遏之弊。

【剂量要点】 煎服,常用剂量 3~10g。

【各家论述】《神农本草经》:"主中风,伤寒头痛,温疟。发表出汗,去邪热气,止咳逆上气,除寒热,破癥坚积聚。"

《名医别录》:"主治五脏邪气缓急,风胁痛,字乳余疾。止好唾,通腠理,疏伤寒头痛,解肌;泄邪恶气,消赤黑斑毒。"

《本草纲目》:"散赤目肿痛,水肿、风肿。""麻黄乃肺经专药,故肺病多用之。张仲景治伤寒,无汗用麻黄,有汗用桂枝。"

【常用方剂】麻黄汤、麻黄附子细辛汤、桂枝麻黄各半汤、麻黄连翘赤小豆汤、三拗汤、小青龙汤、麻杏石甘汤、甘草麻黄汤、越婢加术汤。

桂 枝

【一般认识】桂枝系一种发散风寒药,功用发汗解肌、温通经脉、助阳化气。用于风寒感冒、脘腹冷痛、血寒经闭、关节痹痛、痰饮、水肿、心悸、奔豚。现代药理研究显示,桂枝具有抗菌、利尿、镇静、平喘、抗炎、抗病毒、抗过敏、解热镇痛等作用。皮肤科临床取其发汗解肌、温经止痛、助阳化气之功以辛散温通,透达营卫,故可行于外以散肌表之风寒,通经络之寒滞。

【皮肤科应用】桂枝有发汗解肌、助阳实表,外散风寒之效,能温经通脉,散寒止痛,并能防止大量寒凉药引起的"寒凝血瘀"之弊;能引药达肢端,兼温通经脉,常配合麻黄、附子、细辛、干姜等药物用于治疗寒湿凝滞、壅阻脉络证的冻疮、血栓闭塞性脉管炎早期、下肢网状青斑、肢端发绀症、肢端硬皮病。另外,在治疗各类皮炎时,可通过类比法选用药物,如植物的花位于上部,对应人体等头面部,根位于下部,对应人体等下肢部位,树枝犹如人之上肢。故发于肘窝及腘窝等部位的皮损,可酌加桑枝、桂枝等药物取其以枝达肢的作用,皮损色红者用桑枝,色暗者用桂枝。桂枝配合芍药、生姜、大枣、甘草等取其解肌祛风、调和营卫,治疗风疹、荨麻疹、皮肤瘙痒症。桂枝配合芍药、甘草、麻黄、大枣、杏仁等取其辛温解表,小发其汗,治疗寒冷性荨麻疹、老年性皮肤瘙痒症、慢性荨麻疹、腹型过敏性紫癜、多形红斑、神经性皮炎。

【外用功效】复方独胜膏由当归、桂枝、大蒜、丹参、饴糖等组成,用于治疗冻疮。其中桂枝起到温经通络的作用,配合活血止痛的中药材共同发挥作用。饴糖作为赋形剂,不但滋润皮肤,修复皮肤屏障,更可缓解大蒜对皮肤的刺激。治疗上采用"敷-蒸-摩"系统疗法,在一年中阳气最盛的三伏季,将复方独胜膏涂敷患处,通过加热熏蒸、自我按摩相结合的方法,能显著改善患者肢体末端的局部微循环,提高组织抗寒能力。该法对大部分冻疮和雷诺病患者有显著疗效。另外本品外用可治疗神经性皮炎。

【常用配伍】桂枝配麻黄，麻、桂乃辛温发汗之峻剂，多用于外感表证或内有寒凝之证。麻、桂用之得当，不仅不会伤津耗气、化热伤阴，还能开腠理，透邪气，避免寒药凉遏之弊。桂枝配伍白芍，桂枝辛甘温，助心阳，通经络，解肌以去在表的风邪；芍药苦酸微寒，养阴和里，能固护在里的营阴，桂枝为阳药，芍药为阴药，其意在于一散一收，阴阳相配，刚柔相济以奏调和营卫，养阴止汗之功。临证常用于治疗营卫不和所致的荨麻疹、银屑病、老年性瘙痒症等疾病。

【剂量要点】煎服，常用剂量3~10g。

【各家论述】《用药心法》："桂枝气味俱轻，故能上行发散于表。"

《本草衍义补遗》："仲景治表用桂枝，非表有虚以桂补之；卫有风邪，故病自汗，以桂枝发其邪，卫和则表密汗自止，非桂枝能收汗而治之。"

《本草纲目》："去伤风头痛，开腠理，解表发汗，去皮肤风湿。"

《本草备要》："温经通脉，发汗解肌。"

《本经疏证》："凡药须究其体用，桂枝能利关节，温经通脉……其用之之道有六：曰和营，曰通阳，曰利水，曰下气，曰行瘀，曰补中。其功之最大，施之最广，无如桂枝汤，则和营其首功也。"

【常用方剂】桂枝汤、麻黄汤、桂枝附子汤、黄芪桂枝五物汤、小建中汤、温经汤、瓜蒌薤白桂枝汤、苓桂术甘汤、五苓散、炙甘草汤、辛桂理湿汤。

蝉 衣

【一般认识】蝉衣即蝉蜕，系一种发散风热药，功用疏散风热、利咽开音、透疹、明目退翳、息风止痉。用于风热感冒、温病初起、咽痛音哑、麻疹不透、风疹瘙痒、目赤翳障、急慢惊风、破伤风、小儿夜啼不安。现代药理研究显示，蝉蜕具有抗炎、镇咳祛痰平喘、镇静止痛、解痉、抗惊厥、抗凝、免疫抑制和抗过敏等作用。皮肤科临床取其发汗透表之功，可将皮里膜外之风透于肌表，而达止痒之效。

【皮肤科应用】本品质轻走表可用于麻疹初发，疹发不透及风疹瘙痒，具有疏散风热、透疹止痒的作用。本流派治疗皮肤病特色方法为"以皮治皮"，故以蝉蜕疏风散热、清疮止痒。本品为治疗瘾疹之要药。

【常用配伍】蝉蜕配乌梢蛇，蝉蜕主入肝经，兼入皮肤，以皮达皮，轻浮达表，凉散风热，为治疗瘾疹要药；乌梢蛇专主祛风，能外达皮肤，内通经络，而透骨搜风之力尤强。两药合用可用于治疗顽固性荨麻疹、瘙痒症、湿疹等瘙痒剧烈者；蝉蜕配薄荷、紫草，治疗风热外束，麻疹初起，疹发不畅；配合防风、荆芥、苦参治疗风湿热相搏之风疹、湿疹、皮肤瘙痒。

【剂量要点】煎服，常用剂量 3~10g，或单味药研磨冲服。

【各家论述】《本草衍义》："治目昏翳。又水煎壳汁，治小儿出疮疹不快。"

《本草纲目》："蝉，主疗皆一切风热证，古人用身，后人用蜕，大抵治脏腑经络当用蝉身；治皮肤疮疡风热当用蝉蜕。"

【常用方剂】海蝉散、透疹汤、消风散、蝉花散、五虎追风散。

第二节　清热药

石　膏

【一般认识】石膏系一种清热泻火药，生用可以清热泻火、除烦止渴，煅用可以敛疮生肌、收湿止血。皮科临床常取其泻火解毒作用，配伍知母、丹皮常用于接触性皮炎、银屑病血热证等皮肤疾病。现代药理研究显示，石膏有清热、镇痛、抗炎解热、降血糖、利尿、促进骨愈合等作用。石膏能降低血管通透性，可改善局部水肿症状。皮肤科临床取其清热泻火之功，可达解毒化斑、气血两清之效。

【皮肤科应用】石膏具有解表、清里两方面的作用，因而成为治疗上焦气分实热的首选药物，同时石膏佐麻黄而微发汗驱热，用石膏之凉佐麻、桂以和荣卫，可以治疗面部皮炎、荨麻疹、湿疹等。石膏清热泻火，常配伍丹皮、荆芥等以凉血祛风止痒。若温邪渐入血分，气血两燔而见高热不退、身发斑疹，常与玄参、丹皮、栀子等清热凉血药同用，共奏解毒化斑、气血两清之效。

【外用功效】煅石膏性味甘辛涩寒，外用有收湿、生肌、敛疮、止血之功，治疗溃疡不敛、湿疹瘙痒、外伤出血诸证。常与升药配伍，如九一丹；治湿疹，常与黄柏、枯矾等通用；治水火烫伤，常配青黛、黄柏。如吴谦《医宗金鉴》九一丹（由煅石膏、黄灵药组成），煅石膏配黄灵药清热拔毒，提脓生肌，主治疗疮溃后，脓腐未尽者。陈实功《外科正宗》生肌散（由石膏、轻粉、赤石脂、黄丹、龙骨、血竭、乳香、樟脑组成），以石膏清热解毒，防腐生肌，配轻粉攻毒祛腐，配血竭、乳香生肌定痛，配黄丹解毒生肌，配龙骨、赤石脂生肌长肉。叶桂《种福堂公选良方》生肌散（由龙骨、血竭、红粉霜、乳香、没药、海螵蛸、赤石脂、煅石膏组成），以煅石膏配红粉霜，生肌去腐肉，配没药散血祛瘀、消肿止痛，配海螵蛸除湿、制酸、止痛、敛疮，配血竭、乳香生肌定痛，配龙骨、赤石脂生肌长肉，治疗下疳及一切痈疽肿毒之症。程运乾《中医皮肤病学简编》石柏散（由煅石膏、黄柏、蛤壳粉、白芷、黄丹组成），以煅石膏配黄柏燥湿解毒，配蛤壳粉利湿软坚，配白芷消肿止痛，配黄丹解热拔毒，长肉祛瘀，治疗带状疱疹。《朱仁康临床经验集》的青白散（由青黛、海螵蛸、煅石膏、冰片组成）用煅石膏收湿，合海螵蛸止痛敛疮，配青黛凉血解毒，共奏收湿止痒，消炎退肿之功，治湿疹及过敏性皮炎等。《全国中药成药处方集》中的拔毒生肌散（由冰片、净红升丹、净黄丹、净轻粉、煅龙骨、制炉甘石、煅石膏、白蜡末组成）用煅石膏配龙骨、冰片生肌长肉，配黄丹、红升丹解热拔毒提脓生新，配轻粉、制炉甘石敛疮收湿止痒，配白蜡下利脓血，主治痈疽已溃，久不生肌，疮口下陷，常流败水等症。这些方剂均体现了煅石膏具有敛疮生肌、收湿止血之功效，配伍后可治疗溃疡不敛等病证。

【常用配伍】石膏配伍知母，石膏主要治疗阳明气分实热证，通过配伍也可治疗血分热证。如在白虎汤基础上加入生地黄、玄参以滋阴凉血，则有清气凉血之效，主治气血（营）两燔之发斑、发热，或身热夜甚，外透斑疹，即《温病条辨》的"化斑汤"。石膏临床多用于治疗气分实热，而如果转为身热夜甚或口渴喜冷饮转为口渴反不甚渴饮，舌苔黄燥或转为红绛无苔，则病邪发展入营血，至营尤可透热转气。石膏、知母，配玄参、水牛角清解营血热毒，并有托毒外出之功。温病学大家赵绍琴提出："心胃火燔，应以石膏等清气分热以透热转气。"石膏配伍人参、麦冬可以清热泻火除烦，治暑热初起，伤气耗阴或热病后期，余热未尽；石膏配伍麻黄、杏仁可以泻肺平喘，治肺热咳喘证；石膏配伍升麻，可以清泻胃火，治胃火牙痛或实热消渴。石膏配伍防风，最早出自《千金翼方》的防风汤，是疏散化风的重要药对。

【剂量要点】生石膏煎服，15~60g，宜先煎。煅石膏适量外用，研末撒敷患处。

【各家论述】《名医别录》："除时气头痛身热、三焦大热、皮肤热、肠胃中膈气，解肌发汗，止消渴烦逆，腹胀暴气喘息，咽热。"

《疫疹一得》："石膏性寒，大清胃热；味淡而薄，能表肌热；体沉而降，能泄实热。"

《医学衷中参西录》："性凉而能散，有透表解肌之力……是以愚用生石膏以治外感实热，轻证亦必至两许；若实热炽盛，又恒重用至四五两或七八两，或单用，或与他药同用，必煎汤三四茶杯，分四五次徐徐温饮下，热退不必尽剂。"

【常用方剂】白虎汤、玉女煎、竹叶石膏汤、麻杏石甘汤、九一丹。

知 母

【一般认识】知母系一种清热泻火药，常与石膏配伍使用。清热泻火同时兼具生津润燥的作用。现代药理研究显示，知母有抗炎、抗菌、利尿、降低血糖、抗溃疡、祛痰、抗肿瘤等作用。皮肤科临床取其清热泻火、滋阴润燥之功，可达滋肾降火、退蒸除热之效。

【皮肤科应用】经云："诸痛痒疮，皆属于心。"外科疾病多由火热之邪而起，初起以阳证、热证居多。而火热之邪日久易伤津耗液，而津血同源，血为气母，故至后期多出现气阴两伤，阴虚火旺之象。顾护阴液在外科病的治疗中尤为重要，阴伤常配伍生地黄、沙参、麦冬、石斛、天花粉、知母等滋养阴液。叶天士在《临证指南》中指出，知母善清阳明独盛之热，有胃热时其用量可酌情加大，尤汗出多者，如白虎汤。知母是透过清胃热作用才达成滋阴作用。知母可用于阴虚内热和肝肾阴虚证，常同用的药物有生地黄、玄参、天冬、麦冬、女贞子、楮实子、玉竹、天花粉、黄柏、地骨皮、青蒿梗、鳖甲、龟甲等，适用于系统性红斑狼疮、皮肌炎缓解期、白塞综合征等。汤火暴伤、创面大、渗出量大，痔疮出血，外伤大量出血，湿疹大量渗出津液，皆可见气血、津液虚顿之证。附骨疽、流痰死骨不出、脓水涟涟经年累月，虚热不清，颈部瘰疬溃破，脓出清冷稀薄经久不收，急慢性红斑、紫癜皆可见伤阴耗气之证，故可用北沙参、麦冬、川石斛、天花粉、生地黄、知母等滋养阴液。另外肺为肾之母，肺阴不足，母病及子，日久亦可导致肾阴亏虚，最终形成痤疮，可用知母、黄柏、牡丹皮清相火。

【常用配伍】知母配伍石膏，能清热泻火除烦，治热病烦渴。知母配伍贝母、杏仁、莱菔子能泻热润燥，治肺热燥咳。石膏配黄柏、生地黄能滋阴泻火退骨蒸，治骨蒸潮热。知母配天花粉、葛根能够泻火滋阴，治内热消渴。知母配生地黄、玄参能够滋阴润燥，治肠燥便秘。

【剂量要点】煎服，常用剂量6~12g。清热泻火宜生用；滋阴润燥宜盐水炙用。

【各家论述】《神农本草经》："主消渴热中，除邪气肢体浮肿，下水，补不足，益气。"

《本草纲目》："知母之辛苦寒凉，下则润肾燥而滋阴，上则清肺金而泻火，乃二经气分药也。"

《本草述钩元》："知母其用有四，泻无根之肾火，疗有汗之骨蒸，止虚劳之热，滋化源之阴。"

【常用方剂】白虎汤、知柏地黄丸、玉液汤、酸枣仁汤、玉女煎、清骨散。

夏枯草

【一般认识】夏枯草系一种清热泻火药，功能清热泻火，明目，散结消肿。常用于目赤肿痛、头痛眩晕、瘰疬、瘿瘤、乳痈肿痛、甲状腺疾病等。现代医学研究表明，夏枯草具有明显的抗炎、抗菌、抗肿瘤作用。皮肤科临床取其清热泻火、散结消肿之功，可达解毒散结之效，配蒲公英常用于痤疮、酒渣鼻、结节性痒疹、银屑病、结节性红斑等疾患。

【皮肤科应用】夏枯草味辛，能解毒散结、软坚散结，可以用于治疗粉刺肠胃湿热证，苦寒能清热泻肝火，可以用于治疗酒齄鼻肺胃热盛证。夏枯草具有抗炎、免疫抑制及抗肿瘤作用，可以用于皮肤过敏性疾病、皮肤瘙痒症、银屑病等。

【外用功效】夏枯草具有清热解毒、消肿散结的功效，可以通过外敷于病灶而达到其疗效，对于疮疖、痈、疣、无名肿毒等多种疮痈肿毒均有一定的治疗效果。

【常用配伍】夏枯草配伍当归、白芍，夏枯草清肝散瘀，当归、白芍养血补血，三者伍用有解肝郁、养肝血之功效，用于治疗肝郁血虚所致诸症。夏枯草配伍菊花，夏枯草清肝火、平肝阳，菊花清热凉肝，二者合用有清肝凉肝、平肝之功，用于治疗肝火上炎、肝经风热引起目赤肿痛；或肝阳上亢导致之头痛、眩晕。夏枯草配伍昆布、海藻，夏枯草清肝火、散郁结，昆布、海藻均消痰软坚而利水，三药合用有清火散结、消痰软坚之功效，用于治疗肝火痰结所致之瘰疬。夏枯草配伍玄参、连翘，夏枯草清肝火而散郁结，玄参消火散结，连翘解毒散结，三者同用，其清火散结之力增强，用于治疗痰火互结之瘰疬。夏枯草配金银花，清热散结，可治热毒疮疡。夏枯草配白花蛇舌草、徐长卿、忍冬藤，清热解毒，通络散结，可治结节性红斑。夏枯草配蔓荆子、白芷，取其轻清上扬，使药物直达头面，血热得清，营卫调和，气血通畅，可用于治疗痤疮。夏枯草配伍浙贝母、连翘，软坚散结，可治疗面部囊肿。夏枯草配土茯苓、龙葵，清热解毒，除湿止痒，常用于治疗银屑病。夏枯草配伍蒲公英、白花蛇舌草，清热解毒，散结消肿，治疗酒齄鼻肺胃热盛证。

【剂量要点】煎服，常用剂量9~15g。脾胃虚弱者慎用。

【各家论述】《神农本草经》："主寒热、瘰疬、鼠瘘、头疮，破癥，散瘿结气，脚肿湿痹。"

《滇南本草》："治目珠胀痛，消散瘰疬、周身结核、手足周身节骨酸痛。"

《本草纲目》："夏枯草治目疼，用砂糖水浸一夜用，取其能解内热，缓肝火也。楼全善云，夏枯草治目珠疼至夜则甚者，神效。或用苦寒药点之反甚者，亦神效。盖目珠连目本，肝系也，属厥阴之经。夜甚及点苦寒药反甚者，夜与寒亦阴故也。夏枯禀纯阳之气，补厥阴血脉，故治此如神，以阳治阴也。"

《生草药性备要》："去痰消脓。治瘰疬，清上补下，去眼膜，止痛。"

【常用方剂】夏枯草汤、内消瘰疬丸、扶正清瘿方。

黄　柏

【一般认识】黄柏系一种清热燥湿药，功能清热燥湿、泻火解毒、退虚热。用于湿热带下、热淋、足膝肿痛、泄泻、黄疸、疮疡肿毒、湿疹湿疮，以及阴虚发热遗精盗汗。现代药理研究表明，黄柏对伤寒沙门菌、金黄色葡萄球菌、溶血性链球菌等多种致病菌均有抑制作用，对某些皮肤真菌也有抑制作用。同时具有利胆、利尿、降压、解热、降血糖、保护血小板等作用。外用能促进皮下渗血吸收。皮肤科临床主要取其泻火解毒、清热燥湿之效，为实热、虚热两清之品，可用于治疗丹毒、脓疱疮等细菌、真菌感染性皮肤病、下肢溃疡、烧烫伤、褥疮、脉管炎、外阴瘙痒、各类皮炎、痛风等。

【皮肤科应用】皮肤科皮炎类疾病，常因湿热凝结，经络阻滞，瘀血凝集，气血不通，肌肤失养，日久破溃成疮，治则清热利湿。黄柏有清热燥湿、泻火解毒之用，可用于疮疡肿毒、湿疹湿疮。用黄柏治疗热毒疮疡，内服常与黄连、栀子等配伍；治疗湿疹湿疮，可与苦参、荆芥等配合煎服。因湿性趋下，故下焦用黄柏，引经入药，效果显著。黄柏用于阴虚内热和肝肾阴虚证，常与生地黄、玄参、天冬、麦冬、女贞子、楮实子、玉竹、天花粉、知母、地骨皮、青蒿梗、鳖甲、龟甲等同用，适用于系统性红斑狼疮、皮肌炎缓解期、白塞综合征等。脂膜炎之结节性红斑初起时，多有全身发热，而动脉周围炎之结节性红斑则常无发热。二者在治疗上当以凉血清利为主，但实践中发现前者重在清利气分，故选川黄柏、萆薢、薏苡仁、防己为主，四者相配伍对下焦湿热诸证常有较好疗效。

【外用功效】黄柏既能清热燥湿，又能泻火解毒，可用于治疗疮疡肿毒，如二黄散（《痈疽神验秘方》）以本品配大黄为末，醋调外搽；治湿疹瘙痒，可配荆芥、苦参、白鲜皮等煎服；亦可配煅石膏等分为末，外撒或油调搽患处，如石黄散（《青囊秘传》）。治疗湿疹湿疮，可与苦参、荆芥等配合煎汤外洗。经验用药上，常配合自拟三黄洗剂外治，方取大黄、黄柏、黄芩、苦参煎煮外洗，具有清热、止痒、收湿之功，内服加外洗，疗效优于单用内服中药。而"湿"是湿疹皮炎类疾病的另一大主要病机，通常与"热"相合共同为患。凡湿疹皮炎类疾病见有水疱、渗液、糜烂、浆痂、结节、斑块等表现时，皆可责之于湿邪为患。治法方面，本流派尊崇古人"理脾、清热、利小便"之法，若湿邪在上在外者，可表散微汗以解之；在内在下者，可芳香苦燥以化之，或甘淡渗利以除之；而体虚湿盛者，又当祛湿、扶正二者兼顾。黄水疮，脓液少者，可用三黄洗剂加入5%九一丹混合摇匀外搽，每日3~4次；脓痂厚者，选用青黛、黄柏、苍术研细末，以植物油调匀外涂。另治疗急性痛风性关节炎炎症高峰期后，关节局部肿胀、酸痛不适者，可使用本流派验方菊黄方（主要成分：野菊花、大黄、黄柏、延胡索、土茯苓、虎杖、防己等）进行局部熏洗。

【常用配伍】黄柏配黄连，两者皆为苦寒泻火、燥湿解毒之佳品。为《伤寒杂病论》常用药对，临床治疗湿热或热毒之症常相须为用。黄柏治下焦，长于泻肾火而除下焦湿热；黄连治上焦，长于泻相火而除烦消痞。二药配对，黄连得黄柏相助，有加强清热燥湿解毒的作用，清肠止痢，独有奇功。临床常用于治疗湿热蕴结所致的泄泻、下痢脓血、黄疸等症，湿热火毒所致的肿疡、溃疡、瘘管糜烂创面及痛疮等症，以及湿热下注、脚足湿肿热痛等症。黄柏配知母，黄柏清热燥湿、苦寒沉降，归肾经，为李东垣常用配伍，擅长清相火、坚阴而清下焦湿热；知母性寒味苦，质柔润，上能清肺热，中退胃家实热，下能泻肾火，具有滋阴润燥作用。二药配对，相须为用，坚阴与养阴并用，清热不化燥，养阴不助湿热，黄柏清热除湿以保阴，知母泻火助坚阴，共奏清热燥湿、养阴降火之功。临床常用二者配伍治疗阴虚火旺之低热潮热、盗汗咯血衄血、虚烦不寐等症，相火妄动遗精、"阳强"、女子性欲亢进诸症，以及下焦湿热所致小便短赤，大便泻而不爽，或妇女带下黄浊诸症。二药对抑制免疫损伤性反应有一定作用。对免疫机制失调有关的一些疾病属阴虚火旺者均可选用，如紫癜、红斑狼疮等。黄柏配龟甲，黄柏味苦，至阴之味，性寒润降，主降阴火而救肾水；龟甲甘寒清润，咸寒潜降，既能补肝肾，又能敛浮阳退虚热。为朱丹溪常用配伍药对，清补结合，滋阴降火，养阴不敛邪，清利不伤阴，滋中有降，清中有补，标本兼治，两全其用。临床常用来治疗阴虚发热、骨蒸劳热、五心烦热、盗汗遗精之症，肝肾亏虚、腰脚痿弱、筋骨不健及小儿囟门不合等症，以及阴虚血热、月经过多、崩漏带下等症。黄柏配山栀，黄柏苦寒，清热燥湿、泻火解毒，尤长于清泄肾经虚火、下焦及膀胱湿热，山栀苦寒降泄、轻清上行，既清心、肺之实热而除烦，也泄三焦实火及肝胆湿热而利小便。二药配对，相须为用，清热化湿之功尤著。临床常用来治疗阳黄证及热淋证。黄连解毒汤以黄柏、栀子与黄连、黄芩配用，治疗热毒炽盛，弥漫三焦，内扰心神所致的高热、烦躁、口渴、舌红苔黄及疮疡红肿等症。黄柏配苍术，黄柏苦寒，善除下焦湿热，清上炎之火而坚真阴；苍术辛香苦燥，内可燥湿健脾，外可发散风湿，为朱丹溪常用药对。一般认为二药配对，相须为用，苍术直达中州，燥湿健脾治其本，黄柏下降肝肾，清下焦湿热治其标，标本并治，中下两宣，共奏清热除湿之功。临床常用来治疗湿热下注经络，郁而化热所致脚膝浮肿、麻木重着、筋骨疼痛、软弱无力、小便不利之脚气证，以及湿热腰痛、臁疮、白带、阴囊湿疹等。黄柏配茯苓，黄柏可得茯苓利水之助，增强燥湿之效，作用于脾、胃、肠、膀胱等脏腑，用于湿热蕴结、湿热下注等证，临床可用于治疗丹毒、湿疹等疾病。黄柏配山药、芡实、车前子，治湿热带下、热淋涩痛。黄柏配白头翁、黄连、秦皮，治湿热泻痢、黄疸。黄柏配苍术、牛膝，治湿热脚气、痿证；黄柏配知母、地黄、山药等治疗骨蒸劳热、盗汗遗精；黄柏配黄芩、黄连、栀子可治疮疡肿毒、湿疹瘙痒。

【剂量要点】煎服，常用剂量3~12g。外用适量。

【各家论述】《神农本草经》："主五脏肠胃中结热，黄疸，肠痔，止泄利，女子漏下赤白，阴伤蚀疮。"

《本草纲目》："黄柏之用有六：泻膀胱龙火，一也；利小便结，二也；除下焦湿肿，三也；痢疾先见血，四也；脐中痛，五也；补肾不足，壮骨髓，六也。"

《长沙药解》："黄柏，泄己土之湿热，清乙木之郁蒸，调热利下重，理黄疸、腹满、伤寒。

【常用方剂】黄连解毒汤、栀子柏皮汤、二妙丸、三妙丸、四妙丸、易黄汤、知柏地黄丸、三黄理湿汤、菊黄方（本流派验方）。

黄 芩

【一般认识】黄芩系一种清热燥湿药，功能泻火解毒，凉血止血安胎。现代医学研究表明，黄芩煎剂在体外对金黄色葡萄球菌、溶血性链球菌、肺炎球菌等有不同程度的抑制作用。黄芩苷、黄芩苷元成分对豚鼠过敏性气喘有缓解作用。皮肤科临床取其清热燥湿之性以清里热。临床多用于药疹、红皮病、急性湿疹、水痘、带状疱疹等皮肤病处于表证未解、热邪入里阶段的治疗。

【皮肤科应用】皮肤科临证实践中常把黄芩用于治疗表现为红色的炎性斑疹、丘疹、风团、紫癜等皮损，如急性湿疹皮炎（主要表现红斑、丘疹且无明显水疱、渗出）、荨麻疹（红色）、痤疮（红色炎性丘疹）、药疹（表现为红色斑、丘疹）、病毒疹（麻疹、风疹、水痘等）、细菌疹（猩红热等）等疾病，常配伍生地黄、丹皮、紫草等药物清热燥湿解毒。本流派"芩珠凉血方"，清热燥湿，凉血潜阳，可用于治疗过敏性疾病，包括各类湿疹、荨麻疹以及银屑病血热证等，症见皮疹呈深红色，灼热瘙痒难忍，伴口干心烦、便干、尿黄、舌红、苔薄、脉象多弦数。"三黄理湿汤"擅治"湿热"偏盛，皮损分布多呈对称性，局限或泛发，在红斑基础上有针头到粟粒大小的丘疹、丘疱疹和水疱。若皮损在红斑丘疹基础上见水疱、渗液，则可在此基础上再加重凉血清热药，如大青叶、板蓝根、丹皮、赤芍之属。

【外用功效】对于创面渗液较多的患者，也可用黄连、黄柏、黄芩、苦参、苍术、泽泻，煎汤后湿敷。

【常用配伍】黄芩配滑石、白豆蔻、通草等药，治胸闷呕恶、湿热痞满、黄疸泻痢；黄芩配苦杏仁、桑白皮、苏子，治肺热咳嗽、高热烦渴；黄芩配薄荷、栀子、大黄等，可治外感热病；对于血热吐衄、痈肿疮毒，配伍黄连、黄柏、大黄等可泻火热毒。黄芩配葛根，葛根既能解表退热、透疹，又能升发脾胃清阳之气而止下利；黄芩清热燥湿以清里热，两者相配解表清里，表解里和。临床多将二者用于药疹、红皮病、急性湿疹、水痘、带状疱疹等皮肤病处于表证未解、热邪入里阶段的治疗。

【剂量要点】煎服，常用剂量3~10g。清热多生用，安胎多炒用，清上焦热可酒炙用，止血可炒炭用。

【各家论述】《神农本草经》："主诸热黄疸，肠澼泄痢，逐水，下血闭，恶疮疽蚀，火疡。"

《滇南本草》："上行泻肺火，下行泻膀胱火，男子五淋，女子暴崩，调经安胎，清热，胎中有火热不安，清胎热，除六经实火实热。"

《本草正》："枯者清上焦之火，消痰利气，定喘嗽，止失血，退往来寒热，风热湿热，头痛，解瘟疫，清咽，疗肺痿肺痈，乳痈发背，尤祛肌表之热，故治斑疹、鼠瘘、疮疡、赤眼；实者凉下焦之热，能除赤痢，热蓄膀胱，五淋涩痛，大肠闭结，便血，漏血。"

【常用方剂】龙胆泻肝汤、半夏泻心汤、葛根芩连汤、凉膈散、黄连解毒汤、芩珠凉血方、三黄理湿汤、黄芩滑石汤。

连 翘

【一般认识】连翘系一种清热解毒药，功能清热解毒、消肿散结、疏散风热，常用于痈肿疮毒、瘰疬痰核、外感风热、温病初起、热淋涩痛。现代药理研究显示，其主要化学成分有挥发油类、苯乙醇苷类、木脂素类和三萜类物质等；具有抗氧化活性、抗菌活性、抗炎活性、抗病毒活性、抗肿瘤活性以及解热镇痛活性等作用。皮肤科临床取其清热解毒、消肿散结之功，可达解毒之效，目前临床上皮肤科多用于各种细菌感染性皮肤病（如疔等），因其解毒散结效果力宏，同样用于多种皮损以红斑、结节为主的疾病（比如结节囊肿性痤疮等）。配金银花常用于湿疹、结节性痒疹等疾患。炒炭有止血作用，可用于治疗紫癜。

【皮肤科应用】本品苦寒，主入心经，既能清心火，解疮毒，又能消散痈肿结聚，故有"疮家圣药"之称，可用于治疗疮疡红肿。该药苦寒通降入心、肺二经，长于清心火，散上焦风热，可用于治疗湿疹湿热壅结肌肤，结节性痒疹湿热瘀阻，多用于各种细菌感染性皮肤病（如疔等），因其解毒散结效果力宏，同样用于多种皮损以红斑、结节为主的疾病（比如结节囊肿性痤疮等）。

【常用配伍】连翘与金银花、蒲公英、野菊花等解毒消肿之品常同用相配，用治痈肿疮毒。连翘配穿山甲、皂角刺，用于疮痈红肿未溃；连翘配牡丹皮、天花粉治疗疮疡脓出、红肿溃烂；连翘配赤小豆治疗湿疹湿热壅结肌肤。连翘配黄连，清心除烦。连翘配夏枯草、玄参、浙贝母等，治疗瘰疬结核。连翘配金银花、薄荷、牛蒡子治疗外感风热、温病初起。连翘配黄连、生地黄、麦冬等，用于热入营血，如银屑病等。

【剂量要点】煎服，常用剂量 6~15g。脾胃虚寒及气虚脓清者不宜用。

【各家论述】《神农本草经》："主治寒热鼠瘘，瘰疬痈肿，恶疮瘿瘤，结热蛊毒。"

《伤寒论》："伤寒，瘀热在里，其身必黄。麻黄连轺赤小豆汤主之。"

《珍珠囊》："连翘之用有三：泻心经客热，一也；去上焦诸热，二也；为疮家圣药，三也。"

《医学衷中参西录》："连翘，具升浮宣散之力，流通气血，治十二经血凝气聚，为疮家要药。能透表解肌，清热逐风，又为治风热要药。"

【常用方剂】银翘散、清营汤、清宫汤、防风通圣散、保和丸。

蒲公英

【一般认识】蒲公英系一种清热解毒药，功能清热解毒，消肿散结，利湿通淋。常用于痈肿疔毒、乳痈内痈、热淋涩痛、湿热黄疸。现代医学研究表明，蒲公英含有蒲公英醇，具有广谱的抗菌作用，同时具有抗内毒素、利尿、抗肿瘤、提高免疫力、保护胃肠道功能等一系列生理作用。蒲公英外用具有消炎止痒等多种护肤美容作用，还具有促进皮肤新陈代谢、防皱、延缓衰老的作用。皮科临床取其清热解毒、消肿散结之功，配紫花地丁、金银花常用于感染性疾病、银屑病等疾患。

【皮肤科应用】本品苦寒，既能清解火热毒邪，又能泄降滞气，故为清热解毒、消痈散结之佳品，主治内外热毒疮病诸证，兼能解郁通乳，故为治疗乳痈之要药。本品苦寒清热解毒，可以治疗痤疮、带状疱疹、丹毒、湿疹等。亚急性湿疹常由于急性湿疹未能及时治疗，或治疗不当，使病情迁延所致。大量研究显示，该病皮损处细菌感染，尤其是金黄色葡萄球菌（简称金葡菌）感染在疾病的发病过程中起着重要作用。蒲公英味苦、甘，苦寒清热，甘能补、能和、能缓，具有清热解毒而不伤正的特点。《本草述》云："蒲公英，甘而微余苦，是甘平而兼有微寒者也。"《本草新编》曰："蒲公英亦泻胃火之药，但其气甚平，既能泻火，又不损土，可以长服久服而无碍。"湿疹是慢性病，需要长期服药，这正合本病的特点。在辨证论治的基础上加入蒲公英治疗湿疹，疗效有明显提高且无任何副作用。另外蒲公英中含有大量的黄酮类物质，具有较强的抑制酪氨酸酶的作用，起到保护皮肤、美白去皱、消除雀斑和色素斑的作用。

【外用功效】蒲公英鲜品捣汁敷患处治疗乳痈。溶液有清洁止痒、收敛退肿、清热解毒的作用，常用药物如蒲公英、金银花、野菊花、黄柏、苦参、萆草、茶叶、生地榆等，煎煮过滤后的药液做湿敷或反复擦抹，用于渗出液较多的急性皮肤病（湿疹、皮炎）或脓性分泌物多的皮损。以蒲公英提取物和青黛粉各等份，另加澄清石灰水、麻油各等份，搅拌成膏外敷治疗烧烫伤。蒲公英配伍芒硝外敷治疗化疗药物外渗及妇产科术后腹部切口硬结，二药合用可消炎消肿。

【常用配伍】蒲公英常与金银花、野菊花、紫花地丁配伍，如五味消毒饮，用于治疗热毒疮疡痈肿。蒲公英配伍全瓜蒌、连翘等药用于乳痈的治疗。蒲公英配伍金银花治疗湿热蕴结型复发性皮肤疖肿、毒虫螫伤；配伍黄芩、生地黄外用治疗皮肤溃疡，煎剂可有效抑菌，可较快促进溃疡愈合。

【剂量要点】煎服，常用剂量10~30g。外用鲜品适量，捣敷或煎汤熏洗患处。用量过大可致缓泻。

【各家论述】《新修本草》："主妇人乳痈肿。"

《本草备要》："专治痈肿、疔毒，亦为通淋妙品。"

《本草正义》："蒲公英，其性清凉，治一切疔疮、痈疮、红肿热毒诸证，可服可敷，颇有应验，而治乳痈乳疖，红肿坚块，尤为捷效。鲜者捣汁温服，干者煎服，一味亦可治之，而煎药方中必不可缺也。"

【常用方剂】升麻四物汤、升麻解毒汤、五味消毒饮、前列腺汤。

白花蛇舌草

【一般认识】白花蛇舌草系一种清热解毒药,功能清热解毒,利湿通淋。常用于痈肿疮毒、咽喉肿痛、蛇毒咬伤、热淋涩痛。现代医学研究表明,本品对金黄色葡萄球菌有抑制作用,在体内能促进抗体形成,增强白细胞吞噬能力,从而达到抗菌抗炎目的。皮科临床取其清热解毒之功,可达解毒消痈之效,治疗痤疮;配夏枯草常用于银屑病血燥、血热证治疗;因其具有免疫调节作用可用于白塞综合征等免疫系统疾病的皮肤疾患。

【皮肤科应用】本品苦寒,有较强的清热解毒作用,可以用于治疗血热、血燥型银屑病;本品辛,平,归肺经,擅清肺经之热,清热解毒,同时具有类似雌性激素的作用,抑制暗疮,擅治痤疮等;兼具祛风止痒之功可用于治疗荨麻疹、皮疹瘙痒等疾患。白花蛇舌草亦可以抑制天疱疮患者体内的免疫反应,并且可以防止继发感染。

【外用功效】祛脂外治方,药物组成为:生地黄 15g,黄芩 15g,白花蛇舌草 15g,侧柏叶 15g,丹参 15g,赤芍 15g。用适量水煎汤,采用洗药法、湿敷法。皮脂溢出是皮脂腺分泌功能的紊乱,以致皮脂分泌过多,在皮肤与头发上积存较多油脂,看起来油滑光亮,并出现较多鳞屑。皮脂溢出分为油性与干性两种。油性皮脂溢出病久易堵塞毛囊口而诱发其他疾病,如寻常痤疮、毛囊炎、毛囊虫皮炎,严重时可转化为脂溢性皮炎。中医学认为,湿性皮脂溢出多属湿热。方中生地黄、赤芍、黄芩、白花蛇舌草清热燥湿、泻火解毒;《本草从新》记载,侧柏叶最清血分湿热;丹参苦,微寒,归心、肝经,凉血活血消痈,现代药理显示,该药具有较好的抑制皮脂功效。治疗多发性疣,可用马齿苋、大青叶、白花蛇舌草、板蓝根、莪术,皆为 30g,并嘱患者水煎第一、二煎内服,三煎外洗并轻轻按摩患处。

【常用配伍】白花蛇舌草配山楂,治疗痤疮及脂溢性皮炎,有较好的抑制皮脂的作用;白花蛇舌草配大青叶清热解毒,凉血化斑,可用于治疗银屑病血热证;白花蛇舌草配夏枯草清热解毒、消痈散结,可用于治疗银屑病血燥证。

【剂量要点】煎服,常用剂量 15~60g。外用适量。阴疽及脾胃虚寒者忌用。

【各家论述】《广西中药志》:"治小儿疳积,毒蛇咬伤,癌肿,外治白泡疮,蛇癞疮。"

《广西中草药志》:"清热解毒,活血利尿。治扁桃体炎,咽喉炎,阑尾炎,肝炎,痢疾,尿路感染,小儿疳积。"

【常用方剂】清肺祛脂方、苍蛇活血汤、三黄理湿汤。

生地黄

【一般认识】生地黄系一种清热凉血药，功能清热凉血、养阴生津。用于热病烦渴、发斑发疹、阴虚内热、吐血、衄血。现代药理研究显示，生地黄具有降压、镇静、抗炎、抗过敏、提高免疫力等作用。皮科临床取其清热凉血、养阴生津之功，可达凉血止血、生津润燥之效，治疗老年性皮肤瘙痒症、毛周角化病、鱼鳞病、干燥综合征、银屑病静止期、皮肤淀粉样变、后期的神经性皮炎等呈苔藓样变的皮肤病；治疗热入营血、热毒发斑，如银屑病、丹毒、药疹（剥脱性皮炎）、重症多形红斑、系统性红斑狼疮活动期、红斑型天疱疮。

【皮肤科应用】在治疗以"血热阳浮"为基本病机的皮肤病中，生地黄可作为常用药以清热凉血，养阴生津，凉头面之火，清肺肝之热；若血热妄行，或吐血，或衄血，或下血，亦可用之。生地黄、甘草具有糖皮质激素样作用，在湿疹皮炎治疗中应用广泛，但若见患者渗出淋漓、舌苔厚腻、大便黏滞不爽等湿浊之象较为明显和严重之时则断不可用。治疗热毒证和血热证，适用于头面、躯干部丹毒、药疹（剥脱性皮炎）、重症多形红斑、系统性红斑狼疮活动期、红斑型天疱疮等。用于血虚或阴虚风燥证，适用于老年性皮肤瘙痒症、毛周角化病、鱼鳞病、干燥综合征、银屑病静止期、皮肤淀粉样变、后期的神经性皮炎等呈苔藓样变的皮肤病。用于阴虚内热和肝肾阴虚证，常配合玄参、天冬、麦冬、女贞子、楮实子、玉竹、天花粉、知母、黄柏、地骨皮、青蒿梗、鳖甲、龟甲等，适用于系统性红斑狼疮、皮肌炎缓解期、白塞综合征等。

【外用功效】中医学认为，红斑多为血热或湿热，紫红斑多为营分热，压之褪色者多为气分热，压之不褪色多为血热或营分热。因此红斑外治方将生地黄与牡丹皮、紫草、赤芍合用清热解毒、凉血活血。在治疗鳞屑、皲裂、苔藓样变均为继发性皮肤损害时，干燥外治方取生地黄之清热凉血、养阴生津之效，治疗血虚风燥、气血失和型继发性皮损可选用。中医学认为，湿性皮脂溢出多属湿热，祛脂外治方将生地黄配伍赤芍、黄芩、白花蛇舌草以清热燥湿、泻火解毒。银屑病红斑明显者加生地黄30g、大青叶30g、丹皮15g，中药溻渍、熏蒸可除去鳞屑，清洁皮肤，改善血液循环及新陈代谢。

【常用配伍】生地黄配牡丹皮，生地黄甘寒质润，苦寒清热，入营血，是清热凉血养阴生津之要药；牡丹皮味苦微寒，偏走血分，清血中之热，辛香疏散，入肾经，善透达阴分伏热，二药相须为用，凉血散瘀，清热宁络，热清津生，协同增效。此配伍可用于皮损颜色偏红的皮肤病，如银屑病、急性荨麻疹、玫瑰糠疹、痈疽等属血热型者。

【剂量要点】煎服，常用剂量10~30g。治疗系统性红斑狼疮可加重补气血和活血药物的剂量，如生地黄可重用至60g，大剂量生地黄有类激素样作用，治疗系统性红斑狼疮可达到满意效果。鲜品用量加倍，或可捣汁入药。

【各家论述】《神农本草经》："主治折跌绝筋，伤中，逐血痹，填骨髓，长肌肉，作汤除寒热积聚，除痹。生者尤良。"

《名医别录》："主治男子五劳七伤，女子伤中，胞露下血。"

《珍珠囊》："凉血，生血，补肾水真阴。"

《药类法象》："凉血，补血，补肾水真阴不足。"

《本草汇言》："生地，为补肾要药，益阴上品，故凉血补血有功，血得补，则筋受荣，肾得之而骨强力壮。又治胎产劳伤，皆血之愆，血得其养，则胎产获安。又肾开窍于二阴，而血主濡之，二便所以润也。"

《本草新编》："凉头面之火，清肺肝之热，热血妄行，或吐血，或衄血，或下血，宜用之为主。"

《温病条辨》："生地、犀角、玄参、竹叶心、金银花、连翘、黄连、丹参、麦冬治热病热入营血，高热神昏等症。"

【常用方剂】增液汤、青蒿鳖甲汤、清营汤、润肤饮、龙胆泻肝汤、犀角地黄汤、凉血清热饮、活血方、清肺祛脂方、决银方、生肌化瘀方、红斑外治方、干燥外治方、祛脂外治方、润肤饮。

牡丹皮

【一般认识】牡丹皮系一种清热凉血药，功能清热凉血，活血祛瘀，为治无汗骨蒸之要药。现代药理研究，牡丹皮所含牡丹酚及其以外的糖苷类成分均有抗炎作用；牡丹皮的甲醇提取物有抑制血小板的作用；牡丹皮水煎剂对痢疾杆菌、伤寒沙门菌等多种致病菌及致病性皮肤真菌均有抑制作用。具有外用抗过敏、解热、镇痛、抗炎、抗菌、抗过敏、增强免疫力、镇静催眠等作用，用于治疗多种皮肤科过敏性疾病，比如丹皮酚软膏治疗皮炎、湿疹等。皮科临床取其清热凉血、活血散瘀之功，可达清泄散瘀之效，用于疮痈、血热斑疹。

【皮肤科应用】牡丹皮常用于治疗温毒发斑一类的疾病，发生的主要因素为火毒，火毒炽盛，可由血分传入各个脏器，治疗原则以清火、解毒、凉血为主，常用主方为犀角地黄汤等，配伍丹皮、赤芍等均能起到清热凉血解毒的作用。丹皮与桃仁、川芎、桂枝配伍还可以活血祛瘀，对于斑疹日久化瘀的疾病均有良效。银屑病归于血热证者居多，临床医学凉血活血为主要治则，施药常重用此药凉血活血。皮类药取材于植物器官外表，同人体皮肤一样俱为身体之藩篱、卫外之屏障，多具祛风、固表功用。取清热凉血、活血散瘀的牡丹皮以皮达皮。适应用于头面、躯干部丹毒、药疹（剥脱性皮炎）、重症多形红斑、系统性红斑狼疮活动期、红斑型天疱疮等。属热蕴血瘀者，因热盛伤阴耗津以致营血干涸瘀滞不行，常用凉血散瘀药如牡丹皮，适用于过敏性紫癜、结节性红斑、红斑性肢痛症、银屑病缓解期等。

【外用功效】中医学认为，抚之不碍手的为"斑"，抚之碍手的为"疹"，红斑多为血热或湿热，紫红斑多为营分热，压之褪色者多为气分热，压之不褪色多为血热或营分热。红斑外治方药物组成为：生地黄 15g，牡丹皮 15g，紫草 15g，赤芍 15g，地肤子 15g，白鲜皮 15g，苦参 15g。用适量水煎汤，采用洗药法。方中生地黄、牡丹皮、紫草、赤芍合用清热解毒、凉血活血，地肤子、白鲜皮、苦参三者均为清热除湿、祛风止痒要药。诸药合之，共奏清热凉血、祛风止痒之效。

【常用配伍】牡丹皮配水牛角、生地黄、赤芍等，可以清热凉血止血，治温毒发斑，血热吐衄。牡丹皮配伍鳖甲、知母、生地黄可以清热除蒸，治温病伤阴，阴虚发热，夜热早凉，无汗骨蒸；牡丹皮配红花、乳香、没药，可治血热经闭，跌打损伤；牡丹皮配伍大黄、桃仁、芒硝可以散瘀消痈，治痈肿疮毒。牡丹皮味苦微寒，偏走血分，清血中之热，辛香疏散，入肾经，善透达阴分伏热，生地黄甘寒质润，苦寒清热，入营血，是清热凉血养阴生津之要药，二药相须为用，凉血散瘀，清热宁络，热清津生，协同增效。两药配伍用于皮损颜色偏红的皮肤病，如银屑病、急性荨麻疹、玫瑰糠疹、痈疽等属血热型者。

【剂量要点】煎服，常用剂量 6~15g。清热凉血宜生用，活血祛瘀宜酒炙用。

【各家论述】《神农本草经》："主寒热，中风瘈疭，痉，惊痫邪气，除癥坚瘀血留舍肠间，安五脏，疗痈疮。"

《日华子本草》："除邪气，悦色，通关腠血脉，排脓，通月经，消扑损瘀血，续筋骨，除风痹，落胎下胞，产后一切女子冷热血气。"

《珍珠囊》："治肠胃积热血，衄血，吐血，无汗骨蒸。"

《本草求真》："世人专以黄柏治相火，而不知丹皮之功更胜。盖黄柏苦寒而燥，初则伤胃，久则伤阳，苦燥之性徒存，而补阴之功绝少，丹皮能泻阴中之火，使火退而阴生，所以入足少阴而佐滋补之用，较之黄柏不啻霄壤矣。"

【常用方剂】犀角地黄汤、大黄牡丹汤、十灰散、青蒿鳖甲汤、桂枝茯苓丸。

赤 芍

【一般认识】赤芍系一种清热凉血药，功能清热凉血散瘀止痛，常用于清泻血分郁热。现代药理研究显示，其所含芍药苷有镇静、抗炎止痛作用，对多种病原微生物有较强的抑制作用，且有一定的解痉作用。皮科临床取其清热凉血、祛瘀止痛之功，可达凉血活血，通经止痛之效，用于血热斑疹，瘀血阻滞诸证。

【皮肤科应用】赤芍治疗皮肤科疾病，常取其清热凉血之功，皮肤科疾病多见红肿热痛情形，治疗多以清热解毒、凉血消斑为主，常与其他清热凉血药物加减配伍使用。皮肤科治疗急性疮疡，凡头面疔疮、手足疔疮、红丝疔、烂疔、疫疔、痈、脑疽、发背、丹毒、流注、附骨疽、热疮、肛痈、臁疮溃脓等皆以热毒为主。常配伍黄连、金银花、丹皮、紫花地丁等清热解毒。

【外用功效】双叶方，其药物组成为：参叶、侧柏叶、菟丝子、赤芍、红花、骨碎补等。上药加白酒1000ml，浸泡72小时，取汁外用。治疗斑秃。红斑外治方，药物取生地黄、牡丹皮、紫草、赤芍、地肤子、白鲜皮、苦参。用适量水煎汤，采用洗药法。诸药合之，共奏清热凉血、祛风止痒之效。

【常用配伍】赤芍配生地黄、丹皮、水牛角可以清肝泻火，凉血止血，治温毒发斑，血热吐衄；赤芍配荆芥、薄荷、黄芩可治肝经风热，目赤肿痛；赤芍配金银花、天花粉、乳香等可治痈肿疮疡；赤芍配伍柴胡、丹皮等可治肝郁胁痛，跌打损伤之证；赤芍配乳香、没药等活血止痛药同用，治疗瘀滞伤痛。

【剂量要点】煎服，常用剂量6~15g。

【各家论述】《神农本草经》："主邪气腹痛，除血痹，破坚积，寒热疝瘕，止痛，利小便。"

《滇南本草》："泻脾火，降气，行血，破瘀，散血块，止腹痛，退血热，攻痈疮，治疥癞。"

《本草要略》："泻肝家火。"

《本草汇言》："泻肝火，消积血，散疮疡。（治）目痛赤肿，血脉缠睛，痈疮肿溃，或妇人癥瘕腹痛，月经阻滞，或痢疾瘀积，红紫不清。"

《本草求真》："赤芍与白芍主治略同，但白则有敛阴益营之力，赤则止有散邪行血之意；白则能于土中泻木，赤则能于血中活滞。故凡腹痛坚积，血瘕疝痹，经闭目赤，因于积热而成者，用此则能凉血逐瘀，与白芍主补无泻，大相远耳。"

【常用方剂】仙方活命饮、连翘解毒散、少腹逐瘀汤、清瘟败毒饮、双叶方。

紫 草

【一般认识】紫草系一种清热凉血药，功能可清热凉血，活血，解毒透疹。常用于温病血热独盛、斑疹紫黑、麻疹不透、疮疡、湿疹、水火烫伤。现代医学研究表明，本品含有紫草素、紫草萘醌类、单萜苯醌类及苯酚类、生物碱类、酚酸类等多种具有生物活性的化合物。药理作用有抗菌、抗炎、抗病毒、抗肿瘤及免疫调节、保肝、抗氧化等作用。皮科临床取其清热凉血、解毒透疹之功，目前临床上皮肤科多用其治疗皮肤溃疡、皮肤瘙痒、湿疹、银屑病、烧烫伤等常见病，为热毒血滞之斑疹、麻疹要药。

【皮肤科应用】本品咸寒，入肝经血分，有凉血活血，解毒透疹之功，可治温毒发斑，血热毒盛斑疹紫黑者，也可治麻疹不透、疹色紫暗者，如紫草消毒饮；咸寒能清热解毒，并能活血消肿，擅治痈肿疮疡、湿疹、皮肤科各种红斑性疾病及紫癜，如银屑病，对于血热型银屑病效果尤佳。适应用于头面、躯干部丹毒、药疹（剥脱性皮炎）、重症多形红斑、系统性红斑狼疮活动期、红斑型天疱疮等。

【外用功效】外用适量，熬膏或用植物油浸泡涂搽，解毒透疹。红斑外治方，药物取生地、牡丹皮、紫草、赤芍、地肤子、白鲜皮、苦参。用适量水煎汤，采用洗药法。诸药合之，共奏清热凉血、祛风止痒之效。三草油是紫草、茜草、生甘草加橄榄油熬制成的润肤油，可以养血润肤、润燥止痒。紫草清热凉血、活血消肿，熬油外用治疗疮疡、湿疹、水火烫伤造成的皮肤肿痒效果都是极佳的。再配上化瘀止血的茜草和清热解毒的生甘草，使得三草油，既可润燥止痒，又可养血生肌，可用于银屑病、唇炎患者日常护理。治疮痈溃不收口，常与当归、白芷等同用，如生肌玉红膏。

【常用配伍】紫草、赤芍、蝉蜕、甘草配伍，治温毒发斑、血热毒盛、斑疹紫黑者；紫草配牛蒡子、山豆根、连翘等，可治麻疹不透、疹色紫暗，兼咽喉肿痛者；紫草配黄芪、升麻、荆芥等，可治麻疹气虚、疹出不畅；紫草配黄连、黄柏治湿疹。治急性湿疹风盛血热型，紫草配丹皮，清热凉血。紫草配蒲公英、紫花地丁善散肝结。紫草配茜草，清热凉血治疗皮肤科各种红斑性疾病及紫癜。紫草配大黄治疗水火烫伤。

【剂量要点】煎服，常用剂量3~10g。外用适量，熬膏或油浸外涂。本品性寒而滑利，脾虚便溏者忌服。

【各家论述】《神农本草经》："主心腹邪气，五疸，补中益气，利九窍，通水道。"

《本草纲目》："治斑疹痘毒，活血凉血，利大肠。""紫草味甘咸而气寒，入心包络及肝经血分。其功长于凉血活血，利大小肠。故痘疹欲出未出，血热毒盛，大便闭涩者，宜用之。已出而紫黑便闭者，亦可用。若已出而红活，及白陷大便利者，切宜忌之。"

《本草正义》："紫草，气味苦寒，而色紫入血，故清理血分之热。古以治脏腑之热结，后人则专治痘疡，而兼疗斑疹，皆凉血清热之正旨。杨仁斋以治痈疡之便闭，则凡外疡家血分实热者，皆可用之。且一切血热妄行之实火病，及血痢、血痔、溲血、淋血之气壮邪实者，皆在应用之例。而今人仅以为痘家专药，治血热病者，治外疡者，皆不知有此，疏矣。"

【常用方剂】三草油、红斑外治方、生肌玉红膏。

水牛角

【一般认识】水牛角系一种清热凉血药，功能清热凉血，泻火解毒定惊。生用，或制为浓缩粉用。现代药理研究表明，本品有增加血小板计数、降低毛细血管通透性、抗炎等作用；其煎剂有镇静解热的作用，对被大肠埃希菌、溶血性链球菌攻击的小鼠有明显保护作用。皮科临床取其清热凉血、解毒消斑之功，可达清泄营血之热、凉血止血、清热消肿之效，用于热入营血、疮疡诸证，治疗头面、躯干部丹毒、药疹（剥脱性皮炎）、重症多形红斑、系统性红斑狼疮活动期、红斑型天疱疮、银屑病。

【皮肤科应用】水牛角治疗皮肤病，对于血热毒盛所导致的皮肤病，如湿疹、荨麻疹、神经性皮炎、银屑病等，具有良好疗效。水牛角清心肝而解热毒，寒而不遏，直入血分而凉血；常与生地黄配伍，二者清热凉血，养阴生津。对于一些自身免疫性皮肤疾病，如银屑病、天疱疮等，中医认为其因心火脾湿蕴蒸，兼感风热暑湿之邪，不得疏泄，熏蒸不解，外越肌肤而发病。治疗用水牛角解热而清心，配伍山栀、茵陈清热除烦，利湿解毒。

【常用配伍】水牛角配伍石膏、玄参、羚羊角等可以泻火解毒定惊，治温热病热入血分，高热神昏谵语，惊风抽搐。水牛角配牛黄、珍珠母、黄芩，治中风偏瘫，神志不清。水牛角配伍石菖蒲、玄参、连翘可以抗热解痉，治血热癫狂。水牛角配生地黄、丹皮、赤芍，治血热妄行，斑疹吐衄。水牛角配黄连、黄芩、连翘配伍可以清热解毒，治痈肿疮疡。

【剂量要点】切片或粗粉煎服，常用剂量 15~30g，宜先煎 3 小时以上。水牛角浓缩粉冲服，每次 1.5~3g，每日 2 次。

【各家论述】《名医别录》："疗时气寒热头痛。"

《日华子本草》："治热毒风并壮热。"

《陆川本草》："凉血，解毒，止衄。治热病昏迷，麻痘斑疹，吐血衄血，血热尿赤。"

【常用方剂】紫雪丹、凉血清热饮。

青 蒿

【一般认识】青蒿系一种清虚热药，功能清透虚热，凉血除蒸，解暑，截疟。常用于温邪伤阴，夜热早凉阴虚发热，劳热骨蒸，暑热外感，发热口渴，疟疾寒热。现代医学研究表明，青蒿中含有的青蒿素能促进机体内的免疫作用，对多种细菌、病毒具有杀伤作用，有较好的解热、镇痛作用。青蒿素及其衍生物具有免疫调节和抗炎的作用，青蒿衍生物与瘢痕增生研究显示，青蒿衍生物不仅对皮肤肿瘤有抑制作用，对瘢痕组织的增生也有抑制作用。种种研究表明，青蒿衍生物对瘢痕组织的形成具有一定抑制作用，其抑制成纤维细胞的生长使胶原减少，起到抗皮肤瘢痕的作用。皮科临床取其清透虚热、凉血除蒸之功，配紫草、赤芍常用于日晒疮热毒蕴肤、白疕血热内蕴等疾患。

【皮肤科应用】本品苦寒，清热利湿，解毒消肿，入肝走血，具有清退虚热的作用，可用于治疗白疕血热内蕴；苦寒清热，辛香透散长于清透阴分伏热，具有凉血除蒸的作用，用治阴虚发热、骨蒸劳热、潮热盗汗、五心烦热、舌红少苔皮肤病者，可用于治疗热毒蕴肤所导致的日晒疮。红斑狼疮属中医学的"阴阳毒""阳毒发斑"等范畴。在中药治疗狼疮中，青蒿一般常与鳖甲一起作为君药，和其他一些药物制成复方制剂应用。

【外用功效】青蒿、麻叶、石灰等分。捣和晒干，为末敷之可治金疮扑损。用青蒿蒸馏分离得到的青蒿油外搽，治疗神经性皮炎、皮肤真菌病等疾患。

【常用配伍】青蒿配大青叶、紫草清热解毒凉血、清热利湿，以达到抗炎之功效，使皮损颜色减轻，瘙痒症状得到缓解。青蒿配鳖甲，治疗伤阴发热，可达到凉血退热之效。

【剂量要点】煎服，常用剂量3~10g。不宜久煎。脾胃虚弱、肠滑泄泻者忌服。

【各家论述】《本草纲目》："治暑湿寒热。"

《本草新编》："退暑热。"

《玉楸药解》："清肝退热，泄湿，除蒸。"

【常用方剂】青蒿鳖甲汤、清骨散。

第三节　祛风湿药

乌梢蛇

【一般认识】乌梢蛇系一种祛风湿药，功能祛风，通络，止痉。常用于治疗风湿顽痹、中风半身不遂、小儿惊风、破伤风、麻风、疥癣。现代医学研究表明，乌梢蛇水煎液和醇提取液有抗炎、镇静、镇痛的作用。皮科临床取其祛风通络之功，可达止痒之效，配蝉蜕常用于顽固性荨麻疹、瘙痒症、湿疹等皮肤瘙痒症疾患。

【皮肤科应用】本品味甘性平，归于肝、肺、脾经。性走窜，能搜风邪，乌梢蛇属手太阴肺经和足厥阴肝经，肺主皮毛，此药可疏皮毛、开腠理，以宣散卫气，固护卫表；肝主疏泄，可行气，气行则血行，使气血调畅，起到搜风通络止痒的效果。主治风湿顽痹、肌肤不仁、骨关节结核；祛风通络可治风疹疥癣、破伤风、小儿麻痹症、麻风等疾病；善祛风而能止痒可用于治疗皮疹瘙痒，疥癣湿疹等瘙痒剧烈者。

【外用功效】乌梢蛇研末，适量外敷治疗湿疹。

【常用配伍】乌梢蛇配白附子、大风子、白芷等，以治麻风，如乌蛇丸（《秘传大麻风方》）。乌梢蛇配枳壳、荷叶，可治干湿癣证，如三味乌蛇散（《圣济总录》）。乌梢蛇配蝉蜕，蝉蜕主入肝经，兼入皮肤，以皮达皮，轻浮达表，凉散风热，为治疗瘾疹要药；乌梢蛇专主祛风，能外达皮肤，内通经络，而透骨搜风之力尤强。两药合用可用于治疗顽固性荨麻疹、瘙痒症、湿疹等瘙痒剧烈者。乌梢蛇配白蒺藜、地肤子、防风等祛风止痒药，治疗皮肤瘙痒。乌梢蛇配地肤子、蛇床子、硫黄等解毒杀虫止痒药，治疥癣瘙痒。

【剂量要点】煎服，常用剂量5~10g，研末，每次2~3g；或入丸剂、酒浸服。血虚生风者慎服。

【各家论述】《证类本草》："主诸风瘙瘾疹，疥癣，皮肤不仁，顽痹诸风。"

《本经逢原》："白花蛇主肺脏之风，为白癜风之专药。乌蛇主肾脏之风，为紫癜风之专药。两者主治悬殊，而乌蛇则性善无毒耳。"

【常用方剂】乌蛇丸、三味乌蛇散、定命散、苍蛇活血汤。

第四节 化湿药

苍 术

【一般认识】苍术系一种化湿药，在燥湿健脾同时可以祛风散寒，为治疗湿阻中焦之要药。现代药理研究表明，苍术主要成分为挥发油，油中主要含苍术醇。其挥发油对应激性溃疡、幽门溃疡有较强的抑制作用，也可增强微黏膜保护作用，苍术中的挥发油对于埃希氏大肠埃希菌、金黄色葡萄球菌、枯草杆菌、白色念珠菌活性均有抑制作用。皮科临床多取其燥湿健脾之功，配伍厚朴、陈皮等药物，多用于丹毒、痛风、湿疹、手癣、足癣、脓疱型银屑病等疾患。

【皮肤科应用】苍术主要成分为挥发油，其挥发油有明显的调节副交感神经介质的作用，常与厚朴同用，增加燥湿止痒、化痰消斑的作用。本品功用祛散风湿，用于风湿痹痛。多用于治疗风寒湿痹，湿盛者尤宜，常配伍羌活、独活、威灵仙等；若治湿热痹痛，当与黄柏同用，即二妙散；或与石膏、知母等同用，如白虎加苍术汤。还可用于湿热下注之痿躄、湿疮湿疹及脚气肿痛、痛风等。

【外用功效】苍术外用治疗皮肤病，多用于有渗液等创面湿润的疾患，常与化湿止痒杀虫药同用，渗出为炎症局部组织血管内的液体和细胞成分，通过血管壁进入组织间质、体腔、黏膜表面和体表的过程。体表渗出物一般包括血液、浆液、脓液。表现为水疱、脓疱等原发性皮损和糜烂、痂等继发性皮损。外用药中苍术、黄柏、苦参、泽泻合用清热燥湿。石榴皮、枯矾外用为收湿、杀虫止痒要药。诸药合之，共奏清热除湿、杀虫止痒、收涩固脱之效，以达抑制渗出、清洁保护、止痒止痛、促进渗出吸收之功。

【常用配伍】苍术配厚朴、陈皮，治湿阻中焦、脾失健运之脘腹痞闷、呕恶食少、吐泻乏力及舌苔白腻等症。苍术配陈皮、薏苡仁、独活，治风湿痹证；苍术配羌活、白芷、防风，治风寒挟湿表证。

【剂量要点】煎服，常用剂量5~10g。阴虚内热、气虚汗多者忌用。大剂量适合外用，作为洗剂配伍可以燥湿。

【各家论述】《神农本草经》：“主风寒湿痹，死肌痉疸……作煎饵久服，轻身延年不饥。”

《名医别录》：“主头痛，消痰水，逐皮间风水结肿，除心下急满及霍乱吐下不止，暖胃消谷嗜食。”

《本草纲目》：“治湿痰留饮……脾湿下流，浊沥带下，滑泄肠风。”

【常用方剂】二妙散、白虎加苍术汤、平胃散、胃苓汤、薏苡仁汤、虎杖痛风饮等。

厚 朴

【一般认识】厚朴系一种化湿药，功能燥湿行气消积平喘，为消除胀满之要药。现代药理研究表明，厚朴煎剂对金黄色葡萄球菌、炭疽杆菌及若干皮肤真菌均有抑制作用。皮科临床多取其燥湿之功，多与苍术相须使用，苦降下气消积除满的同时，可以化痰平喘，常用于汗疱疹、浸淫疮、银屑病等皮肤科疾病。

【皮肤科应用】厚朴治疗皮肤病，主要与其他药物配伍使用，取其健脾化湿、下气消痰之功。对于无论是急性期还是亚急性期或是慢性期的皮肤病患者，就诊时都有不同程度的红斑、丘疹、糜烂和瘙痒，据其程度不同，治疗均以清热利湿止痒为主，多用于汗疱疹、浸淫疮、银屑病等皮肤科疾病。

【常用配伍】厚朴配苍术、陈皮，治湿阻中焦、脾胃气滞之脘痞腹满、不思饮食、呕恶吞酸、倦怠便溏；厚朴配大黄、枳实，治食积气滞，腹胀便秘证。厚朴配苏子、陈皮、半夏治痰饮咳喘。厚朴配桂枝、杏仁治宿有喘病，又新感风寒而发者。厚朴配苏子、橘皮、当归等治痰湿内阻之胸闷喘咳、痰多清稀者。

【剂量要点】煎服，常用剂量3~10g。或入丸、散。气虚津亏者及孕妇当慎用。大剂量适合外用，作为洗剂配伍可以燥湿。

【各家论述】《神农本草经》："主中风伤寒，头痛，寒热，惊悸，气血痹，死肌，去三虫。"

《名医别录》："主温中益气，消痰下气，治霍乱及腹痛，胀满，胃中冷逆，胸中呕逆不止，泄痢，淋露，除惊，去留热，止烦满，厚肠胃。"

《本草纲目》引王好古语："主肺气胀满，膨而喘咳。"

【常用方剂】平胃散、厚朴三物汤、半夏厚朴汤、苏子降气汤、除湿胃苓汤。

第五节　活血化瘀药

鸡血藤

【一般认识】鸡血藤系一种活血化瘀药，功能行血补血，有调经，舒筋活络的功效。常用于治疗风湿痹痛、手足麻木、肢体瘫痪、血虚萎黄、月经不调。现代医学研究表明，其水提醇剂能抑制血小板聚集，具有明显的抗炎作用，并对免疫系统有双向调节功能。皮科临床取其行血抗炎之功，可达止痒之效，配丹参、忍冬藤常用于银屑病、丹毒、下肢溃疡、结节性红斑、丹毒等疾患。

【皮肤科应用】鸡血藤苦而不燥，温而不烈，行血散瘀，具有活血行血功效，能治疗很多皮肤病初期的红斑、丘疹、水疱、风团等症状。该药苦而不燥，虽温而不烈，能行经补血养血，舒经活络，可以用于治疗白疕、丹毒、晒疮。丹毒湿热毒蕴，鸡血藤配伍莪术、红藤破血逐瘀；晒疮光毒灼肤，鸡血藤配伍女贞子凉血滋阴清热；白疕病湿热内蕴，鸡血藤配伍忍冬藤清热通络、祛风除湿；鸡血藤配伍丹参凉血活血、舒筋通络，忍冬藤性寒，大血藤性平，鸡血藤性温，三者合用共奏清热解毒、活血通络之功。由雷公藤（去根皮）30g、鸡血藤30g、红藤30g组成的三藤方最为著名。三藤方有凉血、活血、养血之功效。善于治疗各型红斑狼疮。

【常用配伍】鸡血藤配当归、川芎、香附以行气活血调经。鸡血藤配当归、熟地黄以养血调经。鸡血藤配牛膝、杜仲以补肝肾强筋骨治疗风湿痹痛、肢体麻木。配黄芪、地龙、红花以活血通络。

【剂量要点】煎服，常用10~15g。或浸酒服，或熬膏服。

【各家论述】《本草纲目拾遗》："活血，暖腰膝，已风瘫。""壮筋骨，已酸痛，和酒服。""大补气血，与老人妇女更为得益。"

《饮片新参》："去瘀血，生新血，流利经脉。治暑痧，风血痹证。"

【常用方剂】三藤方。

第六节　化痰止咳药

半　夏

【一般认识】半夏系一种化痰止咳平喘药，功能燥湿化痰，降逆止呕，消痞散结，为温化寒痰之要药，外用可以消肿止痛，经姜汁炮制后入药。姜半夏尤其善于降逆止呕。现代医学研究表明，半夏的稀醇和水浸剂或其多糖成分、生物碱具有较广泛的抗肿瘤作用，也有明显的抑制胃酸分泌的作用。皮科临床多取其散结消痞、温中降逆之功，常配伍南星、浙贝母、海藻等用于斑块性银屑病，痈疽痰结等疾患。

【皮肤科应用】半夏是治疗皮肤科疾病常用药物，多用于治疗皮损坚硬不散，斑片凝结成块的病症，均可加减配伍使用。因其外用能消肿止痛，对于痈疽发背、无名肿毒初起或毒蛇咬伤，可生品研末调敷或鲜品捣敷。对于痰湿结聚而成的结节或囊肿，常用药物有制半夏、南星、夏枯草、积雪草、昆布、浙贝母、白芥子、瓜蒌等，适用于淋巴结结核、皮肤结核、面部播散性粟粒性狼疮、多发性脂囊瘤、多发性血管脂肪瘤等。

【外用功效】外用消肿止痛。治痈疽发背，无名肿毒初起或毒蛇咬伤，可生品研末调敷或鲜品捣敷。

【常用配伍】半夏配陈皮、茯苓，治湿痰、寒痰证；半夏味苦降逆和胃，配伍生姜，治各种原因的呕吐；半夏配干姜、细辛等温肺化痰；半夏配天麻、白术治疗湿痰上扰之头痛眩晕；半夏配黄连、黄芩可以化痰消痞散结，治心下痞、结胸、梅核气；半夏配昆布、海藻、贝母可以消肿止痛，治瘿瘤痰核、痈疽肿毒、毒蛇咬伤。

【剂量要点】煎服，常用剂量3~10g。半夏一般炮制后使用，其中姜半夏长于降逆止呕，法半夏长于燥湿且温性较弱。半夏曲则偏于化痰消食，竹沥半夏能清化热痰。外用适量。

【各家论述】《神农本草经》："味辛，平，有毒。主伤寒寒热，心下坚，下气，喉咽肿痛，头眩胸胀，咳逆肠鸣，止汗。"

《名医别录》："消心腹胸中膈痰热满结，咳嗽上气，心下急痛坚痞，时气呕逆，消痈肿，堕胎。"

《药性论》："消痰涎，开胃健脾，止呕吐，去胸中痰满，下肺气，主咳结。新生者摩涂痈肿不消，能除瘤瘿。"

《医学启源》："治寒痰及形寒饮冷伤肺而咳，大和胃气，除胃寒，进饮食。治太阴痰厥头痛，非此不能除。《主治秘要》云：……燥胃湿一也，化痰二也，益脾胃气三也，消肿散结四也……除胸中痰涎。"

《本经逢原》："同甘苍术、茯苓治湿痰；同瓜蒌、黄芩治热痰；同南星、前胡治风痰；同芥子、姜汁治寒痰。惟燥痰宜瓜蒌、贝母，非半夏所能治也。"

【常用方剂】小半夏汤、大半夏汤、半夏泻心汤、半夏厚朴汤、瓜蒌薤白半夏汤、半夏白术天麻汤、二陈汤、黄连橘皮竹茹半夏汤、海藻玉壶汤。

第七节　利水渗湿药

茯　苓

【一般认识】茯苓系一种利水渗湿药，功能利水渗湿，健脾宁心，其药性平和，既可祛邪，又可扶正，利水的同时又不伤正气，治寒热虚实各种水肿。现代医学研究发现，茯苓多糖有增强免疫功能的作用。皮科临床常取其健脾之功，清热泻火解毒的同时，顾护后天之本。皮科临床常用茯苓皮，多治皮肤水肿。

【皮肤科应用】茯苓广泛用于湿疹、银屑病、带状疱疹、荨麻疹、瘙痒症、玫瑰糠疹、真菌性皮肤病、角化性皮肤病、紫癜、痤疮等多种常见皮肤病，临床上可视具体情况选用一种或多种入方，健脾渗湿、利水消肿，茯苓皮也是其中一种；治皮水常配伍陈皮、大腹皮、桑白皮等。中药茯苓内含丰富的药用化学成分，还具有良好的美白护肤作用，其三萜有效成分可通过抑制黑色素形成关键酶的活性，减少黑色素合成，从而达到美白效果，常运用于黄褐斑等色素沉着性皮肤病。

【常用配伍】茯苓配泽泻、猪苓可以淡渗利湿，利水消肿；茯苓配伍桂枝、白术、甘草同用可以渗泄水湿，止眩定悸。茯苓与山药、白术、薏苡仁同用可以健脾渗湿止泻。与黄芪、当归、远志同用可以益心脾，宁心神。

【剂量要点】煎服，常用剂量9~15g。

【各家论述】《神农本草经》："主胸胁逆气，忧恚惊邪恐悸，心下结痛，寒热烦满，咳逆，口焦舌干，利小便。久服安魂，养神，不饥，延年。"

《本草纲目》记载："面䵟雀斑。白茯苓末，蜜和，夜夜傅之，二七日愈。"

《世补斋医书》："茯苓一味，为治痰主药，痰之本，水也，茯苓可以行水。痰之动，湿也，茯苓又可行湿。"

【常用方剂】五苓散、真武汤、猪苓汤、参苓白术散、归脾汤、四君子汤、茯苓甘草汤。

虎 杖

【一般认识】虎杖系一种利湿退黄药，功能利湿退黄，清热解毒，散瘀止痛，止咳化痰。常用于湿热黄疸、淋浊、带下、水火烫伤、痈肿疮毒、毒蛇咬伤。现代医学研究表明，其煎液对金黄色葡萄球菌、铜绿假单胞菌等具有抑制作用，对皮肤细菌具有抗菌作用。皮肤科临床取其利湿清热之功，可达解毒止痒之效，配桃仁、板蓝根常用于丹毒、带状疱疹、痤疮、痛风等疾患。

【皮肤科应用】虎杖性苦寒，祛腐生肌，可以用于消毒创面，其具有通经活血、利湿清热之功，善治丹毒；止痛，止疱，可以用于治疗颜面部带状疱疹；破瘀止痛，可以用于治疗扁平疣；本品入血分，有凉血清热解毒作用，可用于寻常性银屑病。本流派在临床治疗上，以"清热除湿，祛风通络"为大法，仿东垣拈痛汤意，拟就虎杖痛风饮，药用虎杖、羌活、全当归、茵陈、黄柏、苍术、茯苓、川牛膝、猪苓、泽泻等。方中虎杖、羌活、全当归祛风胜湿、行血止痛为君。

【外用功效】虎杖有清热解毒之效。用于痈疮肿毒，可单用煎汤内服，亦可烧灰外用；治疗烧烫伤，可单用为末，麻油调敷；治疗毒蛇咬伤，可煎汤内服或捣烂敷于患处。另可自制疱疹油（取大黄、黄柏、黄芩、虎杖、紫草、地榆、罂粟壳各30g，冰片6g，将上述诸药加入700g香油内浸泡3天，然后文火煎熬，待药枯黄，滤渣贮藏备用，涂患处，每日4~5次）外用，治疗带状疱疹。

【常用配伍】虎杖配桃仁、延胡索通经活血，治疗湿热毒蕴之丹毒；虎杖配伍茵陈、金钱草，长于利胆经之湿热，治疗带状疱疹；虎杖配伍莪术，祛风通络、破瘀止痛；虎杖配伍黄芩、金银花、连翘治疗痤疮；虎杖配伍白花蛇舌草、茵陈治疗扁平疣；虎杖配伍蜂房、乌梢蛇治疗寻常性银屑病。

【剂量要点】煎服，常用剂量9~15g，外用适量。孕妇忌服。

【各家论述】《名医别录》："主通利月水，破留血癥结。"

《本草拾遗》："主风在骨节间及血瘀。煮汁作酒服之。"

《证类本草》："治产后恶血不下，心腹胀满，排脓，主疮疖痈毒，妇人血晕，扑损瘀血，破风毒结气。"

【常用方剂】虎杖痛风饮、虎杖解毒汤。

第八节　平肝息风药

蜈　蚣

【一般认识】蜈蚣系一种息风止痉药，功能息风镇痉，攻毒散结，通络止痛。常用于治疗痉挛抽搐、疮疡肿毒、瘰疬结核、风湿顽痹、顽固性头痛。现代医学研究表明，其水浸剂对多种皮肤真菌有不同程度的抑制作用；蜈蚣煎剂能改善微循环抗血小板凝聚、抗血栓形成，并具有明显的镇痛、抗炎作用。皮科临床取其息风镇痉、攻毒之功，可达通络散结之效，可用于带状疱疹后遗症之顽痛；配防风、蝉衣常用于牛皮癣、皮肤瘙痒症等疾患。

【皮肤科应用】蜈蚣性温，性善走窜，搜剔疏拔，可用于治疗风湿痹痛等疾病，银屑病关节炎因风寒湿邪深入关节经络，多顽固难愈，可加用蜈蚣，取其性善走窜、息风通络之功，又有引原方之药力达关节之意。蜈蚣善除络中沉痼之邪，使脉络通利，血行畅达，可用于治疗瓜藤缠病、带状疱疹之痛症；通达内外，息风能力强，擅于止痒，攻毒，可以用于皮肤瘙痒症等疾患。其具有良好的抗炎功效。治疗口腔溃疡及生殖器溃疡效果颇佳，是治疗贝赫切特综合征之要药。

【外用功效】蜈蚣以毒攻毒，味辛散结。以本品同雄黄、猪胆汁配伍制膏，外敷恶疮肿毒颇佳，如不二散；本品与茶叶共为细末，敷治瘰疬溃烂。

【常用配伍】蜈蚣配防风、独活、乌梢蛇祛风、除湿、通络，以治风湿痹痛、止痒；蜈蚣配伍徐长卿通络止痛，可用于瓜藤缠病、带状疱疹气虚血瘀证，瘀阻经络，共奏攻毒散结之效；蜈蚣配伍蝉衣搜风通络，可用于牛皮癣血虚风燥证；治毒蛇咬伤，可以本品焙黄，研细末，开水送服，或与黄连、大黄、生甘草同用。

【剂量要点】煎服，常用剂量 3~5g。研末冲服，每次 0.6~1g。外用适量。本品有毒不宜大剂量使用，孕妇忌用。

【各家论述】《神农本草经》："啖诸蛇、虫、鱼毒……去三虫。"

《本草纲目》："小儿惊痫风搐，脐风口噤，丹毒，秃疮，瘰疬，便毒，痔漏，蛇瘕，蛇瘴，蛇伤。"

【常用方剂】不二散、蜈蚣散。

白僵蚕

【一般认识】白僵蚕系一种息风止痉药，功能祛风定惊，化痰散结。用于惊风抽搐、咽喉肿痛、皮肤瘙痒、颌下淋巴结炎、面神经麻痹。现代药理研究显示，僵蚕具有抗凝、抗血栓、抑菌、抗惊厥、抗癌、催眠等功效。皮科临床取其搜风止痒，平肝息风之功，除治疗风邪引起的瘾疹、瘙痒外，还可去黧黑斑。

【皮肤科应用】《神农本草经》指出，其色白，属肺金之气。金主肃杀，故去三虫。金生水，水气上滋，则面色润泽，有去黑美容之效，白僵蚕可加快色素沉着消退，可用于黄褐斑或其他皮肤病有色素沉着的病例。本品有祛外风、散风热、止痒之功，可治疗风疹瘙痒，可与蝉蜕、薄荷等祛风止痒药同用。白僵蚕亦有化痰软坚散结治疗，可用于治疗结节性皮肤病。

【常用配伍】白僵蚕配白芷，白僵蚕本为祛风通络药，《神农本草经》说白僵蚕有灭黑斑作用，与白芷同用，有美白祛斑功效。白僵蚕配桔梗、荆芥、甘草等同用，如六味汤治疗风疹瘙痒。白僵蚕配浙贝母、夏枯草、连翘等清热化痰散结药物，可用于痰核、瘰疬、痤疮等疾病。

【剂量要点】煎服，常用剂量 3~10g。研磨吞服，每次 1~1.5g。散风热宜生用，余多制用。

【各家论述】《神农本草经》："主小儿惊痫夜啼，去三虫，减黑皯，令人面色好，男子阴疡病。"

《本草纲目》:"散风痰结核、瘰疬、头风、风虫齿痛,皮肤风疮,丹毒作痒……一切金疮,疔肿风痔。"

【常用方剂】六味汤、摄风散、牵正散、白僵蚕散。

第九节　补虚药

太子参

【一般认识】太子参系一种补气药。功能补气健脾,生津润肺。可用于脾肺气阴两虚证;或热病之后,气阴两亏,倦怠自汗,饮食减少,口干少津,而不宜温补者;或脾气虚弱、胃阴不足所致食少倦怠,口干舌燥;或心气与心阴两虚所致心悸不眠,虚热汗多等病证。现代药理研究显示,太子参含氨基酸、多糖、皂苷、黄酮、鞣质、香豆素、甾醇、三萜及多种微量元素,具有心肌保护作用,免疫调节作用,抗氧化,抗应激,降血脂、血糖等作用。皮科取其补气生津之效用于脾气虚弱、气虚津伤之热证、痤疮、湿疹等疾病。

【皮肤科应用】太子参甘微苦平,既能益气又能养阴,性偏凉,补中兼清,为清补之品,适用于脾肺亏虚、气阴不足之轻症。在皮肤病的治疗中常与其他药配伍以补气健脾,益气养阴。用于脾虚湿阻证,常用药物有党参、太子参、白术、山药、芡实、薏苡仁、茯苓、泽泻、草果等,适用于慢性湿疹、水疱类皮肤病缓解期。

【常用配伍】太子参配党参、黄芪补气,用于外科病见伤气时;太子参配黄芪,其中太子参补益元气,重用生黄芪托毒敛疮,意在气旺则血行,瘀去络通,肌生。

【剂量要点】煎服,常用剂量 15~30g

【各家论述】《本草从新》:"大补元气。"

《本草再新》:"治气虚肺燥,补脾土,消水肿,化痰止渴。"

《饮片新参》:"补脾肺元气,止汗生津,定虚悸。"

《江苏植药志》:"治胃弱消化不良,神经衰弱。"

《中药志》:"治肺虚咳嗽,脾虚泄泻。"

《陕西中草药》:"补气益血,健脾生津。治病后体虚,肺虚咳嗽,脾虚腹泻,小儿虚汗,心悸,口干,不思饮食。"

【常用方剂】生肌化瘀方。

黄 芪

【一般认识】黄芪系一种补气药，功能益气固表、敛汗固脱、托疮生肌、利水消肿之效。常用于治疗气虚乏力、中气下陷、久泻脱肛、便血崩漏、表虚自汗、痈疽难溃、久溃不敛、血虚萎黄、内热消渴等证。现代医学研究发现，其具有增强免疫，促进淋巴细胞转换，纠正外周白细胞的抑制，抗辐射，抗疲劳等作用。皮科临床取其托疮生肌之效，常用于疮疡内陷的脓成不溃或溃久不敛。下肢溃疡、下肢静脉曲张、淤积性皮炎等，君以当归、生黄芪益气活血，又能阳旺生阴血，有祛瘀生新之意。常配白术、防风用于荨麻疹等疾患。

【皮肤科应用】黄芪可益气固表、托毒生肌敛疮，乃"疮家之圣药"，可配伍治疗慢性难愈性创面。本流派善用生黄芪和女贞子，认为此二者是治疗口腔溃疡之治本要药。因为生黄芪能补益肺肾之气，固表卫外，敛疮托毒，促进创面愈合。而在白塞综合征的发病过程中，眼、口腔及生殖器相关的皮肤黏膜都是常见的好发部位，用其内服调理时，也可适当辅以局部外洗方来内外兼治。《本草备要》：黄芪，生用固表，实腠理。本流派强调治疣以益气为本，通常表卫不固选用玉屏风散，疣的发生在病因病理上与之有相通之处，故可异病同治，用生黄芪、防风、白术补气实表，以驱散风毒。往往是多发性疣，尤其发生于甲皱及甲缘下或面部密集成团，经中西医屡治而难以根治或复发者。故在用药剂量上，生黄芪要用至60g。疖病此愈彼起，缠绵不绝，如见口渴、多饮、多尿，善饥，当以消渴正虚邪实辨治，用黄芪、党参、山药、山茱萸匡扶正气。治脑疽，发背疮头平塌，根脚散漫不收者，乃取生黄芪、别直参伍皂角刺扶正托毒。附骨疽、流痰死骨不出、脓水涟涟经年累月、虚热不清，颈部瘰疬溃破，脓出清冷稀薄经久不收，急慢性红斑、紫癜，皆可见伤阴耗气之证。治疗中当顾护气阴，见伤气便用参、芪补气。皮肌炎，用益气养阴佐以凉血清热治疗可好转。亚急性皮肤红斑狼疮是由正气不足，血失所帅，阴虚血热，血热妄行，外溢脉外，瘀滞于皮肤之内，故而出现紫斑，治疗当以气阴学说为指导，结合顽固病属毒的辨证，用益气养阴、攻毒之法治疗，重用黄芪。脉管闭塞症大抵可分两类：一类为血栓闭塞性脉管炎，一类为动脉粥样硬化闭塞症。后者多见于老年人，由动脉粥样斑块的发展所造成。其病多见于腿部，一般先有患处皮肤苍白和皮温降低，患者常有形寒怕冷的全身症状，久之则局部肤色青紫，进而转为黑腐，下肢疼痛难忍，行动不利。中医辨证乃属老年阳气虚衰，阳虚生寒，寒盛瘀阻，日久则阳损及阴，阴虚火旺，寒极生热，热盛则肉腐成脓，损筋坏骨。治疗应益气和阳，养阴清热，和营活血，以阴阳兼顾，寒热并用。引血归经是本流派治疗"血肿"的治法，适应于外伤皮肉，特别伤在头部引起皮下血管破裂，血液外溢的血肿，本流派称为"血涌"。内服方：黄芪30g，丹皮12g，当归12g，赤芍12g，白芍12g，青葱管二根。黄芪益气使气能帅血而不外溢；丹皮凉血，使血缓行；归芍和营理血，使营血正常运行；主要借青葱管辛温透发之力，引血归经，使溢血归络。金黄散为外科之常用药，有清热消肿、活血散瘀之功，借醋调敷，不仅能助药力之透入，且具酸以收敛之力。

结缔组织病是一组与自身免疫有关的疾病。皮科常见的有红斑狼疮、皮肌炎、硬皮病等。传统的治疗方法以免疫抑制剂为首选药物，长期使用易产生全身性的不良反应，单用免疫抑制剂的治疗效果也是有限的。免疫调节功能紊乱，产生多种自身抗体，通过各型变态反应而导致器官组织的损伤是各型结缔组织病的共同发病机制。其中T细胞的功能缺陷是发病的关键。临床及实验表明黄芪多糖有提高T细胞免疫活性的功能，从而调节异常的免疫功能，能使结缔组织病的活性玫瑰花形成试验从低于正常到恢复正常。此外黄芪还有强心、扩血管、改善微循环的作用，这对改善结缔组织病的临床症状也是有益的，因此黄芪是一种治疗结缔组织病理想的辅助药物，在硬皮病的治疗过程中常将黄芪与免疫抑制剂合用，能明显增强疗效，减轻其不良反应，减少停药或减量造成的反跳现象。银屑病的病因和发病机制尚未完全清楚，但免疫调节异常在银屑病的发病中越来越被人们所重视。大多数银屑病患者中都存在微循环障碍，因此免疫抑制剂、调节剂及改善微循环治疗，在银屑病中是有效的，但这些药物都不同程度地存在不良反应及价格昂贵等缺陷。黄芪具有益气、补虚、升阳、固表等多种功效，更有助于微循环的改善。有研究表明，黄芪能明显解除银屑病患者甲襞微循环细胞聚集，加快微循环血流速度。实践证明，加用黄芪治疗各型银屑病都有很好的治疗效果，能有效促进皮疹消退和功能恢复，为银屑病的治疗提供了一种新的有效方法。

在辨证为气血两虚型的脱发治疗过程中，重用黄芪以疗虚。在治疗因过度疲劳，睡眠不足，精神紧张或受刺激后引起的斑秃患者中采用异功散配以大剂量黄芪30~60g及其他健脾补气之品进行治疗，临床观察有效率达96%。研究表明，黄芪所含有的多种氨基酸和多种微量元素及叶酸，能增加皮肤及毛发的营养，促进毛发生长，防止毛发脱落，还能增加头皮的抗病能力。黄芪在过敏性紫癜、老年皮肤瘙痒症、带状疱疹及后遗神经痛等皮肤疾病的治疗上也有良好的治疗效果。

【常用配伍】疖病此愈彼起，缠绵不绝，如见口渴、多饮、多尿、善饥当以消渴正虚邪实辨治，以黄芪、党参、山药、山茱萸匡扶正气。治脑疽，发背疮头平塌，根脚散漫不收者，取生黄芪、别直参伍皂角刺扶正托毒。硬皮病由风寒诸邪侵袭肌肤，营卫失和，腠理闭塞，经络阻隔，痹阻不通，造成阴津失布，肌肤失养，日久阴血耗伤，脏腑失调，故在宣畅肌表，养阴补血的基本治则上，加用黄芪、麻黄配伍。取麻黄疏肌表，和营卫，开腠理，通经络，使阴血得补，肌肤得养之效。麻黄因有黄芪之敛汗及诸养阴药，避免发汗太过之性。脱疽初起寒性凝滞，营卫闭塞，当选汗法散寒祛邪，常选麻黄、桂枝发散风寒，肉桂、细辛温阳通络，黄芪托毒敛汗不致发汗太过。益气固表、调和气血，以黄芪配白术。虽并非直接治疗患者的表征皮损，但体现了中医"内外兼治""标本兼顾"的特点，即通过扶助正气，补益气血来增强患者体质，以达到从根本上调理脏腑，改善症状的目的。黄芪配伍当归，能助之以生血。当归原能生血，借由气药黄芪生血能力迅速，而气分血分之药联合，使血得气而速生。

【剂量要点】煎服，常用剂量15~30g。黄芪重用30~60g：治疗因过度疲劳，睡眠不足，精神紧张或受刺激后引起的斑秃患者；生黄芪重用45~60g，可使气阴得复，创面愈合。生黄芪60g取其益气而能托毒外出，又能推动血运，而且促进瘀血活化之功效，可用于带状疱疹后遗神经痛、疣等的治疗。

【各家论述】《神农本草经》："主痈疽，久败疮，排脓止痛……补虚。"

《本草汇言》："补肺健脾，实卫敛汗，祛风运毒之药也。"

《本经逢原》："黄芪……补五脏诸虚，治脉弦自汗，泻阴火，去肺热，无汗则发，有汗则止。"

【常用方剂】芪术膏、参芪膏、黄芪建中汤、芪附汤、补中益气汤、玉屏风散、当归六黄汤、防己黄芪汤、十全大补丸、当归补血汤、归脾丸、蠲痹汤、补阳还五汤、黄芪汤、生肌化瘀方、肾病方、润肤饮、三心导赤散、养阴湿润肤汤。

巴戟天

【一般认识】巴戟天是一种补阳药，功能补肾助阳，祛风除湿。主治阳痿、少腹冷痛、小便不禁、子宫虚冷、风寒湿痹、腰膝酸痛。现代药理研究显示，其具有抗骨质疏松、延缓衰老、增强机体免疫力、抗肿瘤、抗抑郁、抗疲劳、抗氧化、改善心肌缺血等多种作用。皮科临床取其补肾阳、益精血、强筋骨、祛风湿等功效治疗黄褐斑、风湿免疫疾病。

【皮肤科应用】巴戟天温补肾阳可用于皮痹肾阳亏虚证；黏液性水肿、寒冷性多形红斑、雷诺病等具有寒湿证的表现时，宜选用巴戟天补肾助阳，温阳化气，以助利湿行水。临床可见脘腹胀满、头身困重、纳差、口不渴，或伴面色苍白或萎黄、神疲乏力、肢体浮肿、小便不利、大便溏薄、舌质淡嫩或舌体胖大、苔白腻或厚、脉濡缓，常见如黏液性水肿、寒冷性多形红斑、雷诺病等。用于脾肾阳虚证，常用药物如仙茅、仙灵脾、巴戟天、肉苁蓉、锁阳、补骨脂、菟丝子、鹿角胶、肉桂、肉豆蔻等。适用于硬皮病、狼疮性肾病等。阳虚型除皮肤黑斑外，还可见阳痿、形寒等阳虚诸证。益肾法治阳虚型利氏黑皮病。壮阳法原是一种用温补肾阳之品，以治肾阳不足、命门火衰的治疗方法。本流派经数十年探索，认为此法不仅可治肾阳虚衰之患，在辨证基础上，与其他治法同用可具调冲任、通气血、甘温治大热之功，而用治真性脂膜炎、肠粘连、肢端皮炎、乳房小叶增生等，经用一般治法无效之疑难杂病，以本法治疗，常可获意外之效。

【常用配伍】巴戟天配黄柏、知母以助滋阴之功；巴戟天与肉苁蓉配伍则助长阳气。巴戟天配羌活、肉桂、牛膝治疗肝肾不足、风寒侵袭、腰膝痹痛。巴戟天配仙灵脾、仙茅、枸杞子等补肾阳、益精血之品治疗冲任不调之乳腺疾病、黄褐斑等。

【剂量要点】煎服，常用剂量9~12g。

【各家论述】《神农本草经》："主大风邪气，阴痿不起，强筋骨，安五脏，补中，增志，益气。"

《名医别录》：疗头面游风，小腹及阴中相引痛，下气，补五劳，益精。

《本草纲目》："治脚气，去风疾，补血海。"

《本草汇言》：巴戟天，为肾经血分之药，盖补助元阳则胃气滋长，诸虚自退，其功可居萆薢、石斛之上。但其性多热，同黄柏、知母则强阴，同苁蓉、锁阳则助阳，贵乎用之之人用热远热，用寒远寒耳。

《本草备要》："补肾益精，治五劳七伤，辛温散风湿，治风湿脚气水肿。"

【常用方剂】赞育丸、巴戟丸、金刚丸。

肉苁蓉

【一般认识】肉苁蓉系一种补阳药，功能补肾助阳，润肠通便。用于阳痿、不孕、腰膝酸软、筋骨无力、肠燥便秘。现代药理研究显示其具有增强记忆力、抗骨质疏松、补肾壮阳及通便、抗疲劳、抗衰老等作用。皮科临床取其补肾阳，益精血，润肠通便之效治疗脾肾阳虚之证。

【皮肤科应用】硬皮病多由正气亏损，复感外邪侵袭，风寒湿邪滞留筋脉所致，因此在治疗寒湿凝滞型皮痹时常以肉苁蓉配仙灵脾为君药，以补肾助阳，温通经络。平素恶寒，身发斑疹，时有冷痛感以温通经络为主。桂枝、肉苁蓉、仙灵脾等都是其常用的温补阳气之药。湿从寒化者，多为肾阳不足，脾运失健，故以仙灵脾、巴戟天、肉苁蓉温阳益肾，如黏液性水肿、寒冷性多形红斑、雷诺病等。用于脾肾阳虚证，常用药物有仙茅、仙灵脾、巴戟天、肉苁蓉、锁阳、补骨脂、菟丝子、鹿角胶、肉桂、肉豆蔻等，适用于硬皮病、狼疮性肾病等。

【常用配伍】肉苁蓉配伍仙灵脾。治疗寒湿凝滞型硬皮病可以肉苁蓉、仙灵脾补肾助阳为君药，再臣以天冬、玉竹、女贞子以阴中求阳，调和阴阳，所谓"善补阳者，必于阴中求阳"。

【剂量要点】煎服，常用剂量9~30g。

【各家论述】《本草汇言》："肉苁蓉，养命门，滋肾气，补精血之药也。男子丹元虚冷而阳道久沉，妇人冲任失调而阴气不治，此乃平补之剂，温而不热，补而不峻，暖而不燥，滑而不泄，故有从容之名。"

《本经逢原》："肉苁蓉……《本经》主劳伤补中者，是火衰不能生土，非中气之本虚也。治妇人癥瘕者，咸能软坚而走血分也。又苁蓉止泄精遗沥，除茎中寒热痛，以其能下导虚火也……老人燥结，宜煮粥食之。"

《本草求真》："肉苁蓉……诸书既言峻补精血，又言力能兴阳助火，是明因其气温，力专滋阴，得此阳随阴附，而阳自见兴耳。唯其力能滋补，故凡癥瘕积块，得此而坚即消。唯其滋补而阳得助，故凡遗精茎痛，寒热时作，亦得因是而除。若谓火衰至极，用此甘润之品，同于桂、附，力能补阳，其失远矣。况此既言补阴，而补阴又以苁蓉为名，是明因其功力不骤，气专润燥，是以宜于便闭，而不宜于胃虚之人也。谓之滋阴则可，谓之补火正未必然。"

【常用方剂】金刚丸、济川煎、辛桂理湿汤。

当　归

【一般认识】当归系一种补血药，功能补血调经，活血止痛，润肠通便。可用于血虚诸证，如血虚血瘀之月经不调、经闭、痛经，虚寒性腹痛、跌打损伤、痈疽疮疡、风寒痹痛，血虚肠燥便秘等证。现代药理研究显示，当归具有抗动脉粥样硬化、降血脂、利胆保肝、双向调节子宫、影响心血管系统、调节免疫力等作用。皮肤科临床取其补血活血、调经止痛润肠之效，治疗各类血热型、血瘀型皮肤疾病。

【皮肤科应用】当归多用于治各类血热型、血瘀型皮肤疾病，以发挥养血、补血、活血、润肤止痒等作用。另外，在痤疮消退后留有色素沉着的病例中，加用当归可活血以助消斑。当归用于痈疽疮疡既能活血消肿止痛，又能补血生肌。疮疡初期，常配金银花、连翘、炮山甲等，以消肿止痛；用于痈疽溃后，气血亏虚，常配人参、黄芪、熟地黄等以补血生肌。用于气滞血瘀证，具体应用时还须辨明是寒凝血瘀还是热蕴血瘀。用于血虚或阴虚风燥证，常配伍药物有生地黄、熟地黄、白芍、制首乌、枸杞、女贞子、鸡血藤等，适用于老年性皮肤瘙痒症、毛周角化病、鱼鳞病、干燥综合征、银屑病静止期、皮肤淀粉样变、后期的神经性皮炎等呈苔藓样变的皮肤病。这是一种发于老年人，以皮肤瘙痒较剧，发作时无明显皮损的疾病。证属血虚风燥，皮肤失濡，宜养血活血佐以重镇。下肢皮肤血管炎、肢体血管栓塞性疾病等属湿瘀交阻证者治以当归、川芎、凌霄花、赤芍、竹节参、土牛膝、泽兰、泽泻、陈葫芦、防己。方中当归味甘质重而能补血，气轻而辛故能行血，补中有动，行中有补，为行血之圣药。当归饮子方中，当归补血活血、调益荣卫，是为君药。白芍补血敛阴止痛。生地黄清热养阴生津，乃凉血养血之要药。川芎行气活血，乃血中气药，黄芪长于补气，托毒敛疮生肌，为疮家圣药，二者相伍，不仅可助滋阴养血之力，可用于治疗荨麻疹、瘙痒症、湿疹等瘙痒性疾病。

【外用功效】银屑病患者可采用中药泡浴（当归、桂枝、桑枝等）。复方独胜膏用以治疗寒凝血瘀型冻疮，方含当归、桂枝、大蒜、丹参、饴糖。紫归治裂膏、丁桂活血膏、黑布膏等具有解毒止痒、活血软坚功效，均含当归，适用于皮肤粗糙、肥厚、干燥、皲裂、苔藓样变、局部皮损增生性病变，如慢性湿疹、神经性皮炎、结节性痒疹、皮肤淀粉样变、肥厚性扁平苔藓等。

【常用配伍】当归配伍黄芪，黄芪能助之以生血。当归原能生血，借由气药黄芪生血能力迅速，而气分血分之药联合，使血得气而速生。

【剂量要点】煎服，常用剂量9~15g。

【各家论述】《医学启源》："当归，气温味甘，能和血补血，尾破血，身和血。"

《本草纲目》："治头痛，心腹诸痛，润肠胃筋骨皮肤。治痈疽，排脓止痛，和血补血。"

《本草蒙筌》："逐跌打血凝，并热痢刮疼滞住肠胃内。"

《本草正义》："归身主守，补固有功，归尾主通，逐瘀自验，而归头秉上行之性，便血溺血，崩中淋带等之阴随阳陷者，升之固宜，若吐血衄血之气火升浮者，助以温升，岂不为虎添翼？是止血二字之所当因症而施，固不可拘守其止之一字而误谓其无所不可也。且凡失血之症，气火冲激，扰动血络，而循行不守故道者，实居多数，当归之气味俱厚，行则有余，守则不足。"

【常用方剂】当归补血汤、人参养荣汤、四物汤、芩珠凉血方、虎杖痛风饮、复方独胜膏、龙胆泻肝汤、归芦饮、当归饮子。

白 芍

【一般认识】白芍系一种补血药，功能养血敛阴，柔肝止痛，平抑肝阳。用于肝血亏虚及血虚月经不调，肝脾不和之胸胁脘腹疼痛或四肢挛急疼痛，肝阳上亢之头痛眩晕，外感风寒、营卫不和之汗出恶风，阴虚盗汗等证。现代药理研究显示，白芍具有抗菌、解热、抗炎、镇静、镇痛、解痉、抗溃疡、调节血糖等作用。皮科临床取其养血调经、平肝止痛、敛阴止汗功效，多用其治疗痤疮、自身免疫性皮肤病、疼痛性皮肤病。

【皮肤科应用】现代药理研究显示，白芍主要含有单萜及其苷类、三萜类、黄酮、鞣质、多糖、挥发油等成分；具有止痛、抗炎、保肝的功效以及多途径抑制自身免疫反应等多种药理作用，皮肤科临床多用其治疗自身免疫性皮肤病、疼痛性皮肤病。基于"痒为痛之渐"的中医理论，可采用芍药甘草汤治疗皮肤瘙痒症。痤疮病机多为"郁"，采用疏肝解郁法之法治疗此类痤疮有明显疗效，白芍、柴胡共用以增强疏肝解郁之效；部分女性患者痤疮发病多与月经有关，冲任失调，表现为经前痤疮加重，经后缓解，通过调理冲任之法可取得了良好疗效。肾为先天之本，肾阴不足，虚火上炎，治疗宜调理冲任，补益肝肾，当归、赤芍、白芍共用以养血调肝。

【常用配伍】白芍配柴胡，柴胡、白芍合用一收一散，疏肝养肝体用兼顾，是调肝要药。白芍配桂枝。桂枝辛甘温，助心阳，通经络，解肌以祛在表之风邪；白芍苦酸微寒，养阴和里，能固护在里的营阴，桂枝为阳药，白芍为阴药，一散一收，阴阳相配，刚柔相济以奏调和营卫、养阴止汗之功，临证常用于治疗病机为营卫不和所致的荨麻疹、银屑病、老年性瘙痒症等疾病。白芍配麻黄，属于开合补泻，能减少药物的不良反应。白芍配甘草这对经典的中药配伍药对，是中医学在长期临床实践中得出的有效经验方剂，也是中医理论整体观和辨证论治的具体体现，可养肝阴，柔筋止痛，具有多成分、多靶点作用的特点，止痛作用是标本兼治。

【剂量要点】煎服，常用剂量9~30g。欲其平肝、敛阴多生用；用以养血调经多炒或酒炒用。

【各家论述】《神农本草经》："主邪气腹痛……止痛，利小便，益气。"

《医学启源》："安脾经一也，治腹痛二也，收胃气三也，止泻利四也，和血五也，固腠理六也……泻肝，补脾胃。"

《本草经疏》："手足太阴引经药，入肝、脾血分。"

《本草正义》："成无己谓白补而赤泻，白收而赤散。故益阴养血，滋润肝脾，皆用白芍；活血行滞，宣化疡毒，皆用赤芍药。"

【常用方剂】芍药黄芪汤、桂枝汤、逍遥散、痛泻药方、四物汤、凉血清热饮。

第十节　杀虫止痒药

蜂　房

【一般认识】蜂房系一种杀虫止痒药，有攻毒杀虫、祛风止痒的功效，常用于疮疡肿毒、风湿痹痛、牙痛等。现代医学研究表明，蜂房醇具有促进血液循环的功能，且具有广泛的抗炎作用，蜂巢制剂有促进机体细胞免疫功能的作用。皮科临床取其攻毒、祛风之功，可达杀虫止痒之效，配蝉蜕常用于银屑病、皮肤瘙痒症等疾患。

【皮肤科应用】蜂房具有清热散结、祛风解毒、消肿止痛、杀虫止痒之效。露蜂房得风露日久，善能走表祛风、杀虫止痒，故可用于多种皮肤病证。以之与蝉蜕为末，酒送服，治风气客于皮肤瘙痒不止。叶天士在《临证指南医案》中指出：选用全蝎、露蜂房、蜣螂、地龙干等虫类药，取其飞者升，走者降，灵动迅速，追拔沉混气血之邪的特性，治疗久病邪甚。可见虫类药物专于搜风通络，能外达皮肤，内通经络，其搜骨透风之力最强，堪称"截风要药"。现代药理学研究表明，露蜂房有类固醇激素如氢化可的松的抗炎、免疫调节作用，其通过抑制炎性因子，阻碍淋巴细胞对抗原的识别，抑制巨噬细胞对抗原的吞噬，阻断淋巴母细胞及单核巨噬细胞的增殖，进而抑制机体免疫应答，减轻变态反应，可用于湿疹、银屑病的治疗。外用于疮疡，初期可促其消散，有消肿止痛之效；对于溃后创面溃烂化脓者，可清洁创面以促进愈合，可用于治发背溃后，毒气未散，脓水不绝。

【外用功效】以蜂房为末，调猪脂涂搽，治头上癣疮；以新鲜露蜂房烧灰存性，配伍明矾、樟脑，米酒调糊外涂，治疗神经性皮炎；又以本品配伍熟地、首乌、当归、赤芍、白鲜皮水煎服，治疗属于慢性期血燥证之银屑病。以本品与白矾共焙焦研末加冰片少许，香油调涂，治发际疮效佳；亦可与蛇蜕、黄柏配伍陈醋浸泡外涂。临床报道，本品配伍苦参、白鲜皮、蛇床子等煎汤坐浴以治肛门湿疹瘙痒。

【常用配伍】蜂房配伍黄芩、大黄、赤小豆等品作散剂服用治癣疮，可与明矾同用；治皮肤瘙痒不止，可用炙蜂房与蝉蜕等分为末服。治寒痹关节肿痛而有冷感者，可用本品配生川乌、生草乌，用乙醇浸泡，擦关节肿痛处，或浸纱布湿敷。配伍熟地、首乌、当归、赤芍、白鲜皮水煎服，治疗属于慢性期血燥证之银屑病。

【剂量要点】煎服，常用剂量5~10g。研末冲服，每次1.5~3g。

【各家论述】《神农本草经》："主惊痫瘛疭，寒热邪气，癫疾，鬼精，蛊毒，肠痔。"

《集验方》："治风气客于皮肤，瘙痒不已。"

《乾坤生意秘韫》："治手足风痹。"

《本草纲目》："露蜂房，阳明药也。外科、齿科及他病用之者，亦皆取其以毒攻毒，兼杀蛊之功耳。"

【常用方剂】贴疮蜂房散、蜂房膏。

第四章

流派常用经典方剂

第一节　凉血活血汤

【组成】土茯苓 30g　　生地黄 20g　　丹参 20g　　苦参 15g

　　　　黄芩 15g　　　黄柏 15g　　　蒲公英 30g　　白花蛇舌草 30g

　　　　龙胆草 5g　　　白鲜皮 15g　　黄菊花 6g　　　大青叶 15g

　　　　桑叶 15g　　　地肤子 15g

【功效】清热凉血，活血祛瘀。

【主治】血热血瘀之证，多用于寻常性、红皮病性银屑病的治疗。

【组方特色】这是孙世道先生的临床验方。生地黄、丹参凉血活血；大青叶、土茯苓、白花蛇舌草、蒲公英、桑叶等清热解毒、消肿散结；苦参、黄芩、黄柏清热燥湿；龙胆草、黄菊花清除肝经之热；白鲜皮、地肤子除湿止痒。

【方证要点】临床四诊和参，本流派多用于银屑病血热证。

【加减变化】热不重者去大青叶、龙胆草以减小清热之药力；痒甚者加沙苑子、白蒺藜祛风止痒、行气活血；血瘀重者加一枝黄花、丹皮助其凉血化瘀等。

【使用禁忌】本方多寒凉、活血之品，对经期患者及孕妇慎用。

【经典案例】陆某，女，37 岁，职员。初诊时间 2011 年 5 月 22 日。

主诉：周身反复发作红斑鳞屑伴瘙痒一年余，加重一周。

现病史：患者一年前因感冒后双下肢、躯干、头皮先后出现红斑丘疹，上覆银白色鳞屑，瘙痒剧烈。外院诊断为"银屑病"，予其皮质类固醇激素软膏外用，皮损有所缓解。一年来症情多有反复，未予重视。一周前，患者自觉皮疹范围扩大，鳞屑增厚，瘙痒剧烈，口干，心烦易怒，胃纳欠佳，小便黄，大便不畅，2 日一行，夜寐差。舌质红，苔薄黄，脉滑数。

查体：患者神清，气平，四肢伸侧、头皮、项背部可见散在红斑丘疹，大小不等，多呈点滴状，颜色鲜红，局部融合成片，上覆较厚银白色鳞屑，刮之有薄膜现象及点状出血，口腔黏膜无损害，指甲无增厚、浑浊等病理改变。

既往史：患者自幼有哮喘病史，否认其他内科疾病史。

家族史：患者有一弟患有银屑病。

西医诊断：寻常性银屑病。

中医诊断：白疕（血热证）。

治则：早期凉血活血，中后期活血养血。

处方：凉血活血汤加减。

土茯苓 30g　　　苦参 15g　　　黄芩 15g　　　黄柏 15g

蒲公英 30g　　　白花蛇舌草 30g　龙胆草 5g　　　白鲜皮 15g

黄菊花 6g　　　大青叶 15g　　　桑叶 15g　　　地肤子 15g

黄连 6g　　　　半边莲 15g

（每日 1 剂，煎汤分两次内服，加外洗。）

二诊：两周后患者面有新疹，瘙痒较前好转，鳞屑有所减少，自诉胃胀，食欲欠佳，夜寐欠佳。舌红，苔薄白腻，脉细滑。原方去大青叶、龙胆草，加沙苑子 12g、白蒺藜 12g、茵陈 15g、佩兰 12g。每日 1 剂，煎汤分两次内服，加外洗。

三诊：两周后患者面部皮疹不多，项背部仍有皮疹，皮损颜色转暗，大便 2 天 1 次，纳可。舌淡红，苔薄白腻，脉细滑。原方去黄连，加一枝黄花 15g、丹皮 30g、升麻 6g、柴胡 9g。每日 1 剂，煎汤分两次内服，加外洗。

四诊：3 周后患者四肢伸侧散在淡褐色丘疹，现约 2~3 天服抗组胺药 1 次，胃纳可，眠可。舌暗红淡，苔薄白润，右关脉滑。另服西咪替丁 1 粒，每日 2 次。前方去升麻、柴胡、沙苑子、白蒺藜、茵陈、黄菊花，加猪苓 15g、车前子 15g、金银花 15g、知母 15g、白术 15g。每日 1 剂，煎汤分两次内服，加外洗。

五诊：5 个月后，患者复诊，期间间断口服中药，皮疹色褐变平，抚之仍碍手，鳞屑少有，自觉瘙痒，夜间服用酮替芬已半年。咽有痰，痰色白，既往有哮喘史。胃纳可，眠可，二便尚调。舌暗红，苔根腻，脉滑尺弱。西药改服赛庚定。另开一方：生地黄 15g，制首乌 15g，玉竹 15g，菟丝子 15g，补骨脂 15g，白术 15g，苦参 12g，黄芩 15g。每日 1 剂，煎汤分两次内服。

患者症情较前好转，长期门诊随访，病情相对稳定。

按：这是孙世道的医案。孙世道通过几十年临床经验总结，将白疕辨证分型为：血热型、血燥型、血瘀型、肝肾不足型进行治疗。但以上证型并非完全独立，随疾病的进展，各证型可合并发生或互相转化，故治疗方法应灵活转变。

本病案患者初诊时四肢伸侧、头皮、项背部可见散在红斑丘疹，大小不等，多呈点滴状，颜色鲜红，局部融合成片，上覆较厚银白色鳞屑，刮之有薄膜现象及点状出血，瘙痒剧烈，口干，心烦易怒，胃纳欠佳，小便黄，大便不畅，两日一行，夜寐差。舌质红，苔薄黄，脉滑数。孙世道根据其皮损及舌脉情况，辨为银屑病血热证，以凉血活血为主要治则。方中使用苦参、黄芩、黄柏清热燥湿；龙胆草、黄菊花清除肝经之热；白鲜皮、地肤子除湿止痒；大青叶、半边莲、白花蛇舌草、蒲公英、桑叶等清热解毒、消肿散结。

二诊时患者面有新疹，瘙痒较前好转，鳞屑有所减少，自诉胃胀，食欲欠佳，夜寐欠佳。舌红，苔薄白腻，脉细滑，呈现脾胃湿热之象。因患者鳞屑较初诊时减少，皮损区域也相应减少，孙世道遂于原方去大青叶、龙胆草以减小清热之药力，加入茵陈、佩兰以清除体内湿热，另加沙苑子、白蒺藜祛风止痒，行气活血。三诊时患者面部皮疹不多，项背部仍有皮疹，皮损颜色转暗，舌淡红，苔薄白腻，脉细滑。孙世道考虑患者逐渐转为血瘀证，故将原方去黄连继续减弱清热之力，加柴胡、升麻以疏肝行气、活血化瘀，一枝黄花、丹皮助其凉血化瘀。四诊：三周后患者四肢伸侧散在淡褐色丘疹，胃纳可，眠可。舌暗红，苔薄白润，右关脉滑。因血瘀证渐消失，皮损症状较前明显改善，代以轻微的湿热之证，故于原方去升麻、柴胡、沙苑子、白蒺藜、茵陈、黄菊花，加猪苓、车前子、白术以清热利湿；知母、金银花以凉血活血。五诊时患者皮疹色褐变平，抚之仍碍手，鳞屑少有，自觉瘙痒。胃纳可，眠可，二便尚调。舌暗红苔根腻，脉滑尺弱。孙世道考虑患者病久肝肾、气血亏虚，另开一方，方中予以生地黄、制首乌、玉竹重在养阴；菟丝子、补骨脂、白术补肝肾及脾气；苦参、黄芩清热燥湿。患者的五次诊疗过程中，孙世道均仔细辨其所属证型，及时调整用药，故方药均有变动。

孙世道认为银屑病初起时，以血热型及血燥型较为多见，故在遣方用药时偏于清热凉血解毒。土茯苓解毒、除湿，苦参、半边莲均有清热燥湿、利尿之效，黄芩、黄连、黄柏合用可清上、中、下三焦之热；一枝黄花清热解毒、疏散风热；如皮损严重，可用白花蛇舌草、夏枯草清热解毒、消痈散结；对于瘙痒明显者，地肤子与白鲜皮常联合使用以奏清热燥湿、祛风止痒之效，风盛瘙痒者亦可加用徐长卿、白蒺藜；桑叶可疏散风热、凉血止血，大青叶凉血消斑，紫草凉血活血、解毒透疹，而丹皮、赤芍除凉血外，亦有活血散瘀之效，常用于血瘀型的患者；当归补血活血亦是治疗血瘀型的常用药之一；偏于血燥型的患者可在清热解毒的基础上，加用生地黄，取其清热凉血、益阴生津之功。

对于病久耗伤气血者，孙世道会在清热的同时补益肝肾。制首乌、补骨脂均有补益肝肾之效，女贞子尚能滋阴清热，而菟丝子除可补肝肾外，亦有消风祛斑之功。孙世道在银屑病治疗过程中，根据患者的病情进展与证型变化，及时调整用药，以取得更好的治疗效果，充分体现了辨病论治及辨证论治的思想。

第二节　三痹汤

【组成】黄芪 30g　　续断 10g　　党参 9g　　茯苓 9g
　　　　炙甘草 6g　　当归 9g　　川芎 9g　　白芍 9g

生地黄 15g	杜仲 9g	土牛膝 9g	秦艽 9g
川独活 9g	防风 9g	赤芍 12g	丹皮 20g
知母 20g	虎杖 30g	莪术 15g	细辛 15g
桂心 9g	白术 15g		

【功效】益气活血，补肾散寒，祛风祛湿。

【主治】风寒湿痹之证，手足拘挛，关节屈伸不利，麻木不仁，多可用于久病之多种关节炎，特别是像强直性脊柱炎、银屑病关节炎之类的疾病。

【组方特色】这是孙世道先生的临床验方。本方以党参、茯苓、白术、炙甘草四君为底，益以四物汤的生地黄、当归、川芎、白芍，以及黄芪起到气血双补，加强补肾气的作用。另加秦艽、防风、独活以胜风湿，杜仲、续断壮腰健骨，虎杖、莪术祛风通络、破瘀止痛，土牛膝、丹皮、知母、赤芍清热凉血、活血化瘀，细辛、桂心通阳散寒。方中诸药合用，益气活血、补肾散寒、祛风祛湿。

【方证要点】对具有手足拘挛、关节屈伸不利、麻木不仁等症状的各类关节炎皆可应用。

【加减变化】入血分则去除细辛及桂心等，根据临床症状、风寒湿三种邪气的深浅酌情加减。

【使用禁忌】本方临床运用中尚未发现。

【经典案例】张某，男，63岁，退休人员。初诊时间 2012 年 1 月 15 日。

主诉：双手肿胀 2 月余。

现病史：患者素有银屑病病史 20 余年，平素以外用药物控制，症情时有反复，近半年来出现双手掌指关节肿胀，活动不利，无晨僵，当时未予重视，后前往外院就诊，考虑诊断为"类风湿关节炎""痛风"等病，予其止痛片等，效果一般，遂今至我院就诊。刻下：患者双下肢散在蚕豆大小红斑，边界清，上覆银白色鳞屑，双手掌指关节肿胀，中指尤甚，活动不利，畏寒，胃纳可，二便尚调，夜寐欠佳。舌淡红，苔薄白，脉细。

查体：患者神清，气平，双下肢可见散在蚕豆大小红色斑块，边界清楚，上覆银白色鳞屑，刮之有薄膜现象及点状出血。口腔黏膜无损害。双手掌指关节肿胀，中指尤甚，活动不利，甲板变薄、浑浊。

既往史：患者平素健康，否认其他内科疾病史。

家族史：患者否认皮肤病家族史。

西医诊断：银屑病性关节炎。

中医诊断：痹证（肾虚血瘀证）。

治则：温肾活血。

处方：三痹汤加减。

黄芪 20g	续断 9g	党参 9g	茯苓 9g
甘草 6g	当归 9g	川芎 9g	白芍 9g
生地黄 20g	杜仲 9g	川牛膝 9g	秦艽 9g
独活 9g	防风 9g	赤芍 9g	丹皮 9g
知母 20g。			

每日 1 剂，煎汤分 2 次内服。

二诊：患者 2 周后复诊，服药后，双手掌指关节肿胀略退，皮疹亦有消退，舌淡红，苔薄白，脉细，原法将息。原方川牛膝改为土牛膝 9g。每日 1 剂，煎汤分两次内服。

患者症情稳定后，间断口服中药治疗，病情多有反复，长期门诊随访。

按：孙世道认为银屑病性关节炎属于本虚标实，病机为阴虚血热、湿热流注四肢关节，血虚生风化燥，肌肤失于濡养。

本病案中的患者双下肢可见散在蚕豆大小红色斑块，边界清楚，上覆银白色鳞屑，刮之有薄膜现象及点状出血。口腔黏膜无损害。双手掌指关节肿胀，中指尤甚，活动不利，甲板变薄、浑浊。畏寒，胃纳可，二便尚调，夜寐欠佳。舌淡红，苔薄白，脉细。证属痹证之肾虚血瘀证，孙世道治以温肾活血，施以三痹汤加减。方中黄芪、党参、茯苓、甘草益气健脾；生地黄、白芍、川芎、当归补血；杜仲、川牛膝、续断补肝肾，强筋骨；秦艽、独活、防风祛风湿，利筋骨；赤芍、丹皮、知母凉血活血。全方共行温肾活血，强筋健骨之效。

二诊时患者诉服药后，双手掌指关节肿胀略退，皮疹亦有消退，舌淡红，苔薄白，脉细，原法将息。原方川牛膝改为土牛膝。川牛膝善通利关节、利尿通淋，土牛膝功善活血散瘀、清热解毒。因患者双手掌指关节肿胀略退，故不需再取川牛膝利尿消肿之功，但仍需对活动不利的关节进行活血散瘀。

孙世道指出，因症状较为相似，银屑病关节炎易与其他疾病混淆，如类风湿关节炎、痛风性关节炎、强直性脊柱炎等。可以通过临床症状、实验室及影像学检查、既往病史等结合判断。银屑病关节炎急性发作时，常伴有高尿酸血症，并局限于个别关节，以第一跖趾关节肿痛较为多见，为非对称性关节肿痛。银屑病的特殊型除关节型外，亦有红皮病型和脓疱型。红皮病型又称银屑病性剥脱性皮炎，多由外用药物刺激性引起。少数可由寻常性自行演变而来，表现为皮肤弥漫性潮红或紫红，甚至肿胀浸润，大量脱屑，仅有少数片状正常皮肤，伴有掌跖角化。此型病情顽固，常数月或数十年不愈，即使治愈，亦易复发。脓疱型则较少见，约占发病人数的 0.77%，一般可分为泛发性和掌跖性两种。泛发性脓疱型表现为皮疹初发多为炎性红斑，或在寻常性银屑病的皮损上出现密集的、针尖到粟粒大、黄白色浅在的小脓疱，表面覆盖少量鳞屑，2周左右消退，再发新脓疱。严重者可急性发病，全身出现密集脓疱，并融合成"脓湖"，可伴有发热、关节肿痛、全身不适。可并发肝、肾等系统的损害，亦可因继发感染、电解质紊乱或衰竭危及生命。掌跖性脓疱型表现为皮损仅限于手、足部，掌跖出现对称性红斑，其上密集针尖至粟粒大小的脓疱，不易溃破，2周左右干燥结痂、脱皮，脓疱常反复发生，顽固难愈，对一般治疗反应不佳。

第三节　三黄理湿汤

【组成】黄芩 12g　　　　黄柏 12g　　　　黄连 6g　　　　蒲公英 30g
　　　　白花蛇舌草 30g　一枝黄花 20g　　土茯苓 30g　　　苦参 15g
　　　　薏苡仁 30g　　　白鲜皮 15g　　　地肤子 15g　　　车前子 30g

【功效】清利湿热。

【主治】湿热并见，以湿为主的各类湿热证。

【组方特色】这是孙世道先生的临床验方。方中以三黄合用苦寒直折、泻火燥湿为君；蒲公英、白花蛇舌草、一枝黄花助君清热，土茯苓、苦参、薏苡仁助三黄祛湿，共为臣药；佐以白鲜皮、地肤子祛风止痒，车前子渗湿利水，使邪有出路，诸药合用，共达利水祛湿之效，祛湿效果显著。

【方证要点】患者素体不虚而见有湿热之症者。

【加减变化】若为单纯疱疹、带状疱疹，则可在此基础上加重清热解毒之力，如大青叶、板蓝根、丹皮、赤芍之属；若为大疱病，则在上述清利湿热的同时，还需注意顾护脾胃，酌加党参、茯苓、白术、山药、藿香、佩兰等益气健脾，助中焦运化水湿的药。

【使用禁忌】该方主要是清热燥湿、祛湿利水之品，药多苦寒，易损脾胃，在临床使用中，应注意不可过量、较长时间服用。

【经典案例】吴某，女，42岁，中学教师。初诊日期：2008年8月2日。

主诉：右腰抽痛1周，出现水疱1天。

现病史：7天前腰部阵发性抽搐，伴食欲不振，精神乏力，至当地医院就诊，拟"腰椎病变"，予外敷骨通贴膏，皮疹未见好转，1周后右腰出现集簇状分布绿豆大小水疱，抽痛加剧，不敢触碰，以致夜寐难眠。发病以来无明显的恶寒发热，伴心烦、口干，大便干结难下，二三日一行。

查体：右侧腹部及腰背带状排列、成簇密集的绿豆大水疱，疱液清澈，周围绕有红晕，轻度触痛，无破溃及渗出。口干口苦，小便黄，大便干结，二三日一行。舌质绛，苔净，脉弦细。

西医诊断：带状疱疹。

中医诊断：蛇串疮（肝胆湿热证）。

治则：清肝泻火，凉血解毒。

处方：自拟方加减。

龙胆草 6g	黄芩 15g	生地黄 30g	板蓝根 30g
大青叶 15g	白芍 30g	赤芍 15g	柴胡 9g
车前草 12g	代赭石 30g	延胡索 15g	丹皮 15g
蜈蚣 1 条	络石藤 15g	徐长卿 12g	火麻仁 30g
制大黄 9g	生大黄 6g	甘草 6g	

（7 剂，每日 1 剂，水煎取浓汁 300ml，分两次温服。）

伐昔洛韦片，每次 300mg，每日 2 次，口服 10 天；炉甘石洗剂擦水疱处。

嘱其禁辛辣油腻之品，建议多食高蛋白、粗纤维及新鲜水果，以保持大便通畅，注意休息，起居有时，保持心情愉快。

二诊：2008 年 8 月 9 日。服用上方后，患处无新疹，水疱基本干涸，疼痛仍较为明显，夜寐欠佳。口干口苦好转，大便通畅，舌质暗，苔根厚腻，脉弦。湿热内盛，难以短时间泄化，且易伤阴。前方加薏苡仁 30g、赤小豆 30g、黄柏 9g、知母 15g 以增强健脾利湿，清热解毒之效。余药同煎，7 剂。继炉甘石洗剂外擦。

三诊：2008 年 8 月 16 日。水疱干涸，结痂，触痛较前好转，自觉腹胀有凉气感，胃纳欠佳，夜寐欠佳。舌质暗红，舌尖偏红，苔薄白腻，脉弦，兼有肝郁之证。前方加夜交藤 30g、合欢皮 15g、五味子 6g、佛手片 9g、焦山楂 12g、六神曲 12g 以理气疏肝，条畅情志，调和脾胃。余药同煎，14 剂。

四诊：2008 年 9 月 5 日。皮损痂皮大部分脱落，患处偶有触痛，腹胀减轻，已思饮食。脉沉细，舌苔薄腻。诸症明显好转，内湿渐化，痰瘀互结。上方加桃仁 9g、红花 9g、延胡索 12g、川楝子 12g 以增强行气、活血、止痛之功。

五诊：2008 年 9 月 21 日。皮损结痂全部脱落，留有色素沉着斑，抽痛消失。

病程观察：患者间断服药，随访 3 个月，病情稳定。

按：蛇串疮是由水痘－带状疱疹病毒感染引起，其皮肤起红斑水疱，中医列入"丹"门，因好发于胸胁部，故亦称"缠腰火丹"，亦见于头面及其他部位，总称"舌丹"。中医以往临证上分干、湿两类。干者皮肤起红粟成簇，痛如刺蜇，属于肝经湿火。湿者，起黄白水疱，糜烂流水，其痛尤甚，属于脾经湿热。由于该病累及神经损害，所以患者疼痛剧烈，尤其老年体虚者恢复较慢，治疗应注重益气养血，扶正固本，兼活血化瘀。

本案患者因湿热毒邪伏于体内，阻闭经络，导致气血不畅，故先出现肋间阵发性灼痛，继而再出现皮肤损害，因之误诊误治。一周后胁肋疼痛加重，皮肤出现单侧沿神经排列的簇集性水疱，故诊断为带状疱疹，证属肝胆湿热，热毒偏盛型。初诊时清肝解毒，直折病势，以活血解毒、清肝泻火之重剂内服，予龙胆草、柴胡疏肝散结，凉血解毒；赤芍、丹皮凉血化瘀；大黄、火麻仁清利肝胆湿热，泻腑去浊；板蓝根、大青叶散热解毒；甘草调和药性；并配合伐昔洛韦、炉甘石洗剂等中西医结合、内外兼治以重挫病势。疱疹干涸，疼痛逐渐缓解。二诊时，前方症状减轻，但湿热内盛，难以短时间内泄化，故加以黄柏、知母、薏苡仁、赤小豆继清热毒，健脾利湿。三诊时患者胃纳欠佳，夜寐欠佳，肝郁症状较明显，加以夜交藤、合欢皮、佛手片、六神曲养心安神，疏肝理气。病至后期，津血亏耗，血虚风燥，故治以养血祛风，甘寒救阴，通络止痛之品，故四诊时予桃仁、红花、延胡索、川楝子等增强行气活血止痛之力，调理善后。红斑渐消，皮疹结痂脱落，疼痛减轻，无新生皮损，病情得以控制。效不更方，继予上方以防复发。3个月后临床痊愈。

第四节　辛桂理湿汤

【组成】细辛 3g　　桂枝 6g　　仙灵脾 15g　　巴戟天 12g
　　　　肉苁蓉 30g　白术 15g　　珠子参 12g　　防己 12g
　　　　粉萆薢 15g　泽泻 12g

【功效】益肾健脾，温阳化气利水。

【主治】寒湿证。

【组方特色】这是孙世道先生的临床验方。方中细辛温散燥烈，通阳散结，善祛阴分之寒邪，桂枝辛甘温煦，入营血，达四肢，力善宣通，辛桂合用，共奏温阳化气，散寒通脉之效，是为君药。湿从寒化者，多为肾阳不足，脾运失健，故以仙灵脾、巴戟天、肉苁蓉温阳益肾，白术益气健脾，以助水湿之运化，共为臣药。湿而寒化者，必有气血之瘀滞，故佐以珠子参散瘀通络，兼以防己、粉萆薢、泽泻利湿泻浊，共为佐药，诸药相合温阳化气，利湿泻浊。

【方证要点】临床上表现为寒湿并见之证便可运用。

【加减变化】若表现有脾肺虚寒，加山药、茯苓补脾益肺。

【使用禁忌】气虚发热等虚热者及阴虚者慎用。

【经典案例】田某某，女，30岁，职业不详。初诊日期：2012年9月26日。

主诉：面部，四肢局部皮肤麻木5月余。

现病史：患者平素恶寒，五月前晨起面部指端麻木不适，遇热活动后减轻，随后局部出现斑疹，时有冷痛感，未予重视，近日进行性加重。

查体：面额部、上肢散在片块样斑疹，色淡白，触之质硬，舌淡，苔薄，脉细。

既往史：不详。

家族史：不详。

西医诊断：局限性硬皮病。

中医诊断：皮痹（寒湿凝滞证）。

治则：温经通络，活血化瘀。

处方：自拟方加减。

桂枝 6g	苏叶 10g	凌霄花 12g	丹参 15g
桃仁 10g	天冬 15g	玉竹 15g	女贞子 15g
丹皮 12g	当归 12g	黄芪 30g	夏枯草 15g
三七 6g	肉苁蓉 30	仙灵脾 30g	海藻 30g
鸡内金 15g	川芎 6g		

水煎服，每日1剂。

二诊：服上药后2周，晨起麻木减轻，时觉肢寒，胃脘腹胀，舌淡红，苔薄，脉细。上方加山药15g、茯苓12g，水煎服，每日1剂，另加服血塞通片每日2次，每次2片。

三诊：服上药2周，胃脘无不适，肢寒较前好转，舌淡红，苔薄腻，脉濡细。续上方继服，随访。

按：硬皮病，在中医归属"痹证"。《诸病源候论·脚气病诸候》云："此由血气虚弱，若受风寒湿毒，与血并行肌腠，邪气盛，正气少，故血气涩，涩则痹，虚则弱，故令痹弱也。"皮痹的发生是机体内正气亏虚，复受外来之风寒湿邪交杂侵袭所致。

皮痹多因营卫亏虚，肌肤不密，风寒湿乘虚内袭，正气为邪所阻，气血凝滞，久而成痹所致。所谓"人腠理虚者，则由风湿气伤之，搏于血气，血气不行，则不宣，真邪相击，在于肌肉之间，故其肌肤尽痛。然诸阳之经，宣行阳气，通于身体，风湿之气客在肌肤，初始为痹，若伤诸阳之经，阳气行则弛缓而机关弛纵，筋脉不收摄，故风湿痹而复身体手足不随也"。可见，痹之为病乃由正气亏损，复感外邪侵袭，风寒湿邪滞留筋脉所致。中医治疗上，以温补脾肺，温通经络为其大法。《素问》："痹在于骨则重，在于脉则血凝而不流，在于筋则屈不伸，在于肉则不仁，在于皮则寒"。"五脏皆有合，病久而不去者，内舍于其合也……肌痹不已，复感于邪，内舍于脾；皮痹不已，复感于邪，内舍于肺……诸痹不已，亦益内也"。正说明了硬皮病之所以会出现皮肤变硬、肢体屈伸不利的原因就在于气血虚弱，无以温通经脉，久之形成瘀滞，凝结皮肤、关节等处。

孙世道对于寒湿凝滞证常用肉苁蓉、仙灵脾补肾助阳为君，臣以天冬、玉竹、女贞子以阴中求阳，调和阴阳，所谓"善补阳者，必于阴中求阳"；以黄芪、当归补益气血，丹参、川芎、桃仁、丹皮、三七活血化瘀，与桂枝的温经通脉作用相协同，促进血脉运行通畅，不致阻滞经脉关节。佐以夏枯草、海藻软坚消斑，再配运脾之鸡内金，发汗解表之苏叶，祛瘀通经之凌霄花。二诊，患者晨起麻木减轻，时觉肢寒，胃脘腹胀，证属脾肺虚寒，加山药、茯苓补脾益肺。因随着病程的进展，寒湿逐渐得到温散，此时应当酌情减少温里药的应用。若患者开始出现卫表不固，肺脾气虚的表征，则应益气固表，调补肺脾。若患者出现胁肋胀闷不舒，情志不畅，时有叹息，则应疏肝理气，消除瘀滞。

硬皮病的辨证论治上重视温经通络，活血化瘀。经脉与血脉的运行通畅与否在很大程度上决定了硬皮病的治疗效果及预后。此外，硬皮病是一种慢性长期消耗性疾病，因患者久病必耗伤气血，易出现气血亏虚的虚证，其中尤以阳气虚表现更为明显。

临床上也发现，有时在治疗本病时一味地活血化瘀，温经通络，并不能取得明显疗效。此时，在方中添加几味补气之药常能显著改善皮损症状。这是因为很多患者的寒湿凝滞之皮损的出现，是因素体阳气亏虚，气虚不能摄血、行血，致经脉得不到温煦，阳气不达四肢，而脾气虚又易生津化痰，痰湿瘀阻经络，使得四肢屈伸不利。故在治疗此类患者时，宜治以温补阳气，从而消散瘀血、通畅经络，达到温养肌肤，通利关节之效。而方剂配伍应随时根据患者病情和症状的改变来灵活调整，体现出中医的辨证论治、分期论治的特色。

第五节　当归拈痛汤

【组成】羌活 15g　　　防风 9g　　　升麻 3g　　　葛根 6g
　　　　白术 3g　　　　苍术 9g　　　人参 6g　　　甘草 15g
　　　　苦参 6g　　　　黄芩 3g　　　知母 9g　　　茵陈 15g

猪苓 9g　　　　　　　泽泻 9g　　　　　　当归 9g

【功效】利湿清热，疏风止痛。

【主治】湿热相搏，外受风邪证。

【组方特色】本方出自《医学启源》。方中羌活辛散祛风，苦燥胜湿，通痹止痛，尤善治上肢肩背之痛；茵陈苦泄下降，清热利湿，《本草拾遗》言其能"通关节，去滞热"。两药相合，共成祛风散邪，除湿清热，通痹止痛之功，使风湿热邪由内外分消，故重用以为君药。臣以猪苓、泽泻甘淡以助茵陈渗湿热于下；黄芩、苦参寒凉以助茵陈清热毒于内。佐入防风、升麻、葛根辛散以助羌活祛风湿于外；苍术辛温，善除内外之湿；白术甘温，专以健脾燥湿；知母苦寒质润，既可助诸药清热之力，又可防苦燥渗利伤阴之偏；当归养血活血，"血壅不流则为痛，当归辛温以散之"（《医方集解》）；人参、甘草"补脾养正气，使苦药不能伤胃"（《医学启源》），二药合当归亦能补养气血，使辛散温燥而无耗气伤阴之虞，俱为佐药。甘草清热解毒，调和诸药，兼做使药。诸药相合共奏利湿清热、疏风止痛之功。可谓表里同治，上下分消，升降并行，邪正兼故，无论外感、内生湿热俱可借之以除。此外，方中人参、白术、甘草配伍羌活、防风、升麻、葛根有补气升阳之妙，似东垣"补中益气汤""升阳益胃汤"之滥觞；退黄要药茵陈蒿与辛散、苦燥、渗利诸药相配，令湿邪内清外越，故吴昆又有"湿热发黄者，此方主之"之论（《医方考》）。本方升散配伍清利，令湿邪由表里上下分消，驱邪兼以扶正，防除湿而耗气伤阴之虞。

【方证要点】本方为治疗风湿热痹或湿热脚气之常用方。肢节沉重肿痛、苔白腻微黄、脉数为辨证要点。

【加减变化】肾虚重者可加杜仲、续断等；病患上肢者加桑枝；病患下肢者加牛膝；病程长、关节变性者加海风藤、天仙藤、威灵仙等。

【使用禁忌】服药期间禁食含高嘌呤食物，禁酒。

【经典案例】徐某，女，56岁，职业不详。初诊日期：2009年12月12日。

主诉：双脚踝关节及拇指关节处肿胀疼痛半年余。

现病史：患者双脚踝关节及拇指肿胀疼痛明显，每次在食用海鲜后加重，双脚不可触地，走路艰难。

查体：精神、饮食正常，行动略有跛行，双脚踝关节及拇指关节处肿胀明显，按之痛。舌暗淡，苔黄腻，脉沉细，血尿酸520μmol/L。

既往史：2008年6月间，气候乍暖乍寒，某日晚间洗脚，意外发现左脚踝关节处微红肿，按之痛，初不介意，第二天肿痛加剧，站立时疼痛更甚，跛行并伴有低热，食欲减退，由家人送至当地医院就诊，通过各项检查，诊断为"痛风"，用布洛芬、吲哚美辛等治疗，疼痛逐渐减轻消失。20日后停药1周，肿痛复如从前，仍继续服药，有时服药间也肿痛发作，遂不敢轻易停药，血尿酸在服药期间正常，停药后又出现偏高，并反复腹泻，拖延半年余，遂请中医治疗。

西医诊断：痛风。

中医诊断：痹证（风湿痹阻证）。

治则：祛风通络，清热利湿。

处方：粉葛根 15g　　宣木瓜 12g　　忍冬藤 30g　　油松节 9g

　　　全当归 12g　　赤芍 9g　　　炒苍术 9g　　绵茵陈 15g

　　　虎杖 15g　　　生甘草 5g　　猪苓 9g

　　　羌活、独活各 9g　　　　　防风、防己各 9g

水煎服，1日1剂，分两次温服。

二诊：2010年1月10日。肿痛明显减轻，尿酸 5.3g。嘱原方加白术 10g，继续服用两周。

三诊：2010年2月2日。肿痛未见发作，尿酸正常。

随访半年，肿痛未见复发。

按：本病由平素过食膏粱肥甘厚味，以致湿热内蕴，兼因外感风邪，侵袭经络，气血不能畅通以致局部灼热红肿，功能障碍。甚者气滞血瘀，络道阻塞，而导致关节畸形。治以祛风通络，清热利湿。用当归拈痛汤主之。方中羌活苦辛，通利关节而胜湿；防风甘辛，温散经络而祛湿；葛根苦辛，味之薄者，阴中之阳，引而上行，以苦发之也；苍术体轻浮，能去皮肤腠理之湿；血壅不流而致痛，取当归、赤芍温以散之，使气血各有所归，甘草甘温补脾、养正气，使得苦药不伤胃；茵陈以苦泄之，治关节烦痛；"治湿不利小便，非其治也"，故取猪苓甘淡平，淡以渗之。此外加虎杖，味苦辛平，活血、通络止痛；忍冬藤味甘，性寒，能清热通络治风湿痛；松油节味苦，性温，以祛风燥湿，活络止痛；宣木瓜味酸，性温，舒经活络，皆以助祛风通络、清热利湿之功。

二诊，患者肿痛减轻明显，但腹泻仍有，故在原方基础上酌加白术，白术性温，健脾祛湿，使得腹泻可止，上述症状继续好转，以至于随后不再复发。

第六节　益气养阴汤

本方是夏少农先生的临床验方。夏少农先生治宗《黄帝内经》，善用益气养阴法治疗外科疾患，在外科的应用上发扬气阴学说。气血、阴阳乃人体生命的物质基础，在多年的临床治疗中，夏少农发现在外科疾病中属气阴两伤的并不少见，用益气滋阴法治疗每多奏效，始信"少火生气，壮火食气"，"阳生阴长"之说，明确其在临床中的指导意义。

【组成】黄芪 40g　　党参 20g　　大生地 12g　　何首乌 12g

　　　　北沙参 20g　　麦冬 15g　　紫草 9g　　　丹皮 9g

　　　　地骨皮 30g　　当归 9g　　　白芍 12g

【功效】益气养阴。

【主治】气阴两虚证。

【组方特色】方中黄芪大补元气为君药，合党参共奏益气之功；地骨皮清虚热，凉血除蒸，临床常用于阴虚血热所致的骨蒸潮热、低热盗汗等阴虚之证，结合丹皮、紫草、白芍、当归而起到凉血活血、滋阴清热之功；生地黄、何首乌合用大补阴血，北沙参、麦冬补肺脾之阴。诸药合用，则益气养阴之效显著。

【方证要点】临床上患者若有乏力、气短、自汗等气虚表现并伴有烦热、心悸、舌质红、脉象细数等阴虚血热表现可辨证为气阴两虚证，方用益气养阴汤加减。

【加减变化】夹湿邪者加黄柏；脾阳虚者可加白术、炮姜、建曲；若便溏明显者，可以白术、炮姜合香连丸同用，效果显著。

【使用禁忌】若诊为气阴两虚者均可使用，注意本方药多滋腻，不可过量，否则碍脾阻气而产生胸闷脘胀、纳呆不舒之感。

【经典案例】俞某，女，32岁。

主诉：乏力，心悸气短，烦热月余。

现病史：患者近月余精疲乏力，心悸气短，消中善饥，口渴烦热。舌质红绛，脉象细数。在西医院 ^{131}I 吸碘试验增高，基础代谢 +30% 以上，某医院诊断为甲状腺功能亢进，曾用甲巯咪唑等治疗，效果并不明显，遂来就诊。

西医诊断：甲状腺功能亢进。

中医诊断：气瘿（气阴两虚证）。

处方：黄芪 30g　　党参 30g　　鳖甲 15g　　龟甲 12g

　　　何首乌 12g　生地黄 12g　白芍 12g　　怀山药 12g

　　　夏枯草 30g　制香附 12g

（该方适用于一般甲状腺功能亢进患者。）

上述方药治疗半年余，症状消失，吸碘及基础代谢恢复正常，随访 8 年未见反复。

按：甲状腺功能亢进症，中医药文献中虽无此病名，但多数甲状腺功能亢进患者伴有甲状腺肿大或结节肿块及消谷善饥、形体消瘦之症，故属中医"瘿瘤"及"中消"范畴，一般多用化痰、软坚、消散瘿瘤之法来治疗本病，但往往效果欠佳。我们通过几年临床实践，对全身症状结合 ^{131}I 超过正常标准，吸碘率及基础代谢同时高达 +30% 以上的 56 位甲状腺功能亢进患者，进行了细致的辨证、求因，认为乏力、自汗等属于气虚，口干、烦热、心悸、震颤及善饥等属阴虚火旺，甲状腺肿大及肿块属痰凝气滞。可用益气养阴为主，化痰疏气为佐的治则，其结果治愈率达 32.1%，总有效率达 96.4%。

在临床上，此病主要是气阴两虚、阴虚火旺之火，又可分心火、肝火、胃火三类。若阴损及阳，脾阳不健而致大便溏薄，次数增多，属阴虚之中兼有脾阳受损的症状，在治疗上，以炮姜、白术与香连丸合用有很好的治疗效果。

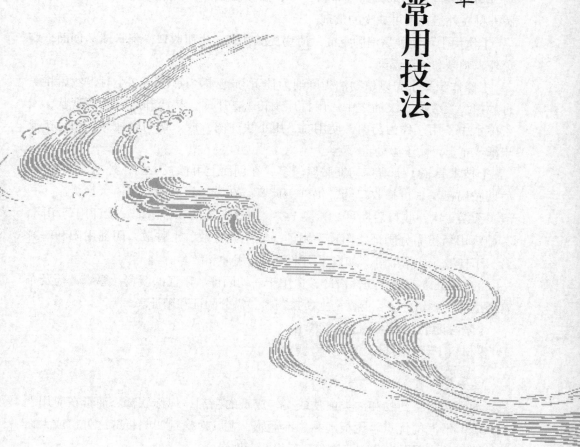

第五章 流派常用技法

第一节　一般外治疗法

一、外敷药物疗法

（一）膏药

膏药是指按配方用若干药物浸于植物油中煎熬去渣，存油加入黄丹再煎，利用黄丹在高热下经过物理变化，凝结而成的制剂。俗称药肉，又称硬膏。膏药分薄纸膏药、厚纸膏药或布膏药等，因其黏性好，使用方便，疗效高，是中医外科在外治上不可缺少的敷剂。

【作用】可使肿疡消肿定痛，溃疡提脓祛腐、生肌收口。保护溃疡创面，避免外来刺激和细菌感染。

【操作步骤】先以植物油（麻油为佳），放于锅内煎滚1~2小时，然后将黄丹炒熟，缓缓放入滚油之中，用竹片调转1~2小时，待冷却后可凝成膏状，浸于冷水中备用，称为药肉。使用时，用小块药肉，放入铜勺内炖烊，用竹筷摊于纸或布上，贴于患处。

【技术要领】①溃疡初期脓腐较多，在创面上可掺拔毒药，外盖薄纸膏药，后期脓腐已清，可掺收口药，仍外盖此膏。在脓液过多时，可1天换2次，一般1天换1次，收口后期可2天换1次。溃疡所掺药粉，阴证、阳证用药相同。②肿疡用药粉需分阴证、阳证。阳证一般用九香散、十香散，阴证用阳和解凝膏、丁桂散、桂麝散等。如属半阴半阳证则用冲和散等。

【适应证】薄纸膏药性清冷，适用于一切阴证、阳证的溃疡。厚纸膏药及布膏药适用于一切肿疡，但膏药上所掺药粉，需分阴证和阳证。

【禁忌证】对膏药有过敏者禁用。

【材料】若干药材、植物油、黄丹。

（二）油膏

油膏是指将药物和油类煎熬或捣匀成膏的制剂，现称软膏。油膏在应用上有柔软、滑润的优点，无板硬黏着不适感，尤其对病灶凹陷折缝之处，或大面积的溃疡，使用更为适宜，故多受近代医者推崇。

【作用】有保护、消炎、去痂的作用，适用于肿疡、溃疡、糜烂结痂渗液不多的皮肤病。

【操作步骤】将药粉和于各种油类之中。古代油膏多用黄蜡、白蜡、猪油、蜂蜜和植物油等制成,现代改用凡士林,方法简便。

【技术要领】多数油膏以凡士林与 20%~30% 药粉和匀做成。油膏名称不同,治疗病种也不一样。油膏摊于纱布上敷贴较为柔软,凡膏药难以贴牢或贴后不适,即可改用油膏。

【适应证】①金黄膏、玉露膏,性清凉解毒,适用于阳证肿疡,如痰毒、丹毒等;溃疡如脑疽、坏疽等。②阳和解凝膏,性温,能和营温经,适用于阴证肿疡,如流痰、阴疽等。③冲和膏,和营通络,适用于半阴半阳证,如附骨疽、痰注发等。④红油膏具有拔毒生肌作用,适用于溃疡脓腐未清之时。⑤白玉膏、三石膏,性敛收口,适用于溃疡收口。⑥疥疮膏有杀疥虫止痒作用。

【禁忌证】对凡士林有过敏者禁用。

【材料】药粉、凡士林。

(三)箍围药

箍围药,又称糊膏,是由植物油和药粉调成糊状而成。

【作用】具有清热收涩作用,种类分为青黛散糊膏、三石散糊膏、清凉油等。

【操作步骤】将相应药粉用植物油(麻油为佳)调和,拌成糊状,摊于柔软的桑皮纸或绵纸上,敷贴于患处。

【技术要领】在应用糊膏时,要注意糊剂调成糯糊状,摊于用手揉熟的桑皮纸或绵纸上,敷贴患处后必须外盖油纸,再用纱布绷带,避免植物油被纱布吸干,以保证发挥较好疗效。在换药时,若发现糊剂与患部粘连,这就是病变转好的趋势。如要将药除去,可用半边剪刀或薄竹片刮去已失去药力的糊剂,刮到出血,再敷上新鲜糊剂,这样可缩短疗程。

【适应证】适用于急慢性湿疹、过敏性皮炎、慢性溃疡、水火烫伤等疾病。

【禁忌证】对糊膏有过敏者禁用。

【材料】药粉、植物油。

(四)草药

草药指新鲜的植物药,又称生草药。用生草药治病,是一种简便的外用药物疗法,具有廉、便、验的优点。

【作用】活血化瘀、祛风止痒等。

【操作步骤】常用如蒲公英、紫花地丁、马齿苋、芙蓉花叶、野菊花叶、重楼、丝瓜叶、旱莲草等。将生草药洗净,用 1∶5000 高锰酸钾溶液浸泡,后加食盐少许,捣烂外敷患处,1 天调换 1~2 次;用于止血时,加压包扎。

【适应证】适用于一切外科病之肿疡、创伤浅表出血、毒蛇咬伤、皮肤病瘙痒等。

【禁忌证】对草药有过敏者禁用。

【材料】生草药。

（五）掺药

掺药是指将少量的药粉掺于膏药、油膏上，贴在肿疡上；或直接掺布于创面上，或黏附于药线上，而插入疮内。

【作用】由于掺药处方不同，所以具有消肿、散毒、提脓祛腐、腐蚀而平胬肉、生肌收口、定痛止血等不同作用。

【操作步骤】掺药应将药物研成极细粉末，用时掺布于膏药或油膏上，或直接掺布于病变部位。

【适应证】①提脓祛腐药：如小升丹和大升丹等。具有提脓祛腐的作用，适用于一切外疡溃破之初，或脓水不净，新肉未生的阶段。②腐蚀药与平胬药：如白降丹、平胬丹等。具有腐蚀组织，平复胬肉的作用，适用于肿疡在脓未溃时，或痔疮、瘰疬、赘疣、息肉等病；或溃疡破溃以后，疮口太小，引流不畅；或疮口僵硬，或胬肉突出，或腐肉不脱等妨碍收口。③生肌收口药：如生肌散、八宝丹等。具有解毒、收涩、收敛、促进新肉生长的作用，掺布创面能使疮口加速愈合。凡溃疡腐肉已脱，脓水将尽时可以使用。④止血药：如桃花散、参三七粉等。具有收涩凝血的作用，适用于溃疡或创伤出血。

【禁忌证】对药粉有过敏者禁用。

【材料】药粉。

二、手术疗法

（一）切开法

切开法是运用手术刀对脓肿、瘘管等进行切开的一种手术疗法，以使脓液排出，便于用药。

【作用】通过切开脓肿、瘘管等以达到毒随脓泄，肿消痛止，逐渐痊愈的目的。

【操作步骤】术前应对脓肿有全面的认识，明确诊断，辨明最软的脓点所在部位，选择切口的方向，估计好切口的大小，进刀的深度，然后进行皮肤消毒和局部麻醉。手术时以右手握刀，刀锋向外，拇、食二指夹住刀面背侧预定进刀的尺寸处，其余三指把住刀柄，并把刀柄的末端顶在鱼际上 1/3 处，同时左手拇、食二指按在所要进刀部位的两侧。进刀时刀口向上，从脓点部位向内直刺，深入脓腔即止。

【技术要领】①开口方向：一般外疡切开以直切为主，避免损伤大动脉。有些部位有其特殊性，如面部需按皱纹切开；眼睑部需横切；乳房部需放射性切开，以免损伤乳络等。②开口部位：如在腹腔部切开，不宜过深，以防损伤腹膜。脓肿切口，尽量在脓腔 2/3 以下，以防袋脓。③开口大小：由于部位不同，脓肿大小不同，切口稍有差别。一般切口以 1cm 为适宜；外疡大的，切口约 2cm 以上；疮疖小的，切口约 1cm 以内。④开口形态：多数为切刀一处。唯有痈疽、发背脓头较多，流脓不畅，则需切开成"十"字形等，使脓液易于排出。⑤切开注意点：在切开过程中需注意不要损伤经络血管，如果神经受伤或切断，可使感觉不敏，功能损伤；如果血管损伤，可造成出血。⑥注意"刀晕"的发生。

【适应证】凡一切外疡，确已成脓者，或溃疡疮口太小，引流不畅者，或已成瘘管者，均可使用。

【禁忌证】无。

【用具】手术刀、纱布等。

（二）砭镰法

砭镰法俗称飞针，是指用三棱针或刀锋在疮疡患处，浅刺皮肤或黏膜，放出少量血液的治疗方法，是中医外科常用手术方法之一。

【作用】促使内蕴热毒随血外泄。

【操作步骤】消毒患处，再按疮疡大小，以三棱针或刀锋刺上数刀，刺破疮疡肿块，以患处出血或排出黏液、黄水为度。刺后可再敷药包扎或外搽吹口药。

【技术要领】不同部位与大小，针刺次数不同。如口腔板牙，刺近十次，稍出一点血，就能清除病情。其他病多数在十次以上。

【适应证】丹毒红肿热痛，小儿板牙，难以饮食，烂疔四周肿痛，急性淋巴管炎等。

【禁忌证】阴证、虚证禁用。

【用具】手术刀、三棱针等。

（三）挂线法

挂线法是指采用普通丝线或药制丝线，或纸裹药线，或橡皮筋线等来挂断瘘管或窦道的治疗方法，目前多采用橡皮筋挂线法。

【作用】针对不宜采用切开手术者，通过挂线法以达到内毒外泄的作用。

【操作步骤】先用球头银丝自甲孔探入管道，使银丝从乙孔穿出，然后用丝线做成双套结，将橡皮筋线一根结扎在自乙孔穿出的银丝球头部，再由乙孔回入管道，从甲孔抽出，橡皮筋线与丝线贯穿瘘管管道两口，此时将扎在球头上的丝线与橡皮筋线剪开，再在橡皮筋线下先垫以两根丝线，然后收紧橡皮筋线，打一个单结，再将所垫的两根丝线，分别在橡皮筋线上打结处予以结缚固定，最后抽出管道内上述保留的丝线。

【适应证】多种瘘管，如肛门瘘管、乳房瘘管等。

【禁忌证】耳前瘘管、颊部瘘管等不适用。

【用具】橡皮筋线等。

（四）结扎法

结扎法又名缠扎法，是利用线的紧力结扎，促使结扎上部的病变组织失去营养而致逐渐坏死脱落，或阻断血流的治疗方法。目前多采用较粗的普通丝线或医用缝合线进行结扎。

【作用】用线结扎阻断血液的流动，使病灶腐死脱落。

【操作步骤】凡头大蒂小的赘疣、痣核等，可在根部以双套结扎扣住扎紧。凡头小蒂大的痣核，可以缝针贯穿它的根部，再用8字式结扎法，两线交叉扎紧。如截除脱疽坏死的趾、指，可在其上端预先用丝线缠绕十余转，渐渐紧扎。如脉络断裂，可先找到断裂的络头，再用缝针引线贯穿出血底部，然后系紧打结。

【技术要领】内痔用缝针穿线，不可穿过患处的肌层，以免化脓；扎线未脱，应俟其自然脱落，不要硬拉，以防出血。

【适应证】用于疣、息肉、内痔等。

【禁忌证】无。

【用具】丝线、医用缝合线等。

三、其他疗法

（一）火针疗法

火针疗法指将针具烧红后刺激患部的治疗方法。古称燔针焠刺。该疗法借着灼烙的作用来代替开刀，从而达到脓肿溃破引流，并能防止出血的目的。

【作用】代替开刀，以使脓肿破溃，排脓引流。

【操作步骤】用定制铜铁针，放在火上烧红，很快向脓腔斜形刺入，需注意不能刺伤腔底好肉，随即向上一拖，使疮口扩大，脓可向外排出；对于腐蚀瘀疡，先用火针刺一孔，然后将腐蚀药条插入孔内。

【适应证】适用于附骨疽、流痰等肉厚脓深的阴证，脓熟未溃，或虽溃而疮口过小，脓出不畅者。

【禁忌证】头面部皮肉较薄，禁用。

【用具】针具、酒精灯。

（二）热烘疗法

热烘疗法是指在病变部位涂药后，再加热力烘烤的治疗方法。

【作用】可促使局部气血流畅，腠理开疏，药物渗入，从而达到活血祛风以减轻或消除痒感，活血化瘀以消除皮肤肥厚等治疗目的。

【操作步骤】选择相应的药膏（鹅掌风用疯杨膏；慢性湿疮用青黛膏；牛皮癣用疯油膏），均匀极薄涂于患处，用电吹风向搽药处吹，每日1次，每次20分钟，烘后即可将所涂药膏擦去。

【适应证】适用于鹅掌风、慢性湿疮、牛皮癣等皮肤干燥、瘙痒之症。

【禁忌证】急性皮肤病禁用。

【用具】药膏、电吹风。

（三）熨法

熨法是采用药物和适当的辅料经过加热处理后，敷于患部或腧穴的一种治疗方法。本法操作简单，取材方便，费用低廉，安全无痛苦，是值得推广的外治方法。

【作用】本法借助温热之力，将药性由表达里，通过皮毛腠理，循经运行，内达脏腑，疏通经络，温中散寒，畅通气机，镇痛消肿，调整脏腑阴阳，从而达到治病的目的。

【操作步骤】用药物加酒醋炒热，布包熨摩患处。如取赤皮葱连须240g，捣烂后与药末和匀，醋拌炒热，布包熨患处，稍冷即换，有温经祛寒、散风止痛之功，适用于附骨疽、流痰皮色不变，筋骨酸痛。又如取皮硝80g，置布袋中，覆于乳房部，再用热水袋置于布袋上待其溶化吸收，有消肿回乳之功，适用于乳痈初起或哺乳期的回乳。

【适应证】适用风寒湿痰凝滞筋骨肌肉等症，以及乳痈的初起或回乳。

【禁忌证】阳证肿疡禁用。

【用具】药物、布袋等。

（四）熏烘疗法

熏烘疗法分为水熏和火熏二种。水熏是用中药煎汤，冒出热气熏肿疡、溃疡；火熏是用中草药燃烧冒烟，熏蒸皮肤病，如熏治阴部、臀部癣疮瘙痒症。

【作用】熏烘疗法取其烟气上熏，借着药力和热力作用疏通气血而治病的方法。

【操作步骤】火熏，即烟熏法，将烟熏放在马桶形桶内，用火点燃冒烟，人坐木桶上，烟熏患处 10 分钟左右，有止痒除湿作用。水熏，即水汽熏蒸法，用中草药煎滚，以热汽熏蒸患部，有消肿祛腐生肌作用。

【适应证】火熏法适用于顽固癣疮；水熏法适用于外疡、肿疡、溃疡、痔疮瘘管。

【禁忌证】对相应中草药材有过敏者禁用。

【用具】中草药材、马桶形桶等。

（五）针灸疗法

针灸疗法是指用针刺法或灸法治疗疾病的方法。

【作用】调和阴阳，扶正祛邪。

【操作步骤】针刺的用法，一般采取病变远隔部位取穴，手法大多应用泻法，不同疾病取穴各异。灸的方法多用隔灸，即捣药成饼，或切药成片（如豆豉、附子等作饼，或姜、蒜等切片），上置艾炷，于疮上灸之。此外，还有用艾绒配伍其他药物，做成药条，隔纸燃灸称雷火神针灸。灸炷的大小，壮数的多少，需视疮形的大小及疮口的深浅而定，原则为必须使药力达到病所，以痛者灸至不痛，不痛者灸至觉痛为止。

【适应证】针刺适用于瘰疬、乳痈、乳癖、湿疮、瘾疹、蛇串疮、脱疽、内痔术后疼痛及排尿困难等疾病；灸法适用于肿疡初起坚肿，特别是阴寒毒邪凝滞筋骨，而正气虚弱，难以起发，不能托毒外达者；或溃疡久不愈合，脓水稀薄，肌肉僵化，新肉生长迟缓者。

【禁忌证】疔疮等实热阳证不宜灸法。

【用具】针具、艾条等。

（六）引流法

引流法是指使用药线、导管、扩疮术等方法，使脓液向外畅流的疗法。

【作用】凡脓肿切开或有窦道，必须引流，以冀脓液早日排清，使易收口。

【操作步骤】①药线引流：使用药线引使脓液向外畅流的方法。药线临床大多采用桑皮纸、丝绵纸，搓成大小不等线状，然后将升丹、东丹或其他药物和于糯糊内，用竹片或刮药刀摊粘于纸线上做成药线，晒干或烘干后使用。切口初期脓液多，可用红升丹药线。三天以后，脓液减少，再改用东丹药线。②导管引流：使用导管将脓液向外引流的方法。现多用橡胶或塑料作导管，相较于药线引流法，更能使脓液畅出。用时将消毒的导管轻轻插入疮口，达到底部后，再稍退出一些即可。外用橡皮膏固定导管。当脓液减少时，改用药线引流。③扩创引流：采用手术扩大疮口引导脓液向外畅流的方法。大多应用于有袋脓现象，经其他引流法无效的情况。扩创时在消毒局麻后，用手术刀将疮口上下延伸或用剪刀作"十"字形扩创。扩创后，用消毒棉花按疮口大小，蘸八二丹或七三丹填塞疮口以祛腐，并加压固定，以防止出血。

【适应证】一般适用于脓肿切口或窦道脓出不畅，不肯收口者。

【禁忌证】无。

【用具】桑皮纸、橡胶管等。

（七）垫棉法

垫棉法是指用棉花或纱布折叠成块以衬垫疮部的一种辅助疗法。该法简单有效，可以避免再度手术的传统疗法，对一般袋脓症、脓腔空壳症均有较好疗效。

【作用】垫棉法可以借着加压的力量，使溃疡的脓液不致下坠而潴留，或使过大的溃疡空腔皮肤与新肉得以黏合而达到愈合的目的。

【操作步骤】使用时将棉花或纱布垫衬在疮口下方空隙处，并用阔带绷住固定。对窦道深而脓水不易排尽者，用棉垫压迫整个窦道空腔，并用绷带扎紧。对于溃疡空腔的皮肤与新肉一时不能黏合者，可将棉垫按空腔的范围稍微放大，满垫在疮口之上，再用阔带绷紧。具体应用需根据不同部位，在垫棉后采用不同的绷带予以加压固定，如项部用四头带，腹壁多用多头带，会阴部用丁字带，腋窝、腘窝部用三角巾包扎，小范围的用橡皮膏加压固定。

【适应证】适用于溃疡脓出不畅有袋脓者，或疮孔窦道形成脓水不易排尽者，或溃疡脓腐已尽，新肉已生，但皮肉一时不能黏合者。

【禁忌证】在急性炎症红肿热痛尚未消退时禁用。

【用具】棉花、阔带等。

（八）锋钩针挑治法

锋钩针挑治法是指运用带有小弯钩锋的特殊针灸用具锋钩针，在严格消毒的条件下，主要针对有脓疱的炎性丘疹、闭合或开放性粉刺等皮疹进行挑割的手法，具有痛苦小、疗效迅速、不易留瘢痕的优点。

【作用】在病灶处排脓毒，出恶血，泄热散毒，祛瘀消肿，疏通局部经脉，调节病灶血气，体现"去菀陈莝"的思想，达到类似于"切开引流"作用，以促进局部炎症的消退。

【操作步骤】用75%酒精棉球擦拭皮损局部3遍。右手持锋钩针，针尖插入粉刺病皮损毛囊口内，迅速挑割开毛囊内侧壁，并在毛囊口形成1mm左右的切口。用锋钩针背部从毛囊开口周围向开口方向推压，排出毛囊内的皮脂栓、脓液、瘀血等内容物，再挤放鲜血，直至清澈组织液渗出为度。左手持75%酒精棉球随时擦净排出物。

【适应证】适用于寻常痤疮中白头粉刺、黑头粉刺及脓性丘疹。

【禁忌证】瘢痕型粉刺病禁用。

【用具】锋钩针、75%酒精棉球等。

（九）中药倒模法

中药倒模法集药物、按摩、理疗为一体，其治疗程序为：清洁——中药面膜膏按摩——成形倒模剂倒模。

【作用】改善面部血液循环，增强局部皮肤的新陈代谢，促进药物吸收，达到缓解炎症或嫩肤祛斑、加速色素沉着吸收的治疗作用。

【操作步骤】①清洁：先用温水洗净面部，患者平卧按摩床上，面部肌肉自然放松，用毛巾将头发理顺包扎，用脱脂棉球蘸清洁剂顺皮纹方向擦拭整个面部，清除油污。接着根据患者的皮肤条件在面部涂抹净肤霜。②按摩：借助中药摩膏的润滑作用，用双手指腹，根据皮纹走向，肌肉分布，进行各种手法滑、摩、拍按摩，并在面部点按与美容有关的穴位（双侧地仓、颊车、迎香、攒竹、太阳等），全组按摩约需10分钟。③倒膜：按摩结束后，用绵纸将眉、眼睛和口部遮盖保护。取倒膜粉约20g用温水25ml调成糊状，迅速从额部至下颌用美容刷均匀敷盖面部，最后盖上毛巾保温，约30分钟后，即可从颊部掀膜。

【适应证】粉刺病、黄褐斑等。

【禁忌证】无。

【用具】中药摩膏、倒膜粉等。

第二节　特色疗法

一、"药针膜"结合治疗痤疮

痤疮是常见发生于毛囊皮脂腺的慢性炎症性皮肤病之一，中医称之为"粉刺"。临床表现以粉刺、丘疹、脓疱、结节、囊肿为主。本病好发于青少年，随着饮食环境、学习和工作压力等因素的影响，其发病率有逐年增高的趋势。因其发病率高，且为损容性皮肤病，给患者的生活造成了较大的困扰，得到了临床医生较高的关注。早在 20 世纪 90 年代，本流派传人、著名中医皮肤科专家——夏涵就对本病展开了深入的研究，既往多认为"肺经风热"是痤疮发病的主要病机，夏涵则指出痤疮皮损多为红色丘疹或伴红斑，患者每多伴有心烦、不寐、便秘等症，而无明显瘙痒，故风热实为血热，疏风应以凉血代之，遂以清肺凉血为法，创立"清肺祛脂方"，后期的临床研究显示，本方能明显改善痤疮皮损，减少皮脂溢出。随着临床经验的不断积累与发展，在夏涵学术经验的基础上，结合锋钩针、中药倒膜的外治法，本流派制定了独特的"药针膜"相结合治疗痤疮的综合方案，取得了良好的临床疗效。

1. 药

"药"主要指中药或中成药内服，根据辨证论治原则处方。

（1）肺经血热证

【症见】可见粉刺、丘疹、脓疱等，皮疹颜色鲜红，或伴有痒痛感，口渴或口臭，大便干结不畅，尿黄，颜面潮红，舌红，苔黄或腻，脉滑数。

【治法】清泄肺胃，凉血解毒。

【处方】清肺祛脂方（协定方）加减。

枇杷叶 12g	桑叶 9g	桑白皮 15g	地骨皮 15g
黄芩 9g	女贞子 12g	生地黄 30g	生山楂 15g
白花蛇舌草 30g	生甘草 6g		

【加减】舌尖红赤，小便色黄，加黄连、淡竹叶；面红、口渴、口腔异味可加知母、石膏、黄连；大便干结不畅可加枳实、全瓜蒌、大黄；皮脂溢出较多，舌苔黄腻，可加茵陈蒿、侧柏叶等。

【中成药】白地祛脂合剂或银翘解毒合剂（医院制剂）30ml，口服，每日 3 次；或连翘败毒片 3 片，口服，每日 3 次；或一清胶囊 3 粒，口服，每日 3 次；或丹参酮胶囊 3 粒，口服，每日 3 次。

（2）痰瘀互结证

【症见】颜面皮疹经久不愈，坚硬疼痛，色暗不鲜，多见结节、囊肿、瘢痕与色素沉着，舌暗红，脉滑。

【治法】活血化瘀，化痰散结，兼以清热泻火。

【处方】桃红四物汤、二陈汤合清肺祛脂方（协定方）加减。

桃仁 12g	红花 12g	当归 9g	陈皮 9g
姜半夏 9g	夏枯草 30g	浙贝母 12g	赤芍 12g
生地黄 30g	黄芩 9g	桑白皮 15g	地骨皮 15g
生山楂 15g	白花蛇舌草 30g		

【加减】女性经量少、血块多，或经行腹痛，可加香附、枳壳、丹参、益母草；结节、囊肿较大，可加莪术、三棱、龙骨、牡蛎、白僵蚕；口干欲饮可加玄参、天花粉；大便不畅干结可酌加大黄、瓜蒌等。

【中成药】连翘败毒片 3 片，口服，每日 3 次；或大黄䗪虫丸 3g，口服，每日 3 次；或者丹参酮胶囊 3 粒，口服，每日 3 次。

（3）冲任不调证

【症见】皮疹色鲜红，伴见月经不调、小腹胀痛，或经期皮疹增多、加重，心烦易怒，乳房结块胀痛不适，舌红，苔薄黄，脉弦细。

【治法】调理冲任，清热泻火。

【处方】逍遥散合清肺祛脂方（协定方）加减。

柴胡 12g	当归 12g	白芍 12g	白术 12g
茯苓 12g	女贞子 18g	墨旱莲 18g	广郁金 12g
桑白皮 15g	地骨皮 15g	丹皮 15g	丹参 30g
生山楂 15g	炙甘草 15g	白花蛇舌草 30g	

【加减】皮疹色红、量多，伴见脓头可酌加黄芩、金银花、连翘；女性经行腹痛，可加香附、枳壳、益母草；结节、囊肿较大，或伴有乳房结块胀痛，可加莪术、三棱、海藻；情志不畅可加合欢皮；大便不畅干结可酌加大黄、瓜蒌等。

【中成药】丹栀逍遥丸 8 粒，口服，每日 3 次；或者丹参酮胶囊 3 粒，口服，每日 3 次。

（4）肝肾阴虚证

【症见】皮疹以红色或皮色丘疹为主，伴有小脓疱、小结节，或见非青春期出疹，寐差多梦，心烦易怒，口干，大便干结，小便短赤，舌红少苔，脉细数。

【治法】培补肝肾，养阴清热。

【处方】六味地黄丸合清肺祛脂方（协定方）加减。

生地黄 15g	熟地黄 15g	山萸肉 12g	怀山药 12g
泽泻 12g	玄参 12g	女贞子 18g	墨旱莲 18g
白芍 12g	柴胡 12g	桑白皮 15g	地骨皮 15g
炙甘草 15g	丹参 30g	白花蛇舌草 30g	

【加减】皮疹色红伴见脓头可酌加黄芩、金银花、连翘；舌尖红赤，小便色黄，加黄连、淡竹叶；皮脂溢出较多，舌苔黄腻，可加茵陈蒿、侧柏叶；女性经行腹痛，可加香附、枳壳、益母草；结节、囊肿较大，可加莪术、三棱、海藻；伴见色素沉着可加红花、桃仁、白僵蚕等。

【中成药】知柏地黄丸 8 粒，口服，每日 3 次；或二至丸 8 粒，口服，每日 3 次。

2. 针

"针"指锋钩针。

（1）适应证　适应于以粉刺、丘疹、脓疱、囊肿等皮损为主的痤疮。

（2）操作方法及步骤　①碘伏皮损局部消毒 3 遍。②右手持锋钩针，针尖迅速刺入皮损毛囊口内，挑开毛囊内侧壁。③用锋钩针背部从毛囊开口周围向开口方向推压，排出毛囊内的皮脂栓、脓液、瘀血等物，再挤放鲜血，直至清澈组织液渗出为度。④擦净排出物，再次以碘伏消毒。

（3）注意事项　①进针时须顺毛囊皮脂腺开口进入，迅速挑开毛囊开口，以便皮脂栓顺利排出，挑开毛囊壁时手法要迅速轻巧，否则会加重患者的疼痛感。②对于囊腔较深的皮损，浅层内容物排除后，还需将锋钩针尖深入囊腔进行引流，以充分排出内容物。③皮脂栓清除要彻底。④对于聚合性痤疮的皮损，应将深部复杂窦道结构打通，彻底清洗。

（4）作用　运用带有小弯钩锋的特殊针灸用具，在严格消毒的条件下对有脓疱的炎性丘疹、闭合或开放性粉刺等皮疹进行挑割手法，在病灶处排脓毒、出恶血，泄热散毒，祛瘀消肿，疏通局部经脉，调节病灶血气，体现"去菀陈莝"的思想，达到类似于"切开引流"作用，以促进局部炎症的消退，具有痛苦小、疗效迅速、不易留瘢痕的优点。

3. 膜

"膜"指巨樱霜合用海藻粉倒膜。

（1）适应证　适用于颜面部的寻常痤疮，以及脂溢性皮炎、酒渣鼻等疾病。

（2）操作方法及步骤　①清洁：先用温水洗净面部，患者取平卧位，面部肌肉自然放松，用毛巾将头发理顺包扎，用脱脂棉球或清洁剂顺皮纹方向擦拭整个面部，清除油污。接着面部涂抹润肤霜进行护理。②中医穴位循经按摩：借助中药摩膏的润滑作用，用双手指腹，根据皮纹及经络走向进行各种手法揉、拍等按摩，并在面部点按与美容有关的穴位（双侧地仓、颊车、迎香、攒竹、太阳等），全组按摩约需10分钟。③倒膜：面部按摩结束后，用绵纸将眉、眼睛和口周遮盖保护。取巨樱霜（医院制剂）合用海藻倒膜粉约20g，用温水25ml调成糊状，迅速从额部至下颌用美容刷均匀敷盖面部，最后盖上毛巾保温，约30分钟后，即可从颊部开始掀膜。④再次清洁面部，用润肤霜护理。

（3）注意事项　①清洁及按摩面部时不宜用力过大，注意动作轻柔，以免引起皮损出血、疼痛等情况。②倒膜时注意用绵纸将眼睛、口周等部位遮盖保护，以免药物渗入刺激。鼻腔周围倒膜应注意隔开，以免影响患者正常呼吸。

通过既往对"药针膜"结合治疗痤疮方案的临床研究，我们发现清肺祛脂方可促进局部炎症消退，明显改善痤疮的皮损分度、减少皮脂溢出，其改善皮损分度和减少皮脂溢出的效果与临床常用异维酸无显著性差异。不良反应发生率亦低于西药组，还有不易留瘢痕等优点。结合"针""膜"外治可以清除皮肤污垢，促进皮肤的血液循环，有利于痤疮炎症的消散，从而达到祛脂消痤，悦肤养颜的功效。

二、耳背静脉放血疗法

耳背静脉放血疗法是指用针具刺破耳背静脉，放出少量血液，从而防治疾病的一种外治疗法。早在《灵枢·厥病》中就有关于耳背刺络放血治疗疾病的详细记载，如："头痛甚，耳前后脉涌有热，泻出其血。"随着临床实践的探索与发展，耳背放血治疗的方法不断丰富，适应证进一步扩大，涉及内、外、妇、儿、五官等科，疗效较为满意。耳背静脉放血疗法在本流派运用较多，通过多年的临床观察及实践总结，发现其在扁平疣、银屑病等多种皮肤病的治疗中有很好的疗效，且操作简单、成本低，成为较受患者信赖的特色外治法之一。

（1）适应证　适用于扁平疣、银屑病、头癣等疾病。

（2）操作方法及步骤　①向患者介绍要进行的操作并取得患者同意，取合适体位（坐位或侧卧位）。②耳背放血的部位，大多取耳廓的尖端部、隆起处较粗或淤曲的静脉血管。操作前可先揉按耳廓使其充血，以便血液顺利排出。③局部碘伏或酒精棉球消毒，消毒后操作者左手拇指、食指将耳背拉平，中指置于其下，右手持三棱针或毫针，用尖端迅速刺破血管，刺入约2mm深，或用手术刀在耳背静脉处进行划割，血液流出量少时可从创口远端向近端挤压，根据患者的具体情况放血 5~10 滴，然后用干棉球按压止血，每周 1 次，双耳可交替进行操作。

（3）注意事项　①操作前应取得患者的同意及配合，过于饥饿、疲劳、精神高度紧张等情况下，不宜进行。体质虚弱者，尽可能采取卧位。②局部皮肤有感染、溃疡、瘢痕的部位不宜操作。

耳背静脉放血疗法体现了中医理论的"血实宜决之""苑陈则除之"及"泻热出血"的治疗原则。临床验证报道具有退热、消炎、镇静、止痛、消肿、免疫调节等作用，且此方法操作简便、安全，取材容易，在临床上具有很好的应用价值。

三、"冬病夏治"治疗皮肤病

冬病夏治是指对于一些在冬季容易发生或加重的疾病，在夏季给予针对性的治疗，提高机体的抗病能力，从而使冬季易发生或加重的病症减轻或消失的一种中医特色治疗，是中医"天人合一"和"治未病"观点的具体运用。早在《素问·四气调神大论篇》中就有记载："夫四时阴阳者，万物之根本也，所以圣人春夏养阳，秋冬养阴，以从其根。"至清代，随着中医外治方法的开展，"冬病夏治"法开始运用于皮肤病的治疗。

冬病夏治包含三伏贴、中药汤剂、艾灸、拔罐等方法，目前，本流派冬病夏治的治疗根据学科特色，以热烘疗法、中药汤剂外治居多，在部分皮肤病的应用中疗效显著，概述如下。

（一）复方独胜膏治疗冻疮

冻疮是一种与寒冷相关的末梢部位局限性、炎症性皮肤病，多冬季发病，好发于肢端及暴露部位。患处常先是苍白，然后变为局限性水肿性紫红色斑块或结节、压之褪色，严重时可出现水疱，破溃后形成糜烂，伴发痒、疼痛。

中医认为，冻疮的发病源于冬季寒邪侵袭，寒凝血脉，阳气失于温煦，气血凝滞而成。冻疮虽然会随着气温转暖而自愈，但严重者会影响患者的生活活动，且容易复发。中医治疗以温经散寒、养血通脉为主，复方独胜膏系根据《外科正宗》所记载的独胜膏，结合本流派临床经验酌加桂枝、丹参、当归研末加饴糖组合而成。方中大蒜辛热，辛以散经中之滞气，热除血中之寒凝；桂枝，辛以散之，散表里之寒邪，温经通脉；当归补血养营，活血；丹参活血化瘀，止痛消肿；再以饴糖甘温之性，补虚和缓，调和诸药。将药物调成稀薄糊状，涂布于冻疮好发部位，通过蒸汽仪的熏蒸或神灯热烘促使药物渗透于冻疮好发部位，每次 20 分钟，每日 1 次，10 次为 1 个疗程。一般选在伏天酷暑时治疗，此时为一年之中阳气最盛的时期，人体中阳气浮于表，体表经络中气血旺盛，腠理开泄，药物之气容易进入体内，直达病所，振奋阳气，从而改善皮肤局部周围血液微循环，此为治病求本。通过既往的临床研究，连续治疗 3 年，可明显改善患者皮损程度及减少复发。使用复方独胜膏时注意药物具有一定刺激性，一般用于四肢及耳廓，避免接触黏膜部位。

（二）复方透骨草溶液治疗角化过度型足癣

足癣俗称"脚气""鹅掌风"，是常见的浅部真菌病，主要由皮肤癣菌感染引起，本病发病率高，其中以角化过度型足癣最为多见。临床表现为足部皮肤红斑鳞屑、角化过度，伴瘙痒，寒冬季节皮肤皲裂可产生疼痛、妨碍行走。因患处皮肤角化增厚，一般外用抗真菌药物难以渗透吸收，病情易反复，临床上治疗较棘手。

中医学认为，本病多由外感风湿热毒下注足部所致，以清热解毒，祛湿透邪外治为主。复方透骨草溶液是本流派治疗角化过度型足癣的自制剂，方药中君药透骨草味甘性温，善祛风除湿，解毒止痒；花椒、明矾除湿止痒；皂荚、木鳖子除湿毒，杀虫；米醋调和诸药，又有软化皮肤角质作用，可助抑菌消炎。本方组方精简，诸药合用外治，可奏清热燥湿、杀虫止痒之效。此病皮损角化肥厚，药物很难直达病所，而盛夏三伏，阳气旺盛浮于表，玄府腠理开泄，有利于药物透皮吸收，所以适用于夏季浸泡。临床研究发现，复方透骨草溶液通过浸泡治疗，能较好地渗透皮肤，抑制真菌生长，改善患者瘙痒等不适症状。复方透骨草溶液的临床疗效与盐酸特比萘芬乳膏相当，同时有较好的抑制体外真菌活性作用，使用安全。

四、溻渍疗法

溻渍疗法包含溻法和渍法。溻者，湿敷也，指药液浸于药棉或药布后，敷于患处；渍者，浸渍也，指用药液浸渍患部。该疗法以中医辨证论治及整体观念为指导，通过辨证论治组成方药，对症治疗，是具有传统中医特色的皮肤病常用外治方法之一。元代齐德之的《外科精义》卷上曾有记载："溻渍法，疮疡初生经一二日不退须用汤水淋射之。在四肢者，溻渍之。"可见该疗法在皮肤科的运用历史悠久，因其操作简便、疗效可靠、患者易于接受，时至今日仍广泛应用于中医皮肤科临床。

1. 适应证

根据本流派学术思想，按照临床辨证和皮损性质的不同，湿渍疗法治疗以下类型的皮肤病效果良好，总结如下。

（1）急性渗出性皮肤病　症见皮损潮红、水肿、水疱、糜烂、渗液，部分化脓结痂、渗出，如：急性湿疹、接触性皮炎、天疱疮、大疱性药疹、下肢溃疡、手足癣、足癣继发感染等。可选用复方野菊花汤：野菊花30g，土茯苓15g，黄柏30g，苦参10g，栀子12g，海桐皮15g，生甘草3g。上药加水适量，水煎滤渣，待皮肤能耐受时作局部湿敷。

（2）慢性瘙痒性皮肤病　症见皮肤干燥、肥厚、脱屑、瘙痒，如：神经性皮炎、慢性湿疹、结节性痒疹等。可配合蛇床子、地肤子、苍耳子各30g，苦参、白矾各20g，花椒15g，对于皮肤顽厚者加透骨草60g。上药水煎滤渣后，先熏后洗，每日2~3次，每次湿洗30分钟。

（3）红斑鳞屑性皮肤病　症见皮肤红斑、干燥、浸润脱屑，皮损局限、瘙痒明显者，如：银屑病、玫瑰糠疹、毛发红糠疹及扁平苔藓等。可配合顽癣洗方：芒硝60g，透骨草、蛇床子、地肤子各30g，苦参、大黄各20g，花椒15g；二黄煎（《中医外科证治经验》）：黄柏30g，黄连15g。水煎温洗患处，每日1次，每次30分钟。

（4）病毒疣类皮肤病　症见皮肤丘疹扁平、颗粒状、刺状、花蕊状及半球形，如：扁平疣、传染性软疣、跖疣等病。方用复方木贼汤：木贼30g，生苡仁30g，板蓝根30g，连翘15g，香附15g。煎水约500ml外洗，洗时用纱布浸温药液摩擦患部，使皮肤发红充血为度。

（5）动物性皮肤病　症见皮肤丘疹、水疱、抓痕及化脓、结痂，剧烈瘙痒，夜间尤甚，如：疥疮、虫咬性皮炎等。方用雄黄洗剂：雄黄60g，苦参、百部、硼砂各30g，蛇床子、川椒各20g。水煎外洗，每日1次。

2. 操作方法及步骤

目前，湿法分为冷湿、热湿和罨敷，渍法分为淋洗、冲洗和浸泡。四肢远端能浸泡的病变部位适用渍法，不能浸着的部位适用湿法，因两种方法往往同时进行，故合称为湿渍法。

（1）湿　用6~8层纱布浸透药液，轻拧至不滴水，湿敷患处。①冷湿：待药液凉后湿敷患处，定时更换，每次约30分钟。适用于皮肤焮红或糜烂，或溃疡脓水较多，疮口难敛者。②热湿：药液煎成后，趁热湿敷患处，稍凉即换，每次约30分钟。适用于多种慢性瘙痒性皮肤病。③罨敷：在冷湿或热湿的同时，外用油纸或塑料薄膜包扎，可减缓药液挥发，延长药效。

（2）渍　分为淋洗、冲洗和浸泡。①淋洗：多用于溃疡脓水较多，发生在躯干部者。②冲洗：适用于腔隙间感染，如窦道、瘘管等。③浸泡：适用于手足部及会阴部的皮肤病，亦可用于全身淋浴、药浴美容、浸足保健防病等。

3. 注意事项

目前，溻渍温度、时间、疗程及浓度尚未统一，建议根据皮损情况调至适宜温度，一般为25~43℃，时间不宜过长，一般15~30分钟。

溻渍的作用机制是由于低浓度组织液向高浓度药液的流动，使皮损渗液减少或停止渗出，同时可以增加局部角质层含水量，增加皮损处药物浓度，使得药物直达病所发挥作用。根据"寒者热之，热者寒之"的用药原则，低温溻渍可以促进皮肤末梢血管收缩、减轻充血，缓解患处局部瘙感，更适用于急性炎症性皮肤病。用温度较高的药液溻渍时，可以帮助改善局部血流和血管、淋巴管的通透性，用于多种慢性瘙痒性皮肤病的治疗。

总而言之，溻渍法是中医学的重要组成部分，其通过湿敷、淋洗、浸泡等方式对患处的物理作用，可促进药物经肌腠、毛窍的吸收，从而增加药物清热凉血、软坚散结、祛风止痒等作用。

五、"清化补"动态序贯疗法

慢性难愈性皮肤溃疡的修复是临床常见的难题，由于原发疾病多样，病程迁延，疗效较差，甚至有癌变的可能，对患者的身体健康及生活质量都造成了极大的影响。中医治疗慢性、难愈性皮肤溃疡历史悠久，积累了丰富的临床经验，提出过"煨脓长肉""祛腐生新""肌平皮长"等理论，主张从整体出发，遵循辨证论治的原则，同时结合辨病、分期，采用全身系统治疗与局部外治相结合的方法，内外合治、标本兼顾，在促进创面修复的同时，还能有效减少或减轻瘢痕的形成，临床上取得了良好的效果。

传统观点认为，"热"为皮肤溃疡发病阶段的关键病机，《灵枢·痈疽》云："寒邪客于经络之中则血泣，血泣则不通，不通则卫气归之，不得复反，故痈肿。寒气化为热，热胜则腐肉，肉腐则为脓。"主张"腐"是慢性难愈性溃疡不愈的主要因素，所谓"腐肉不去，新肉不生"，因而长期以来，以"祛腐生肌"作为主要理论，指导着慢性难愈性皮肤溃疡治疗，亦取得了一定的临床疗效。但是大量的临床实践中还常见到：相似的慢性皮肤溃疡创面（形质、色泽、渗液、部位等），经过规范的"祛腐生肌"等常规治疗后，有的创面可以迅速愈合，有的却出现腐祛而肌不生，病情缠绵反复的情形。历代医家为此进行了进一步的探索，如宋代陈自明在《外科精要》中云："治痈久不合，其肉白而脓少者，此气血俱虚，不能潮运，而疮口冷涩也。"又如宋代东轩居士在《卫济宝书》一书中说："凡痈疽已溃，多有瘀肉坏在四旁，遂令疮深侵至断筋蚀骨，法须去瘀肉。"现代有学者认为，慢性难愈性皮肤溃疡的发生、发展的过程中始终贯穿着"热""虚""瘀"三大病理因素，可以序贯呈现，亦可兼夹为患。其中"热"为标，"虚""瘀"为本，且常常"因瘀致虚，因虚致瘀"，互为因果。即"虚"和"瘀"可以认为是创面难以愈合的两大关键病机，因此提出"祛腐"只是缓急之技，而"补虚"和"祛瘀"才是贯穿慢性难愈性皮肤溃疡治疗的根本方法。基于长期的临床实践和前期研究的基础，本流派认为在"补虚祛瘀"治则中应进一步突出"祛瘀"的重要性，只有祛除局部瘀滞才能断生腐之源，方能生肌长皮并减少瘢痕的形成，并由此提出了"化瘀利于生肌，生肌不致成瘢"的学术观点。

"清化补"动态联合治疗慢性难愈性皮肤溃疡，是从整体出发，遵循辨证论治的原则，同时结合辨病、分期，采用全身系统治疗与局部外治相结合的方法。治法方面，紧扣本类证候发生、发展的早、中、后三阶段中"热""瘀""虚"三大病理因素，在传统"祛腐生肌"的基础上，重视"补虚"和"祛瘀"的应用，以"清（热）、化（瘀）、补（虚）"三治则对应本类证候发生、发展的早、中、后三阶段，三者既可单独应用，也可联合应用或序贯应用。

（1）早期——湿热下注证　此期多为皮肤溃疡初起的炎症反应期，一般多先痒后痛，或痛痒相兼，红肿弥漫，继则破溃，滋水淋漓而形成溃疡。若因治疗不当，创面扩展，可见肉色鲜红，或上覆秽腐，脓水臭秽，边缘或厚或薄，周围皮肤或赤或紫，伴有不同程度的灼热、疼痛，舌质暗红、苔薄黄或黄厚，脉弦滑数。此证多因经久站立或担负重物而劳伤气血，肌肤遂失所养，复因外伤感受湿热邪毒所致。治宜清热利湿，和营消肿，方选四妙丸合萆薢渗湿汤化裁。创面局部处理：创面覆有脓腐组织者，视其厚薄及黏附松紧程度，可酌情选用九一丹、八二丹、七三丹甚至五五丹，薄撒于脓腐组织表面（若无升丹制剂，亦可选用糜蛋白酶稀释后湿敷创面，结合清创术去除松动的脓腐组织），再根据创面面积大小，将红油膏均匀薄涂于纱布上（无红油膏亦可直接采用消毒凡士林纱布），覆于创面，加以固定，每日换药 1 次，待脓腐逐渐脱尽，肉芽转入红润为度。若创周红肿热痛者，可采用如意金黄膏外敷（注意不要接触创面）；若创周红肿作痒或伴有渗液者，可采用青黛膏外敷（或青黛散麻油调敷，亦可采用糖皮质激素软膏外涂）；若创面渗液较多，可采用皮肤康洗液 1 : 10 稀释后湿敷（也可用黄连、黄柏、黄芩、苦参、苍术、泽泻煎汤后湿敷）；若创口较小，内有空腔潜行并伴渗出，可视创口大小采用药线或纱条引流。

（2）中期——气滞血瘀证　此期皮肤溃疡炎症反应已基本缓解，逐步进入组织重建、修复期。局部溃疡表面脓腐已尽，创面色泽暗红或紫暗，或肉芽组织呈颗粒状，或触之可及坚硬的基底，创面日久不见缩小。创周皮肤紫暗或灰黑，僵硬不活，或边缘隆起形成"缸口"，或有肉芽组织增生，或伴有麻木隐痛感。舌质暗红或见有瘀点、瘀斑，舌苔薄白腻或黄腻，脉细缓或细涩。此期溃疡日久，邪气久羁，阻滞经络，化生瘀滞，以致创面难以得到气血濡养滋润，新肌不能生长，致使创面迁延难愈，陷入恶性循环。治宜行气活血，化瘀通络，以桃红四物汤加味，药用桃仁、红花、当归化瘀行血为君；木香、乳香、没药、川芎、地龙走窜通络为臣；佐以赤芍、丹参、生地黄凉血解毒，甘草调和诸药。

创面局部处理：若见创面结有焦痂较硬或紧贴创面或组织干性坏死，可先采用凡士林油膏厚敷（或用金霉素眼膏厚敷）数日促其软化、松动，之后可结合蚕食清创术处理；若脓腐、痂皮均已脱尽，可在创面薄撒生肌散或八宝丹，再将生肌玉红膏或生肌白玉膏或红油膏均匀薄涂于纱布上，贴敷于创面后加以固定（亦可采用烫疮油、湿润烧伤膏，或采用康复新液湿敷）。若见创周边缘隆起形成"缸口"，创缘皮肤暗黑板硬不活，可以在采用上述处理前先用梅花针轻轻叩刺"缸口"及周围皮肤，轻重以患者可以忍受并微微渗血为度；若见肉芽组织增生高于创缘而阻碍上皮生长，可采用平胬丹或乌梅粉掺于创面，或采用10%氯化钠溶液湿敷数日以促其平复，亦可采用手术剪直接修剪后外用吸收性明胶海绵加压包扎以止血。

（3）后期——正虚血瘀证　本期一般处于皮肤溃疡的组织重建、修复阶段，症见溃疡日久不愈，创口下陷，创面腐肉已尽，肉芽组织灰白或水肿，边缘或见隆起"缸口"，创周皮色紫暗板硬不活，或肿胀重着，朝消暮肿。舌质淡胖，边缘可见齿痕或夹有瘀斑，舌苔薄白，脉弦细或沉细。至此期病程已迁延日久，所谓"久病必虚，久病必瘀"，或因瘀致虚，或因虚致瘀，两者互为因果。气虚则新肉不生，创口下陷，肉芽灰白淡肿，亦不能运化水液，故见创周肿胀，朝轻暮重；瘀重则边缘形如缸口，创周皮肤紫暗板硬不活。治宜益气活血，补虚生肌，以补阳还五汤加减。创面局部处理：此期创面多脓腐已尽，可在创面薄撒生肌散或八宝丹，再以红油膏或生肌玉红膏或生肌白玉膏纱布贴敷；若创面内部潜行或形成空腔，可采用缠缚疗法加压包扎以使皮肉相亲；若创口下陷，则可采用垫棉疗法，使得药物与创面能密切接触；若创面肉芽暗淡干枯，板滞不活，可用采用油膏制剂，如红油膏、生肌玉红膏、生肌白玉膏，亦可选用烫疮油或湿润烧伤膏，涂布时较平时稍厚；若创面渗液较多，则可采用康复新液或重组牛碱性成纤维细胞生长因子喷剂湿敷。亦可辅以物理治疗，如微波、远红外线、紫外线、激光照射等。

原发或伴发疾病的处理：慢性难愈性皮肤溃疡之所以难愈，多半与其原发疾病和相关的伴发因素有关。同时慢性难愈性皮肤溃疡并不是一个独立的疾病，而是多种疾病至某个发展阶段的一种共同的临床表现。因此，在处理溃疡之前，详细地询问病史，仔细做好检查，完善包括病原学检查和病理活检在内的辅助检查，以明确诊断，发现"难愈"因素并及时处理，对于加速慢性难愈性皮肤溃疡创面的修复，减少瘢痕组织增生有着举足轻重的作用，同时也是及时发现恶性疾病或特异性感染，从而采取恰当的处理方案的必要手段。对压迫性溃疡（褥疮），需要每 1~2 小时变换体位，有条件者最好能卧气垫床，同时本病患者多伴有营养不良、水电解质紊乱和其他基础性疾病，需要一并积极处理。对静脉性溃疡，须嘱患者减少站立及长时间行走，注意抬高患肢休息，可以穿着弹力袜或采用弹力绷带绑扎，并应用一些改善静脉循环的药物，此外还要排除下肢深静脉栓塞和血栓形成。对于动脉性溃疡，需要区分是糖尿病性血管病变、血栓闭塞性脉管炎，还是闭塞性动脉硬化，可以应用前列地尔、西洛他唑、低分子右旋糖酐等扩张血管及抑制血小板凝集药物，也可运用活血化瘀类中药治疗，必要时可以行手术或介入治疗。对于继发于免疫性皮肤血管炎的溃疡，如变应性血管炎、坏疽性脓皮病等，其原发疾病的治疗更是不容忽视。对于创面组织培养微生物阳性者，须区分是定植还是感染，微生物仅在创面停留或存活，但并不引起疾病的称为定植，可以不予处理；若进入人体增殖并与机体相互作用而引发创周红肿热痛，或伴发热、血象增高等则多为感染，特别是一些特殊病原体感染，如真菌、结核杆菌或其他的非典型分枝杆菌感染，则应根据药敏结果采用敏感的抗生素治疗。伴有糖尿病的患者，因为周围血管和外周神经病变，容易继发感染，因此，常须多途径入手治疗，包括积极控制血糖水平、扩张外周血管、营养神经和控制感染等。由于少部分长期不愈的皮肤溃疡会出现恶变，同时部分恶性皮肤肿瘤会出溃疡症状，因此，对溃疡创面边缘隆起、外观呈菜花状，或溃疡周围组织变硬，经长期治疗不愈，均应警惕恶性病变的可能。

第六章

流派优势病种
诊治经验

第一节　湿疹

（一）疾病认识

湿疹，是一类由多种内外因素所引起的急慢性变态反应性、瘙痒性皮肤病，是皮肤科常见病多发病，然而往往也是缠绵难愈的一类疾病。湿疹是由多种因素引起的真皮浅层和表皮的炎症。主要特点为皮损多形性、对称性、剧烈瘙痒性、复发性及易成慢性；临床分为 3 期，分别是急性期、亚急性期和慢性期。其中急性期以丘疱疹、渗出为主，亚急性期以丘疹、结痂、鳞屑为主；慢性期以苔藓样变为主。

中医古籍称本病为"湿疮"，皮肤病大家赵炳南先生曰："善治湿疹者，当可谓善治皮肤病之半。"中医学对本病的认识源远流长，起源于《黄帝内经·素问》"诸痛痒疮，皆属于心""诸湿肿满，皆属于脾"。隋《诸病源候论·湿癣候》记载："湿癣者……是其风毒气浅，湿多风少，故为湿癣也；"清《医宗金鉴·血风疮》指出："此证由肝、脾二经湿热，外受风邪，袭于皮肤，郁于肺经。"因其临床特点各异，又有不同的名称，如浸淫遍体，滋水较多者称"浸淫疮"；以丘疹为主的称"血风疮"或"粟疮"；发于手部的称"瘸疮"；耳部的称"旋耳疮"；阴囊的称"肾囊风"；四肢弯曲的称"四弯风"等。

本流派在既往以湿热浸淫、脾虚湿盛、血虚风燥为病机的基础上，结合临床经验，创新性地提出湿疹发病机制是"血热为其病之本，阳浮为其病之标"，提出"清热凉血，重镇潜阳"作为该病主要治疗原则，创立"芩珠凉血方"及自制制剂芩珠凉血合剂。临床研究表明，芩珠凉血合剂治疗亚急性湿疹总有效率为 86.67%。本流派认为，湿疹的发生主要责之于"血热、湿热"这两个主要病机，在病程的不同时期、不同阶段，可能存在者"热"或"湿"的偏盛，但可以说"热"与"湿"贯穿于湿疹病程的始终。

（二）辨证思路

湿疹之"热"主要责之于"血热"。血热的概念源于温病学，本指血分有热而引起的诸多症情，如发热、神昏、出血、发斑等为主要表现的证候。其中有关皮肤的表现传统上多认为，主要是皮下出血即紫癜，此即所谓"血热发斑"。而本流派则在临证实践中将一切表现为红色的炎性斑疹、丘疹、风团、紫癜等皮损表现均纳入"血热发斑（疹）"的范畴，从而扩大了血热证在皮肤科疾病辨证论治中的应用范畴，如急性湿疹皮炎（主要表现红斑、丘疹且无明显水疱、渗出）、荨麻疹（红色）、痤疮（红色炎性丘疹）、药疹（表现为红色斑、丘疹）、病毒疹（麻疹、风疹、水痘等）、细菌疹（猩红热等）等既往认为属于"风热证"的疾病，临床采用清热凉血法施治均取得了良好的效果，常用药物有生地黄、黄芩、丹皮、丹参、赤芍、徐长卿、紫草、大青叶、羊蹄根、一枝黄花、重楼等。

湿疹之"湿"是湿疹皮炎类疾病的另一大主要病机，通常与"热"相合共同为患。湿邪所致的皮肤病，通常有其共同的特点：其一，湿性重浊、下趋，故可见头重如裹，周身困重，多发于下肢、会阴等人体下部，瘙痒无度，其皮肤表现可为疱疹糜烂，浸淫流水等症；其二，湿性黏滞，临床表现或为病程较长、易反复发作，缠绵难愈，或其症状多黏滞而不爽，如排出物及分泌物多黏稠、滞涩而不畅。故此，凡湿疹皮炎类疾病见有水疱、渗液、糜烂、浆痂、结节、斑块等表现时，皆可责之于湿邪为患。治法方面，本流派尊崇古人"理脾、清热、利小便"之法，若湿邪在上在外者，可表散微汗以解之；在内在下者，可芳香苦燥以化之，或甘淡渗利以除之；而体虚湿盛者，又当祛湿、扶正二者兼顾。常用药物有黄柏、黄连、苦参、苍术、龙胆草、泽泻、土茯苓、薏苡仁、地肤子、白鲜皮等。

综上，湿疹无论急性、亚急性或慢性，其病机之中血热、湿热贯穿始终，故此"凉血除湿"的治疗原则也应当一以贯之。

（三）治疗方案

1. 内治法

（1）血热风盛证

症状：多形性皮损，在红斑基础上有针头到粟粒大小的丘疹、丘疱疹，皮损常融合成片，向周围扩延，边界不清楚，边缘区有少量多形性皮疹散在分布。通常两侧对称分布，严重时可扩展至全身，自觉瘙痒无度，遇热尤甚。脉象濡滑，舌红赤，苔薄腻。

治法：清热凉血，疏风止痒。

方剂：珍芩方（本流派验方）。

处方：黄芩 12g　　　　生地黄 15g　　　　丹皮 15g　　　　丹参 15g

　　　赤芍 15g　　　　大青叶 15g　　　　苦参 15g　　　　黄柏 15g

　　　地肤子 15g　　　白鲜皮 15g　　　　当归 12g　　　　乌梢蛇 12g

　　　珍珠母 30g（先煎）　　　　　　　　灵磁石 30g（先煎）

　　　生甘草 3g

加减：大便不畅可重用生地黄至 30g，或加枳实、全瓜蒌；皮损鲜红灼热者，加徐长卿；口渴者，加玄参、天花粉；瘙痒剧烈，情绪烦躁者，加白蒺藜、合欢皮或柴胡；口苦心烦加龙胆草、生山栀。

中成药：芩珠凉血合剂，每次 30ml，每日 2 次，口服；或百癣夏塔热片，每次 4 粒，每日 3 次，口服。

其他用药：苦参素葡萄糖注射液，100~200ml 静脉滴注，每日 1 次；丹参注射液 16~20ml 或甘草酸二铵注射液 150mg 或脉络宁注射液 10~30ml 静脉滴注，每日 1 次。

备注：12 岁以下患儿上述用药酌情减至原剂量的 1/3~1/2。

（2）湿热蕴肤证

症状：皮损分布多呈对称，局限或泛发，在红斑基础上有针头到粟粒大小的丘疹、丘疱疹和水疱，水疱经搔抓破后形成点状糜烂面，有明显浆液性渗出，时轻时重，经久不愈。自觉奇痒难忍，常可影响睡眠和工作，病程长，可数年不愈。脉象濡滑，舌红赤，苔黄腻。

治法：清热凉血，除湿止痒。

方剂：珍芩方加味。

处方：黄芩 12g　　生地黄 15g　　丹皮 15g　　丹参 15g
　　　赤芍 15g　　薏苡仁 15g　　苦参 15g　　黄柏 15g
　　　川牛膝 15g　　泽兰 12g　　泽泻 12g　　地肤子 15g
　　　白鲜皮 15g　　生甘草 3g　　乌梢蛇 12g
　　　珍珠母 30g（先煎）　　　　灵磁石 30g（先煎）

加减：发于肛周、外阴等处或伴渗出较多者，可加车前草、龙胆草；口苦、遇热尤甚者可加生山栀、徐长卿；情志不畅者可加用柴胡、郁金、合欢皮、薄荷。

中成药：芩珠凉血合剂，每次 30ml，每日 2 次，口服；或百癣夏塔热片，每次 4 粒，每日 3 次，口服；或肤痒颗粒，每次 1 包，每日 3 次，水冲服。

其他用药：苦参素葡萄糖注射液，100~200ml 静脉滴注，每日 1 次；丹参注射液 16~20ml 静脉滴注，每日 1 次，甘草酸二铵注射液 150mg 静脉滴注，每日 1 次，或脉络宁注射液 10~30ml 静脉滴注，每日 1 次。

备注：12 岁以下患儿上述用药酌情减至原剂量的 1/3~1/2。

（3）血虚风燥证

症状：皮损以四肢多见，对称发病。散在红斑和丘疹，患部皮肤逐渐肥厚、粗糙，发生苔藓样变，呈干燥、暗红色的浸润肥厚的斑块，或苔藓样斑片，或角化性皲裂性斑块。伴有色素沉着或色素减退斑，上覆鳞屑。瘙痒程度轻重不一，病情时轻时重，迁延数月或更久。脉象濡细，舌暗红或淡红，苔薄白或薄黄。

治法：养血润燥，祛风清热。

方剂：珍芩方加味。

处方：黄芩 12g　　　生熟地各 15g　　　丹皮 15g　　　丹参 15g
　　　赤芍 15g　　　苦参 15g　　　黄柏 15g　　　地肤子 15g
　　　白鲜皮 15g　　白蒺藜 15g　　当归 12g　　　玉竹 12g
　　　黄精 12g　　　制首乌 30g　　　珍珠母 30g（先煎）
　　　灵磁石 30g（先煎）

加减：瘙痒无度，可加乌梢蛇、全蝎、蜈蚣；夜寐欠安，加代赭石、煅龙牡、五味子；大便燥结者可加全瓜蒌、枳实、桑椹子；口干欲饮者加天冬、麦冬、玄参。

中成药：芩珠凉血合剂，每次 30ml，每日 2 次，口服；肤痒颗粒，每次 1 包，每日 3 次，水冲服；润燥止痒胶囊，每次 4 粒，每日 3 次，口服。

其他用药：苦参素葡萄糖注射液，100~200ml，静脉滴注，每日 1 次；甘草酸二铵注射液 150mg 静脉滴注，每日 1 次。

备注：12 岁以下患儿上述用药酌情减至原剂量的 1/3~1/2。

2. 外治法

（1）药物溻渍、熏蒸疗法

①药物

清热止痒方：

　　　　生地黄 15g　　　丹皮 15g　　　丹参 15g　　　紫草 15g
　　　　地肤子 15g　　白鲜皮 15g

除湿止痒方：

　　　　黄柏 15g　　　苦参 15g　　　蛇床子 15g　　　葎草 15g
　　　　地肤子 15g　　白鲜皮 15g

润肤止痒方：

　　　　生地黄 15g　　　当归 12g　　　玉竹 15g　　　黄精 15g
　　　　地肤子 15g　　白鲜皮 15g

②准备　根据不同证型，选择上述不同方剂（亦可根据情况进行加减）的颗粒剂或水煎浓缩液（1 人份）溶于 1000ml 温水中，充分搅拌，使其完全溶解。

③开机预热　将上述药液倒入智能型中药熏蒸治疗仪储液罐中，旋转封盖

使其封闭严密。打开电源，按下启动键，调节好适宜温度（一般为40℃左右，可根据患者感觉作适度调整），时间（一般为20分钟），预热机器及药液。

④熏蒸　预热结束，中药喷雾喷出后，患者除去患处衣物，使其充分暴露于熏蒸仪喷头下，调节与喷头距离，以患者自觉不烫为度。可自行调整肢体位置角度与方向，使其与药雾充分接触。

⑤结束　熏蒸20分钟后结束，关闭机器，切断电源，放出储药罐内残液，并清理储药罐。

备注：渗出较多的患者，可以直接采取溻渍疗法，即采用上述药液洗涤、浸泡或湿敷患处。

（2）外用制剂　无渗出者，可以酌情采用冰黄肤乐软膏、除湿止痒软膏外涂患处治疗，每日2次；有渗出者，可以采用皮肤康洗液稀释（1：10）后湿敷患处，每日2次。

（3）耳穴敷贴　取神门、肝两个耳穴，少数选加脾、肺、脑干、内分泌等穴。两耳轮流交替，先以火柴头试穴位压病点，采用磁珠或王不留行子胶布贴封。

（4）穴位注射　取曲池、合谷、血海、足三里等，采用卡介菌多糖核酸注射液、丹参注射液等，每穴注射0.5~1ml，隔日1次，10次为1个疗程。

（5）刺络拔罐　取大椎、肝俞、脾俞、陶道；选定后，每日选1~2个穴，用三棱针点刺，然后在穴位上拔罐，留罐5~10分钟，隔日1次。

（四）病案举例

李某，男，63岁，2016年3月9日初诊。

病史：周身起疹伴痒5年余，加重2周。患者5年前无明显诱因周身起红疹，自觉瘙痒，多方治疗效果欠佳（具体诊疗过程不详），时轻时重；近2周来病情加重，瘙痒剧烈，皮疹逐渐增多。刻下症见：四肢、躯干可见较多的红斑、丘疹、丘疱疹、抓痕、血痂，有多处糜烂面，伴有较多渗液，滋水。往来寒热，口苦口干，心烦喜呕，溲赤便干，夜寐不安，舌红苔腻，脉滑数。

中医诊断：湿疮（血热夹湿证）。

西医诊断：湿疹。

治法：凉血潜阳，清热除湿。

处方：生牡蛎30g　　灵磁石30g　　代赭石30g　　珍珠母30g
　　　紫草15g　　　黄芩12g　　　丹皮9g　　　　丹参30g
　　　生地黄30g　　赤芍9g　　　　大青叶15g　　苦参30g

苍术 12g	黄柏 12g	地肤子 15g	白鲜皮 15g
土茯苓 30g	薏米仁 30g	川牛膝 12g	荆芥 9g
防风 9g	蝉蜕 6g	徐长卿 12g	柴胡 9g
黄芩 9g	半夏 9g	生甘草 6g	

14 剂中药，每日 1 剂，煎汤分 2 次内服。

二诊：3 月 23 日。瘙痒缓解，渗出明显减少，大便调，最近心烦失眠，舌红苔薄，脉数。

处方：原方加乌梅 12g、夜交藤 30g、忍冬藤 30g、大血藤 15g、六月雪 30g。

三诊：患者皮损已基本消退，无新发皮疹，继续服用上方加以巩固治疗。

案例点评： 本例为慢性湿疹急性发作，李斌辨证为湿热浸淫证。治法上以凉血潜阳，清热除湿为主。选方上，芩珠凉血方为主，方中四重汤（生牡蛎、灵磁石、代赭石、珍珠母）平肝潜阳，镇心安神；赤芍、生地黄、紫草、丹皮凉血消斑；黄芩、黄柏清上中焦之热；荆芥、防风、蝉蜕、徐长卿等祛风药物，发表散风，祛风止痒，患者目前处于急性期，渗出较多，李斌用了较多的土茯苓、薏苡仁和地肤子等利水渗湿药物，"往来寒热，口苦咽干，心烦喜呕"乃少阳半表半里之证，李斌用柴胡、黄芩和半夏取小柴胡汤之义，和解少阳，和胃降逆。

（五）临证经验

对于湿疹的治疗，目前临床只注重"湿热之邪"，予以清热利湿和健脾除湿之法，其实湿疹的发病不仅仅与湿热之邪有关，血热之邪是湿疹的另一个重要病机，在其病程的不同时期、不同阶段，存在"热"或"湿"的偏胜，但"热"与"湿"始终贯穿于湿疹的始终。血热的概念源于温病学，本指血分有热引起的临床表现，如发热、神昏、出血、发斑等证候。本流派在临床诊治皮肤病中，发现皮肤上出现的红色炎性斑疹、丘疹、风团、紫癜等皮疹与血分有热引起的皮肤表现有相似之处，就纳入"血热发斑"的范畴，并且通过清热、凉血、潜阳治法，在临床上收到异常好的效果。本流派将湿疹发病过程中出现的红斑、丘疹、灼热等症状纳入血热的范畴，提出了"血热阳浮"病机学说，指出：血热，顾名思义即血中之热、血分之热，是指热入血中，血行加速，脉道扩张，血温升高和血液功能及物质异常改变的病理状态。而阳浮，阳浮于外，即皮肤之上的红斑、丘疹、水疱、瘙痒、渗出等表现。病机上"血热是其病之本，阳浮是其病之标"。

对于湿疹"血热阳浮"病机学说，在前人清热、凉血治法基础上，本流派又提出相应的"重镇潜阳"之法。在选方用药上，多用本流派代表方苓珠凉血方加减，药物组成：珍珠母 30g，磁石 30g，代赭石 30g，牡蛎 30g，黄芩 15g，紫草 10g，薏苡仁 15g，防风 10g，徐长卿 10g，苦参 15g，黄柏 10g，甘草 6g。综观全方，重用黄芩、珍珠母，以黄芩善清中上焦之湿热，"热清则痒自安"；珍珠母重镇潜阳入心经，"阳潜则皮疹退"，其效力速，如此两君药标本兼顾，共取清热凉血潜阳之效。紫草凉血活血，助黄芩增强凉血之功，且凉血不留瘀；防风、徐长卿发表散风，御敌于表；磁石、牡蛎、代赭石，益阴潜阳，助珍珠母安神止痒，固守药力，共为臣药。薏苡仁健脾渗湿，苦参、黄柏清热燥湿，内可断湿热生化之源，外可除湿热流散之敝，以此共为全方佐药。甘草为使药，一可缓解苦寒、重镇之品，防其伤胃，二可调和诸药。

在临床上，湿疹分为急性期（相当于湿热浸淫证型）、亚急性期（相当于脾虚湿盛证型）和慢性期（相当于血虚风燥证型），三期患者，症状表现各异，治法各有侧重。对于以糜烂、渗液、水疱、脓疱等为主的急性期患者，侧重于清热、利湿为主，会加用土茯苓、薏苡仁、石膏、地肤子等药；亚急性期患者，水疱、糜烂等渗出症状明显减轻，但此期患者往往伴有纳少、腹胀、便溏等脾虚症候，"脾胃乃后天之本，气血生化之源"，健脾、利湿、止痒原则是此期治疗关键，根据患者脾胃功能失调的程度，选用除湿胃苓汤或参苓白术散加减；慢性期患者，以皮肤色暗并伴有色素沉着、皮损呈苔藓样变等血虚风燥为特点，虚则补之，选用当归饮子养血润肤，祛风止痒。

（六）零金碎玉

本流派很注重珍珠母、磁石、代赭石和牡蛎这四块石头的使用，认为这四块石头有镇封作用，犹如一只在大海中航行的船只，遇到大风大浪，需用石头压着，也是重镇潜阳之法的经典体现。这四块重镇之石，归于心、肝二经，性平和，药性偏寒凉，而湿疹的剧烈瘙痒症状往往是患者最难忍受的，"诸痛痒疮，皆属于心"，平肝潜阳，镇心安神，可以明显改善患者的瘙痒症状，现代研究还发现，这些石头类中药中还含有人体必需的微量元素，可以改善机体的免疫功能。临证加减中，若患者心情烦躁或抑郁者，加郁金、合欢皮，疏肝解郁，条畅情志；失眠者，加用夜交藤、酸枣仁；光敏感者，加用浮萍、地骨皮；瘙痒甚者，加用乌梢蛇、蜈蚣搜风止痒。中医治疗确实应当做到辨病和辨证相互结合的思路，辨病是某个疾病的共性，是主要矛盾；辨证是这个疾病的个性，是矛盾的主要方面，两者相互影响，相互制约。

"津血同源""血汗同源",汗液有如同津液和血液滋润濡养脏腑、孔窍、肌肉和皮毛的作用。老年性干燥性湿疹和皮肤瘙痒症患者,因年老体虚,脏腑功能相对衰退,气血亏虚,津液不足,肌肤失于濡养,致使风邪乘虚外袭,风性轻扬,走窜不定,遍体作痒。李斌对于这类患者的治疗,在补气、养血的同时,也会加用麻黄、桂枝、白芍等药物,发汗又不致过汗,使皮肤微微汗出,起到润泽和濡养皮肤的作用。

(七)专病专方

(1)"血热"偏盛

症状:"血热"偏盛时,症见多形性皮损,在红斑基础上有针头到粟粒大小的丘疹、丘疱疹,皮损常融合成片,向周围扩延,边界不清楚,边缘区有少量多形性皮疹散在分布。通常两侧对称分布,严重时可扩展全身,自觉瘙痒无度,遇热尤甚。脉象濡滑,舌红赤,苔薄腻。

治法:用"芩珠凉血汤"。

处方:黄芩 12g　　生地黄 15g　　丹皮 15g　　丹参 15g
　　　赤芍 15g　　大青叶 15g　　苦参 15g　　黄柏 15g
　　　地肤子 15g　白鲜皮 15g　　当归 12g　　生甘草 3g
　　　珍珠母 30g(先煎)　　　　灵磁石 30g(先煎)

方解:全方以生地黄、黄芩为君,性寒,善清中上焦之热和血分之热,血热清则痒自安。丹皮、丹参、赤芍、大青叶为臣,凉血活血,助生地黄、黄芩以增凉血之功,且凉血不留瘀。佐以苦参、黄柏、地肤子、白鲜皮清热燥湿,祛风止痒;当归养血;生甘草清热解毒;灵磁石、珍珠母咸寒重镇,阳潜则痒自宁。

(2)"湿热"偏盛

症状:"湿热"偏盛时,症见皮损分布多呈对称,局限或泛发,在红斑基础上有针头到粟粒大小的丘疹、丘疱疹和水疱,水疱经搔抓破后形成点状糜烂面,有明显浆液性渗出,时轻时重,经久不愈。日久则可见患部皮肤逐渐肥厚、粗糙,发生苔藓样变,呈干燥、暗红色的浸润肥厚的斑块,或苔藓样斑片,或角化性浸润性斑块。自觉奇痒难忍,常可影响睡眠和工作,病程长,可数年不愈。脉象濡滑,舌红赤,苔黄腻。

治法:用"三黄理湿汤"。

处方:黄芩 12g　　黄柏 12g　　黄连 6g　　蒲公英 30g
　　　白花蛇舌草 30g　一枝黄花 20g　土茯苓 30g　苦参 15g

薏苡仁 30g   白鲜皮 15g   地肤子 15g   车前子 30g

方解：方中以三黄合用苦寒直折、泻火燥湿为君；蒲公英、白花蛇舌草、一枝黄花助君清热，土茯苓、苦参、薏苡仁助三黄祛湿，共为臣药；佐以白鲜皮、地肤子祛风止痒，车前子渗湿利水，使邪有出路。若为皮损在红斑丘疹基础上见水疱、渗液，则可在此基础上再加重凉血清热力，如大青叶、板蓝根、丹皮、赤芍之属。

（八）问诊路径

主要根据患者病史、询问患者瘙痒程度，根据皮疹形态及病程进行诊断。一般湿疹的形态为多形性，弥漫性，分布对称，急性者有渗出，慢性者则有浸润肥厚。病程不规则，常反复发作，瘙痒剧烈。

第二节　银屑病

（一）疾病认识

银屑病是一种常见的、易复发的慢性炎症性皮肤病，皮损特点为红色丘疹或斑块上覆盖多层银白色鳞屑。有一定季节规律，常冬重夏轻。主要侵犯青壮年，无传染性。银屑病的确切病因尚未清楚，目前认为是多种因素相互作用的多基因遗传病，可涉及遗传、免疫、感染、代谢、精神、环境及药物等多种因素。

银屑病相当于中医中的"白疕病"，古医籍中"干癣""白癣""白壳疮""蛇虱""风癣""白疕"及"松皮癣"等描述都与本病相符。早在殷墟甲骨文中就有"疕"字记载，《周礼·天官·医师》中说："凡帮之有疾病者、疕疡者，造焉。"郑玄注："疕，头疡亦为秃也。"可见当时的疕字泛指疮疡而言。至明代《证治准绳》把白疕作为一个症状来描述，"白壳疮，遍身起如风舟之状，其色白不痛，瘙痒……"指出银屑病的自觉症状，即不痛和瘙痒。清代《外科大成》云："白疕，肤如疹疥，色白而痒，搔起白疕，俗呼蛇风。"《医宗金鉴》亦禀其说，谓"生皮肤，形如疹疥，色白而痒，搔起白皮"。《外科证治全书》描述得更为细致："白疕，一名疕风，皮肤燥痒，起如疹疥而色白，搔之屑起，渐至肢体枯燥坼裂，血出痛楚，十指尖皮厚而莫能搔痒。"

本流派传人夏涵总结临床经验，认为急性期银屑病"血热证"本质是"血热于内，阳浮于外"，所以在治疗上采用清热凉血、重镇潜阳的方法治疗银屑病，并在临床上显示良好疗效。而本学科学术带头人、著名皮肤病专家秦万章通过长期临床观察，提出银屑病"以血为本、血热为先、血瘀横贯"的"新血证论"，是银屑病中医病因病机理论的重大突破。通过结合夏老、秦老的理论和实践，综合运用现代多学科技术与方法构建的"新血证论"学术理论体系，在引入系统生物学和网络药理学，建立银屑病中医精准诊疗"病－证－方（针）－效"决策支持系统方法基础上，阐明了银屑病"血热证、血瘀证"是"新血证论"的科学内涵，形成了高级别临床证据和中西医诊疗规范。

（二）辨证思路

本流派认为，银屑病之辨证，应注意局部皮损和整体的关系，皮损辨证在皮肤病辨证中起重要作用。例如白疕病的红斑，红斑压之褪色，多属气分有热；鲜红斑或压之不褪色，多属于血分有热；斑疹色紫暗者多属血瘀；白斑多属气滞或气血失和。色素沉着斑，多因肝肾不足或肝郁气滞所致；白疕病干性鳞屑属于血虚风燥或阴虚血燥，鳞屑黏腻多属湿热；脓疱则多为毒热所致。对于白疕病的瘙痒须区别不同的原因，风、湿、热、虫、血虚等因素均可导致瘙痒。湿痒的表现有水疱、糜烂、渗出，浸淫四窜，缠绵不断，舌苔白腻，脉多沉缓或滑；热痒的表现有皮肤潮红肿胀，灼热，痒痛相兼，舌苔黄，舌质红，脉弦滑或数；血虚痒的表现有泛发全身，皮肤干燥，脱屑或肥厚角化等，舌质淡或有齿痕，脉沉细或缓。

本流派认为，本病发生的主要原因是血热。血热则热灼血络，血络受损，血溢脉外，壅于皮肤，发为红斑；热盛血燥，肌肤失养，则皮肤脱屑、瘙痒。而血热的形成，或因外感风湿热毒之邪，以致肺热炽盛，肺气郁闭，热伤营血；或因肝郁气滞，郁而化火；或因思欲太过，耗伤心脾；或因饮食不忌，过食辛辣、腥发之品，以致痰火内生。若病程日久，燥热之邪久羁，耗伤阴血，血虚津枯难以濡养肌肤，则皮肤干燥、瘙痒，皮损浸润明显，日久不去。若血热炽盛或治疗不当，外受毒邪刺激，则火毒内盛充斥肌肤，气血两燔，以致经络阻隔，气血凝滞，通体潮红，发为红皮病型银屑病；若风湿热毒之邪侵袭关节，则关节红肿疼痛，甚则畸形，发为关节型银屑病；若患者素体脾虚湿盛或外感风湿之邪，湿热之邪发于皮肤，则成脓疱型银屑病。

（三）治疗方案

1. 内治法

（1）血热证

症状：发病急骤，新生点状皮疹迅速出现，旧有皮疹迅速扩大，皮疹鲜红，鳞屑较多，易于剥离，可见点状出血，同形反应常见，瘙痒相对较明显，常伴有心烦易怒、口干舌燥、咽喉肿痛、便秘溲赤等全身症状。舌质红或绛，舌苔白或黄，脉弦滑或数。

辨证：本证多见于进行期。患者素有蕴热，因偶感风寒或风热之邪，阻于肌肤，郁结不散而发；或机体蕴热偏盛，或性情急躁，心火内生，或外邪入里化热，或恣食辛辣肥甘及荤腥发物，伤及脾胃，郁而发热，内外之邪相合，蕴于血分，血热生风而发。

治法：清热解毒，凉血散瘀。

方剂：芩珠凉血方加减（协定方）。

处方：黄芩 9g　　　紫草 9g　　　徐长卿 9g　　　珍珠母 25g
　　　灵磁石 30g　　生牡蛎 30g　　薏苡仁 10g　　　防风 9g
　　　生甘草 6g

加减：全方以黄芩、珍珠母为君，其中黄芩苦寒凉血，归入肺胃之经，善清中上焦之热，血热清则痒自安。珍珠母重镇咸寒，归入心经，阳潜则痒自宁，其效力速。如此两君标本兼顾，共取清热凉血潜阳之效。紫草凉血活血，助黄芩以增凉血之功，且凉血不留瘀；磁石、牡蛎咸寒入肾，益阴潜阳，助珍珠母安神止痒，固守药力，共为臣药；徐长卿、防风祛风止痛；薏苡仁利水渗湿；生甘草清热解毒。若热盛大便燥结者，可加制大黄 10g、全瓜蒌 30g 以清肠泄热通便；咽干咽痛者，可加连翘 15g；痒甚者，可加地肤子 15g、白鲜皮 30g 以祛风止痒。

其他用药：苦参素葡萄糖注射液 100~200ml 静脉滴注，每日 1 次，儿童酌减；脉络宁注射液 20ml 或甘草酸二铵注射液 150mg，加入 0.9% 生理盐水 250ml 中，静脉滴注，每日 1 次，儿童酌减。皮肤瘙痒明显者可联合 10% 葡萄糖酸钙 10ml、维生素 C 2.0g，加入 5% 葡萄糖注射液 250ml 中，静脉滴注，每日 1 次，儿童酌减。15 天为 1 个疗程，治疗 2~4 个疗程。

中成药：芩珠凉血合剂（医院制剂），每次 30ml，每日 3 次，口服；复方青黛胶囊，每次 5 粒，每日 3 次，口服。

（2）血瘀证

症状：皮疹不再进展。表现为大小不等的丘疹和斑块，皮疹红或暗红，较为肥厚、干燥，鳞屑或多或少，舌质红或有瘀斑，舌苔白或黄，脉弦或缓或涩。

辨证：本证多见于静止期、消退期。患者病久耗伤营血，阴血亏虚，生风化燥，肌肤失养，或病程日久，气血运行不畅，以致经脉阻塞，气血瘀结，肌肤失养而反复不愈而致皮损暗红，鳞屑肥厚；舌质紫暗或见瘀点，或瘀斑，脉涩。

治法：活血化瘀，凉血解毒。

方剂：化瘀消银方加减（协定方）。

处方：当归 15g　　桃仁 15g　　赤芍 15g　　生地黄 30g

三棱 15g　　莪术 15g　　丹参 20g　　土茯苓 30g

鸡血藤 20g　　川芎 10g　　甘草 10g

加减：本方中当归、桃仁、生地黄、赤芍清热凉血活血；三棱、莪术、丹参活血化瘀，祛瘀生新；土茯苓解毒，除湿；鸡血藤凉血活血通络；川芎行气活血；甘草调和诸药。鳞屑较多者，加女贞子；大便溏者，加薏苡仁、白术；斑块肥厚者加夏枯草、草河车。

其他用药：丹参注射液 16ml 或脉络宁注射液 20ml，加入 0.9% 生理盐水 250ml 中，静脉滴注，每日 1 次；皮肤瘙痒明显者可用 10% 葡萄糖酸钙 10ml、维生素 C 2.0g 加入 5% 葡萄糖注射液 250ml 中，静脉滴注，每日 1 次，儿童酌减，15 天为 1 个疗程，治疗 4~6 个疗程。

中成药：丹参片 3 片，每日 3 次；活血通脉胶囊，每次 3~4 粒，每日 3 次，口服。

（3）血虚证

症状：皮疹以斑片状为主，疹基底皮肤颜色较淡，鳞屑虽多但较薄。病程迁延日久，可有瘙痒，疲惫乏力，舌质淡红，苔薄白，脉细。

辨证：本证多见于老年患者，或病程日久者，多处于缓解期。患者病久气血耗伤，血虚风燥，肌肤失养。病程日久，热邪耗伤气血津液，气血津液不足，不能荣养肌肤，鳞屑干燥，瘙痒较剧；气血亏虚，血液运行乏力，故可见皮损呈暗褐色，或暗紫红色；舌苔薄白或舌质紫暗，有瘀斑，脉弦或弦细。

治法：养血润燥，祛风止痒。

方剂：养血祛风方加减（协定方）。

处方：当归 20g　　赤芍 15g　　生地黄 15g　　鸡血藤 10g

荆芥 10g　　制首乌 30g　　炙黄芪 30g　　防风 10g

麦冬 10g　　天冬 10g　　甘草 10g

加减：方中当归、生地黄、制首乌养血，鸡血藤既活血，又能补血，炙黄芪益气生血；天冬、麦冬养阴润燥；赤芍清热凉血，养阴生津；荆芥、防风祛风止痒，甘草调和诸药，共奏养血润燥，祛风止痒之功。若患者瘙痒明显，可加白鲜皮 30g、白蒺藜 15g 以增强祛风止痒之功。

其他用药：甘草酸二铵注射液 150mg、维生素 C 2.0g 加入 5% 葡萄糖溶液

250ml 中，静脉滴注，每日 1 次；儿童酌减。一般 15 天为 1 个疗程，治疗 4~6 个疗程。

中成药：口服四物合剂，每次 10ml，每日 3 次，口服。

（4）毒热炽盛证

症状：因火热炽盛为毒，入于营血，煎灼肌肤而见周身皮肤弥漫潮红、浸润、水肿，大量脱屑或伴有渗出，常伴发热、烦躁、便秘、溲赤，舌红绛，苔黄，脉弦数。

辨证：本证多见于红皮病型。患者多因失治或误治，毒热炽盛，郁火流窜，毒热之邪侵入营血，气血两燔而致发病。血热血燥，故见皮肤弥漫潮红，大量脱屑；毒热之邪耗津伤液，故可见口干舌燥；热性上炎，故可见面红目赤；正邪交争，故可见发热恶寒；舌质红绛，苔黄或黄腻，脉弦数。

治法：清营解毒，凉血活血。

方剂：清营汤合犀角地黄汤加减。

处方：水牛角 30g　　　生地黄 30g　　　赤芍 12g　　　丹皮 12g
　　　土茯苓 30g　　　丹参 30g　　　黄芩 15g　　　蒲公英 30g
　　　玄参 15g　　　板蓝根 30g　　　甘草 10g

加减：本方治证由热毒炽盛于血分所致。方用水牛角为君，凉血清心而解热毒，使火平热降，毒解血宁。臣以甘苦寒之生地黄，凉血滋阴生津，一以助水牛角清热凉血，又能止血；苦微寒之赤芍与辛苦微寒之丹皮共为佐药，清热凉血，活血散瘀，可收化斑之功。土茯苓、黄芩、蒲公英、板蓝根，加强清热解毒之功。玄参养阴，以防清热伤阴太过，甘草调和诸药。若热盛大便燥结者，可加制大黄 10g、全瓜蒌 30g 以清肠泄热通便；咽干咽痛者，可加连翘 15g；痒甚者，可加地肤子 15g、白鲜皮 30g 以祛风止痒；肿胀明显或伴有渗出者，加冬瓜皮 15g、赤茯苓 15g；口干者加麦门冬 15g、石斛 30g。

其他用药：清开灵注射液 40ml，或脉络宁注射液 20ml 加入 0.9% 生理盐水 500ml 中，静脉滴注，每日 1 次，儿童酌减；维生素 C 2.0g、环磷酸腺苷 40mg、辅酶 A 100 单位，加入 5% 葡萄糖注射液 500ml 中，静脉滴注，每日 1 次，儿童酌减。发热，伴有白细胞偏高者予以青霉素 480 万单位加入到 0.9% 生理盐水 250ml 中，静脉滴注，每日 2 次。15 天为 1 个疗程，治疗 4~6 个疗程。

中成药：复方青黛胶囊，每次 5 粒，每日 3 次，口服。

（5）脓毒蕴蒸证

症状：本证多见于泛发性脓疱病型。因毒热炽盛，兼感湿邪，肉腐为脓。在水肿、灼热的潮红斑片上可见密集的粟粒大小脓疱，伴寒战高热、烦躁、大便秘结、小便短赤，舌红、苔黄腻或有沟纹，脉弦滑数。

辨证：患者素体热盛，加之外感风热之邪，或感受寒湿热毒，从阳热化而发。因毒热炽盛，兼感湿邪，肉腐为脓，则在红斑基础上见有密集、针尖到粟粒大小脓疱。阳热炽盛则高热不解，毒邪内陷，蒙蔽心神，则见烦躁不安，热盛伤津，不能行舟，则见大便秘结，小便短赤。舌红，苔黄腻，脉滑数，均为脓毒蕴蒸于内之象。

治法：清热凉血，解毒除湿。

方剂：五味消毒饮合黄连解毒汤加减。

处方：金银花 15g　　野菊花 12g　　蒲公英 12g　　紫花地丁 15g
　　　紫背天葵子 10g 黄连 6g　　　黄芩 10g　　　黄柏 10g
　　　生山栀 6g　　生石膏 30g　　知母 10g　　　大青叶 30g
　　　生甘草 6g

加减：本方金银花、黄连、黄柏、黄芩、生山栀清热解毒，清宣透邪，兼燥湿；蒲公英清热解毒，兼能消痈散结；紫花地丁清热解毒兼凉血散痈；配伍大青叶、野菊花、紫背天葵子增加清热解毒之力。生石膏、知母清热兼益胃生津，生甘草调和诸药。热象明显、有高热者，加用羚羊角粉 1 支，有出血倾向者加鲜茅根。

其他用药：苦参素葡萄糖注射液 100~200ml，每日 1 次。儿童酌减，必要时运用抗生素。

2. 外治法

（1）紫外线光疗　用于静止期或冬季型病例。

①准备　患者暴露患处皮肤，正常皮肤用衣物遮盖，戴好防护眼镜。

②照射　接通紫外线光疗仪电源，设定照射时间，按下长波紫外线开关，照射皮损区。光照射剂量应根据皮肤色素的深浅、皮肤对光的敏感性而定，一般以达到轻度的皮肤光毒反应或亚光毒反应为度。

③疗程　本治疗每日或隔日进行 1 次，维持治疗期可每周照射 2~3 次。

（2）溻渍熏蒸疗法　中药溻渍、熏蒸可除去鳞屑，清洁皮肤，改善血液循环及新陈代谢。

①药物准备　龙胆草 10g，黄柏 15g，蒲公英 30g，苦参 30g，土茯苓 30g。瘙痒、鳞屑甚者，加防风 10g、浮萍 10g、白鲜皮 15g；红斑明显者，加生地黄 30g、大青叶 30g、丹皮 15g；皮肤干燥者，加何首乌 30g、玉竹 30g、乌梅 30g。

根据不同证型，选择上述不同方剂（亦可根据情况进行加减）的颗粒剂或水煎浓缩液（1 人份）溶于 1000ml 温水中，充分搅拌，使其完全溶解。

②开机预热　将上述药液倒入智能型中药熏蒸治疗仪储液罐中，旋转封盖使其封闭严密。打开电源，按下启动键，调节到适宜温度（一般为 40℃左右，可根据患者感觉作适度调整）、时间（一般为 20 分钟），预热机器及药液。

③熏蒸　预热结束，中药喷雾喷出后，患者除去患处衣物，使其充分暴露于熏蒸仪喷头下，调节与喷头距离，以患者自觉不烫为度。可自行调整肢体位置角度与方向，使其与药雾充分接触。

④结束　熏蒸 20 分钟后结束，关闭机器，切断电源，放出储药罐内残液，并清理储药罐。

备注：渗出较多的患者，可以直接采取渍渍疗法，即采用上述药液洗涤、浸泡或湿敷患处。

（3）针灸疗法

①耳穴按压　主穴：交感、神门；备穴：肾、内分泌。以王不留行耳部按压，两耳隔日交替。可止痒，助睡眠。

②穴位注射　取穴：上肢甚者，取曲池、合谷、血海；下肢甚者取足三里、三阴交、血海；选定后，每次穴位注射丹参注射液 1ml，隔日 1 次。可养血祛风。

③刺络拔罐　取大椎、肝俞、脾俞、陶道。选定后，每日选 1~2 个穴，用三棱针点刺，然后在穴位上拔罐，留罐 5~10 分钟，隔日 1 次。

（四）病案举例

患者，女，23 岁，未婚，公司职员。初诊日期 2014 年 2 月 25 日。

主诉：周身红斑、鳞屑 2 年，加重 3 个月。现病史：患者 2 年前无明显诱因，头皮出现红斑，伴脱屑，瘙痒不著，冬重夏轻，未予正规诊治，近 3 个月来，症状明显加重。患者平素工作繁忙，压力较大，作息不规律。刻下：周身散在皮疹，大便偏干，月经调，胃纳尚可，夜寐欠安，平素烦躁易怒，怕冷，手足不温，汗不出。专科检查：周身散在鲜红斑块，部分融合成片，上覆银白鳞屑，易于剥离，可见薄膜现象及点状出血，皮损以头面、颈项及四肢伸侧为重。舌红苔白，脉弦数。

中医诊断：白疕（血热证）。

西医诊断：银屑病。

辨证分析：患者素体血热，劳倦内伤，气机郁滞，气郁化火，波及血分，血热阳浮，生风化燥，故斑疹隐隐，层层脱屑；冬季皮肤致密，腠理闭塞，故汗不出，玄府不通，邪无出路，入冬加重，迁延不愈；肝气不舒，则烦躁易怒。

治则：凉血潜阳，发散宣透，疏肝解郁。

处方：珍珠母 30g　　灵磁石 30g　　生牡蛎 30g　　代赭石 30g

生薏苡仁 30g　　红藤 30g　　白花蛇舌草 30g　　生地黄 30g

龙葵 30g　　青蒿 30g　　黄芩 12g　　丹皮 12g

白芍 12g　　菝葜 15g　　大青叶 15g　　夏枯草 15g

紫草 9g　　麻黄 9g　　桂枝 9g　　蔓荆子 9g

茜草 9g　　郁金 9g　　生甘草 6g

14 剂，水煎服，每日 1 剂，早晚分服。药渣煎水沐浴，面部外用卡泊三醇软膏，余皮疹外用三草油；嘱避免过劳，身心放松。

二诊：2014 年 3 月 11 日。药后 2 周，皮损明显变薄，鳞屑减少，红斑颜色转淡，面颈部红斑消退较慢，大便调，眠欠安，舌淡红苔白，脉滑。处方：上方加白芷、五味子各 9g，继服 14 剂。

三诊：2014 年 3 月 25 日。患者皮损基本消退，皮肤略干燥，夜卧尚可。上方去大青叶、红藤，加当归 9g、制首乌 30g 以养血滋阴润燥。嘱每日外用尿素乳膏，保持皮肤湿润。现电话随访，患者皮损已全部消退。

案例点评：本方以凉血潜阳为主，宣通腠理、疏肝解郁为辅，佐以轻清上扬药物直达头面，血热得清，营卫调和，气血通畅，肝气条达则疾病自愈。此例为"凉血潜阳，发散宣透"立法论治银屑病的有力佐证。

（五）临证经验

每一种疾病特别是皮肤病都有各自的临床特点，其发病原因、病机变化与转归、预后也都有一定的规律可循，因此临床应先辨病，明确诊断；但同一种疾病在发病不同阶段，患者的个体差异、临床症状存在差异，治法也不尽相同，故在辨病基础上尚需辨证，应将辨病与辨证有机结合起来。既要为病寻药，又要重视辨证论治，同时重视借鉴现代科学对该疾病的研究成果，使中医临床疗效得到提高，中医学术得到发展。具体到银屑病的治疗，以"凉血潜阳，发散宣透"立法，上述基本方中选用的药物具有抗炎、抗病毒、改善血液循环、抗肿瘤、抗过敏及免疫调节等作用，使本方的有效性能够从西医的研究角度得以解释。

本流派治疗本病多采用内外治相结合的方法，而且由于本病病位在皮肤，因此外治疗法成为本病一个重要的治疗手段。中药外治法以中医学整体观念和辨证论治理论为指导，运用各种方法将药物直接作用于人体表面，通过皮肤透入，经络传导，发挥疏通经络、调和气血、解毒化瘀、扶正祛邪等作用，从而改善皮肤局部症状，起到以外治内，祛邪扶正，治愈疾病的作用。白疕病患者在内服药物治疗的同时常配合中药熏洗疗法、中药制剂外用、针灸等中医特色外治法，临床需根据不同病情酌情使用。

（六）零金碎玉

白疕病是皮肤科顽疾之一，虽四季可发但以冬季较剧，至夏多能缓解和隐退。夏涵细究其因，认为冬寒时腠理致密，肤燥无汗，营血难于外润肌肤而易发，夏令则反之，故在凉血解毒或养阴活血之基础上试加辛温发散之麻黄、桂枝等药，均获较好疗效。麻黄、桂枝相伍乃仲景辛温发汗之重剂，不但辛温宣肺，且能温通血脉。《黄帝内经》谓肺主皮毛而司开阖，故能携养血滋阴诸药，从阴引阳，开腠理，透毛孔，润肌肤而得效。治疗白疕病时麻黄及桂枝剂量宜大，成人每味为15g，儿童每味为9g，并未见大汗出，但腠理必开，皮损常能很快消减。而麻黄、桂枝用于治疗外感风寒，用量过重确有汗多损伤阴阳之弊。

（七）专病专方

治疗银屑病多采用专病专方，随证化裁的方法。

处方：珍珠母、灵磁石、生牡蛎、代赭石、生薏苡仁、红藤、白花蛇舌草、生地黄、龙葵、青蒿、生石膏各30g，黄芩、丹皮、白芍各12g，菝葜、大青叶、夏枯草各15g，紫草、麻黄、桂枝、蔓荆子、茜草、郁金各9g，生甘草6g。

方解：黄芩、珍珠母为君，其中黄芩苦寒凉血，归入肺胃之经，善清中上焦之热，血热清则痒自安。珍珠母重镇咸寒，归入心经，阳潜则痒自宁，其效力速，标本兼顾，共取清热凉血潜阳之效。生地黄、丹皮、紫草、郁金、茜草、蔓荆子助黄芩以增凉血之功，且凉血不留瘀；夏枯草、红藤、大青叶、白花蛇舌草、龙葵、菝葜清热解毒；磁石、牡蛎、代赭石咸寒入肾，益阴潜阳，助珍珠母安神止痒，固守药力，与轻清宣透之青蒿、麻黄、桂枝相配，有升有降、有开有合，共为臣药。青蒿芳香透络，从少阳领邪外出，配生地黄清阴络之热，丹皮泻血中伏火，共奏滋阴透邪之功；麻黄发汗宣肺，善达肌表，开腠解表以散邪；桂枝上行而散表，透达营卫，配麻黄调和营卫，开通玄府使伏邪由里外达，由表而解；桂枝兼温通经脉，配于大队寒凉药中可防寒凉凝血之弊。白芍养阴柔肝，合麻黄、桂枝散中有收；石膏辛甘大寒，清泄肺热，用量倍于麻黄，两药一寒一温，麻黄得石膏宣肺达表而不助热，石膏得麻黄泄肺而不凉遏。生薏苡仁健脾护胃，防大剂苦寒、重镇之品败胃，生甘草解毒、和药。全方寒温并用，开合并用，散中有收，有升有降，共奏解毒凉血、重镇潜阳、发散宣透之功。

加减应用：痒甚者，可加徐长卿、地肤子、白鲜皮、苦参、白蒺藜等以增强祛风止痒之功；皮肤干燥、鳞屑较多者，酌加制首乌、麦冬、当归、乌梅、知母养血滋阴润燥；斑块肥厚者酌加三棱、桃仁、红花、鸡血藤等活血软坚之品；咽痛者，加连翘、山豆根、桔梗、开金锁、木蝴蝶等；热毒炽盛者去麻黄，加水牛角、生槐花以凉血解毒；下肢疹重伴明显湿热蕴结者，加茵陈、苍术、萆薢、黄柏、土茯苓、滑石等；冬重夏轻、怕冷、无汗、手足凉者，酌加淡附片、细辛、肉桂，同时佐以少量黄连以相互制约，相互为用，减毒存效；便秘结者，酌加大黄、芦荟、栀子、火麻仁；便溏者，加茯苓、白术；胃不适者加黄连、吴茱萸、陈皮、砂仁、苏梗等；寐不安，加五味子、夜交藤、合欢皮等；情志不舒者，加柴胡、制香附。另常选用1~2味引经药，导引诸药直达病所，增强疗效：头面选川芎、牛蒡子、蔓荆子、白芷、菊花、桑叶、藁本、凌霄花，上肢选桑枝、桂枝；下肢选木瓜、川牛膝、防己；躯干部治肝脾，可选柴胡、香附、木香、砂仁、苍术；腰背部选杜仲、川断、防风等。顽固难愈者，加"通经入络"的藤类药或皮类药"以皮治皮"往往能够起到奇效，常用药如红藤、鸡血藤、忍冬藤、夜交藤、合欢皮、地骨皮、白鲜皮、大腹皮等。

（八）问诊路径

主要根据患者病史、皮疹形态及病程进行诊断。一般银屑病鳞屑较多，易于剥离，可见点状出血，同形反应常见。

第三节 结节性红斑

（一）疾病认识

结节性红斑是一种由真皮深层小血管和脂膜炎症所引起的红斑结节性皮肤病，以皮内及皮下结节、好发于下肢伸侧、自觉疼痛为临床特征。多见于青年女性，以春秋季发病者为多。本病病因和发病机制尚未清楚，可能是感染（特别是溶血性链球菌，其他如病毒、真菌、衣原体等）、药物（如碘剂、溴剂、磺胺类药物、口服避孕药等）、系统性疾病（如白塞综合征、结节病、炎症性肠病、肿瘤等）等因素引起的Ⅲ型或Ⅳ型变态反应性疾病。依病程可分为急性和慢性。急性者多在春秋季节发病，好发于20~40岁中青年女性。皮损多见胫前，少数可发生于大腿和上臂，特征性皮损为双侧对称分布的深在性结节，周围组织水肿，略高出皮面，表面鲜红至暗红色，直径1~2cm，数个至十数个，触痛明显。起病急，常有低热、肌痛、关节痛等全身症状；皮损分批出现，可自行消退，自然病程数天至数周；不发生溃疡，愈后无萎缩及瘢痕，但常反复发作。慢性者病程数月至数年。

本流派认为，本病多因素体血热或体虚，复感寒、湿、热等外邪，下注肢体，致使经络瘀阻而发病。素体血分蕴热，外感湿邪，湿与热结；或体内湿盛，湿郁化热；湿热下注，阻滞经络，导致局部气血瘀滞而发病。体虚之人，气血不足，卫外不固，寒湿之邪乘虚外袭，客于肌肤腠理，流注经络，致使气血运行不畅，湿瘀互结而发。结节性红斑属于中医学"湿毒流注""瓜藤缠"的范畴。

（二）辨证思路

中医学将结节性红斑归属于红斑范畴辨治。对本病之病因，大多认为是外感湿热邪毒，或恣食肥甘厚味，蕴化湿热，留滞筋脉肌肉所致。其病机一般认为是湿热毒邪，遏闭营血，营热内蕴，发于肌表，强调邪气而忽视正虚。治疗常以清热解毒之法，虽可图一时之功，但长期疗效却不甚理想。患者禀赋不足、妇女经、产、孕，暗耗阴血，或情志久郁、郁而化火，耗伤肝肾之阴，终致气阴亏虚，成为本病发病之本；营卫失调，腠理空疏，外感风湿热毒，或饮食不节，嗜食肥甘、辛辣厚味，湿热内生，湿热成痰，两热相搏，经脉痹阻，致使气血阴阳逆乱，热毒痰瘀互结，成为发病之标。热毒壅扰，耗气伤阴，导致气阴亏虚更甚，故气阴两虚，毒瘀互结是结节性红斑的基本病机。

由于本病是一个因虚致实，虚实夹杂的病症，治疗时须注意扶正与祛邪的关系。急性发作期以清热解毒为主，兼顾益气养阴；缓解期，以益气养阴为主，兼以解毒散结。正所谓"标盛之时解毒为先，本虚之时益气为主"，使正气充足于内，则邪来之时有可挡之兵，邪未盛之时可御敌于外，实为标本兼顾之良法。根据气阴两虚，毒瘀互结这一基本病机，确立了益气养阴、清热解毒、活血通络、化痰散结的基本治则。

（三）治疗方案

本病治疗以活血化瘀为基础，结合病证，或清热利湿，或散寒祛湿。

1. 内治法

（1）分型证治

①湿热血瘀证

症状：发病急，结节鲜红，略高出皮面，灼热红肿，疼痛明显，胫踝肿胀；可伴有发热、咽痛、肌肉关节疼痛、口渴、小便黄。舌红，苔白腻或黄腻，脉滑数或弦滑。

治法：清热利湿，祛瘀通络。

处方：草薢渗湿汤合通络活血方加减。下肢浮肿，关节疼痛者，加防己、秦艽、忍冬藤；咽痛者，加牛蒡子、金银花、玄参。

②寒湿阻络证

症状：病程日久，反复发作，结节逐渐成紫褐色或暗红色，疼痛及压痛较轻；伴下肢沉重、关节疼痛、畏寒肢冷、纳呆。舌胖、淡暗可有瘀点，苔滑或腻，脉沉细。

治法：散寒除湿，温经通络。

处方：阳和汤合当归四逆汤加减。气虚明显者，加黄芪、党参；结节坚实不散者，加三棱、莪术、川牛膝、昆布、山慈菇。

（2）中成药

①活血消炎丸　活血解毒，消肿止痛。适用于湿热血瘀证。

②小活络丸　祛风散寒，化痰除湿，活血止痛。适用于寒湿阻络证。

③连翘败毒片　清热解毒，消肿止痛。适用于湿热瘀阻证。

2. 外治法

（1）中药外洗　蒲公英30g，丹参30g，荆芥20g，牡丹皮20g，当归20g，紫草30g。水煎成2000ml，外洗患处，每日2次。

（2）中药外敷

①金黄膏　生天南星、厚朴、白芷、苍术、黄柏、天花粉、姜黄、大黄、甘草、黄蜡、麻油。清热解毒，散结消肿，止痛。适用于湿热血瘀证。外用适量，涂敷患处。

②玉露膏　凉血、清热、退肿。适用于湿热血瘀证。外用适量，涂敷患处。

③冲和膏　疏风活血，消肿定痛，祛寒软坚。适用于寒湿阻络证，皮疹暗红者。外用适量，涂敷患处。

（3）针刺治疗　主穴取足三里、三阴交和昆仑、阳陵泉，实证用泻法，虚证用补法。

（四）病案举例

病例1　施某，女，40岁。初诊日期：2016年5月24日。

主诉：患者双下肢反复结节性斑疹10年，加重伴瘙痒1月。

现病史：患者10年前无明显诱因下肢散在出现红色结节性斑疹，伴有瘙痒，压痛，可自行消退，每逢天气炎热易复发，近一年来患者无明显诱因皮疹发作频繁，双下肢反复散在数枚红色结节，夜间瘙痒较重，伴有触痛压痛，病理提示：结节性红斑。刻下症：双下肢散在皮疹，伴有瘙痒疼痛，夜间尤甚，胃纳可，二便调，夜寐安。

查体：双下肢散发结节性红斑，以小腿前侧，伸侧居多，约蚕豆大小，呈对称分布，边界清楚，肤温正常，无糜烂渗出，无干燥鳞屑，触痛、压痛（+）。舌淡有瘀斑，脉细涩无力。

西医诊断：结节性红斑。

中医诊断：瓜藤缠病（气虚血瘀证，瘀阻经络）。

治则：补气活血，通络祛瘀。

处方：

黄芪 30g	太子参 15g	桂枝 12g	忍冬藤 30g
土茯苓 30g	黄柏 12g	生白芍 15g	川牛膝 12g
红藤 15g	大青叶 30g	茜草 15g	紫草 9g
薏苡仁 30g	丹皮 15g	丹参 30g	莪术 15g
当归 12g	珍珠母 30g	生牡蛎 30g	代赭石 30g
生甘草 6g			

每日 1 剂，煎汤分 2 次内服。

二诊：6 月 14 日。患者硬结较前缩小，基底部仍有红斑，面色转红，偶有咳嗽咳痰。原方加六月雪 30g、葛根 15g、徐长卿 10g、南沙参 12g、蜈蚣 1 条、制乌梅 12g、生地黄 30g、平地木 30g。注意补充维生素 C、维生素 E 等。

三诊：7 月 19 日。患者双胫大部分结节消退，剩余结节色暗红，疼痛不显。上方加鸡血藤 30g。随访患者症情持续好转。

案例点评：本例为结节性红斑一例，中医属"瓜藤缠病"范畴。《医宗金鉴》云："此证生于腿胫，流行不定，或发一二处，疮顶形似牛眼，根脚漫肿……若绕胫而发，即名瓜藤缠。"本病初期多为实证，气滞血瘀，湿热郁阻，患者病程 10 年，皮疹反复发作，久病必虚，虚实夹杂，日久伤阴，结合舌脉，此例证属气虚血瘀证。首诊以补气活血，通络祛瘀为主，方中以黄芪与太子参联合为君药，佐以活血化瘀通络，凉血化瘀消斑，清热解毒祛湿及引经药等；唐容川在《血证论》中曾提到："既已成瘀，不论初起已久，总宜散血，血散瘀去则寒、热、风、湿均无遗留之迹矣。"二诊药后硬结较小，已无压痛，皮损基底部偏红，面色转红，为湿热蕴肤之象，灼津为痰，痰瘀交阻，故见咳嗽咳痰，故予葛根、生地黄、南沙参、乌梅养阴清热，敛肺止咳；续予蜈蚣、徐长卿等解毒散结、通络止痛；平地木、六月雪清热泻肝。三诊湿热瘀证渐解，加鸡血藤增强养血益精之功。嘱其续予上方，巩固疗效 1 个月，电话随访，症情未有复发。

病例2 齐某，男，16岁。初诊日期：2015年7月11日。

主诉：小腿散在皮下结节伴疼痛2月余。

现病史：患者2月前无明显诱因出现双侧小腿伸侧散在性皮下结节，略高出皮面，大小不一，色暗红，自觉疼痛，压之更甚，伴膝关节疼痛，初伴有低热，后消退。患者自觉乏力，胃纳可，夜寐安，二便尚调。

查体：患者神清，精神可，双侧小腿伸侧散在性皮下结节，略高出皮面，大小不一，色暗红或暗褐色，压之疼痛较剧，小腿轻度水肿。舌红，苔薄，脉弦。

西医诊断：结节性红斑。

中医诊断：瓜藤缠（湿热瘀阻证）。

治则：清热化湿，活血通络。

处方：黄芪30g　　　黄精15g　　　党参15g　　　珠儿参15g

丹皮15g　　　丹参15g　　　玄参15g　　　红藤15g

防己15g　　　大青叶15g　　鸡血藤15g　　土茯苓15g

落得打15g　　龙葵15g　　　土牛膝30g

每日1剂，煎汤分2次内服。

二诊：7月25日。患者诉关节疼痛不显，皮损有所缓解，舌红，苔薄，脉弦。治拟原法出入。上方去红藤、鸡血藤，加女贞子15g，菟丝子15g。

三诊：8月8日。诸症好转，有少量复发，基本不妨碍学习生活，上方继服。

案例点评：结节性红斑急性发作期表现为隆起性红斑结节，按之疼痛，关节肿痛等。治疗以清热利湿解毒，化瘀通络止痛为主。丹皮、丹参凉血活血，玄参、大青叶、土茯苓清热化湿，红藤、鸡血藤软坚散结，防己、落得打、龙葵、土牛膝化湿止痛。邪盛则正虚，祛邪不忘扶正，故兼顾补益气阴，黄芪、黄精、党参、珠儿参补精益气以托毒外出。有条件的情况下，可使用外治法配合内治一同治疗，外治多以散结止痛的方法来治疗本病。瓜藤缠的形成多由素体虚弱或他病久治不愈，致使邪正胶着，耗及肝肾气阴，疾病进入慢性期。此时皮疹表现为暗红色，患者自觉乏力等，此时以气阴两虚为本，湿热毒瘀阻滞经络为标。治疗以益气养阴为主，清热利湿、化瘀通络为辅。

病例3 贾某，女，66岁。初诊日期：2016年4月13日。

主诉：双小腿肿块伴疼痛1月余。

现病史：患者1月前外感后双小腿起肿块，自觉疼痛，反复不愈，曾口服血府逐瘀胶囊、白芍总苷胶囊等，疗效欠佳。纳可，二便调，舌红苔黄腻，脉数。

查体：双侧小腿伸侧散在皮下结节，色红，伴压痛。

西医诊断：结节性红斑。

中医诊断：瓜藤缠（湿热瘀阻证）。

治则：清热凉血除湿，活血化瘀止痛。

处方：黄芩 12g   生地黄 30g   牡丹皮 12g   大青叶 15g

      薏苡仁 30g   珍珠母 30g   磁石 30g   生牡蛎 30g

      黄芪 30g   太子参 15g   桂枝 12g   忍冬藤 30g

      川牛膝 12g   黄柏 12g   大血藤 30g   土茯苓 30g

      丹参 30g   甘草 6g。

每日 1 剂，煎汤分 2 次内服。

二诊：5 月 11 日。结节部分消退，疼痛缓解，新皮疹时有发生，舌红苔腻，脉数。原方加鸡血藤 30g、茜草 12g、蜈蚣 2 条。

三诊：6 月 8 日。皮疹大部分消退，无新发结节，疼痛明显缓解。舌红苔薄，脉数。上方加六月雪 30g。随访患者症情已痊愈。

案例点评：本例结节性红斑患者结节色红、疼痛、舌红苔腻，脉数为湿热瘀阻证，患者素体血分有热，外感湿邪，湿热下注，瘀阻经络而发，凉血、除湿、化瘀为主要治疗原则。生地黄、黄芩、丹皮、丹参、大青叶、茜草凉血活血；磁石、珍珠母、生牡蛎咸寒重镇，黄柏、土茯苓、薏苡仁清热燥湿，健脾除湿；川牛膝引药下行；黄芪、太子参益气扶正；"血得热则行，得寒则凝"，桂枝温经通脉，散寒止痛，并防止大量寒凉药可能引起的"寒凝血瘀"之弊；忍冬藤性寒，大血藤性平，鸡血藤性温，三者合用共奏清热解毒、活血通络之功。蜈蚣攻毒散结、通络止痛，走窜之力最强，内而脏腑，外而经络，一切气血凝聚及疮疡诸毒皆可消散。全方寒温并用，动静结合，体现了导师的用药特点和治疗理念。

病例 4   齐某，男，11 岁，学生，初诊日期：2012 年 9 月 6 日。

主诉：小腿散在皮下结节 2 月余。

现病史：患者 2 个月前出现双侧小腿伸侧散在性皮下结节，略高出皮面，大小不一，色暗红，自觉疼痛，压之更甚，伴膝关节疼痛。刻下：患者自觉乏力，胃纳可，夜寐安，二便尚调，舌红，苔薄，脉弦。

查体：患者神清，精神可，双侧小腿伸侧散在性皮下结节，略高出皮面，大小不一，色暗红，压之疼痛较剧。

既往史：患者平素健康，否认其他内科疾病史。

家族史：患者无皮肤病家族史。

西医诊断：结节性红斑。

中医诊断：瓜藤缠（肝肾不足证）。

治则：补益肝肾，祛瘀通络。

处方：
黄芪 30g	黄精 15g	党参 15g	珠儿参 15g
丹皮 15g	丹参 15g	玄参 15g	红藤 15g
防己 15g	大青叶 15g	桑叶 30g	鸡血藤 15g
土茯苓 15g	落得打 15g	龙葵 15g	土牛膝 15g

共 14 剂，每日 1 剂，分 2 次温服。

二诊：9 月 20 日。患者诉关节疼痛不显，皮损有所缓解，舌脉同前。上方去红藤、鸡血藤，加女贞子 15g、菟丝子 15g，水煎服，1 日 2 剂。后随访至今，少量复发，学习生活基本无碍。

案例点评：西医认为该病的发病与感染、药物、雌激素、患有其他自身免疫病等因素有关，表现为下肢伸侧疼痛性红斑、结节，春秋季好发，有自限性，男女发病率为 1：67。中医称之为"瓜藤缠"，《医宗金鉴·外科心法要诀》云："此证生于腿胫，流行不定，或发一二处，疮顶形似牛眼，根脚漫肿……若绕胫而发，即名瓜藤缠，结核数枚，日久肿痛。"中医认为其发病或因久居湿地，外感湿热毒邪，或因饮食不节，恣食肥甘厚味，伤及脾胃，脾失运化，酿生湿热毒邪，湿热蕴久成痰，痹阻经络，留滞肌肉，致气血阴阳逆乱，热毒痰瘀互结，因此结节性红斑急性发作期表现为隆起性红斑结节，按之疼痛，关节肿痛等。治疗以清热利湿解毒，化瘀通络止痛为主。邪盛则正虚，祛邪不忘扶正，故兼顾补益气阴，以托毒外出。若素体虚弱或病情久治不愈，致使邪正胶着，耗及肝肾气阴，疾病进入慢性期。此时皮疹表现为暗红色，患者自觉乏力等，以气阴两虚为本，湿热毒瘀阻滞经络为标。治疗以益气养阴为主，清热利湿、化瘀通络为辅。处方中黄芪甘、温，归肺、脾经，补气固表，托毒生肌；黄精味甘，性平，能滋肾润肺，补脾益气；党参性平，味甘、微酸，归脾、肺经，补中益气，健脾益肺；三药合用，具有补助人体正气，提高免疫力，改善微循环等功能。玄参，《本草纲目》云"滋阴降火，解斑毒，利咽喉，通小便血滞"，在本方中起滋阴补肾之功；珠儿参清热养阴、散瘀止血、消肿止痛；鸡血藤补血、活血、通络；三药共奏养阴补血之效。丹皮清热凉血、活血化瘀；丹参祛瘀止痛、活血通经；两药合用，取凉血活血之效。现代药理研究表明，活血药具有降低炎症时毛细血管的通透性，减少炎症渗出，改善局部血液循环，促进炎症吸收，减轻炎症反应，并使病灶局限化等作用。红藤、大青叶、桑叶、土茯苓、落得打、龙葵、土牛膝等药共奏清热解毒、活血消肿之功效。防己"行水，泻下焦湿热。治水肿臌胀，湿热脚气，手足挛痛，癣疥疮肿"，用以祛风湿，通利关节。全方共奏补益气阴，清热利湿，祛瘀通络之功效。二诊皮损较前好转，血瘀有所减轻，病久邪入肝肾，耗及肝肾之阴，故去活血之红藤、鸡血藤，加补益肝肾之女贞子、菟丝子。

（五）临证经验

对于结节性红斑等下肢血管炎性疾病，孙世道认为其病损处皮色鲜红故属热，凝聚成节故为瘀，位在下肢故挟湿，所以多用清热利湿、凉血化瘀之法，且主张必须加重行瘀活血之品。对于外科临床上常用的清热解毒之法，孙世道每多分为两种：一曰清火法，即扬汤止沸；二曰泻火法，即釜底抽薪法。如热在阳明经，则用清火法，热在阳明腑，则用泻火法，而在外科中属于阳明有关之病则釜底抽薪是常用法。

（六）零金碎玉

对于临床表现多以红斑、水肿、结节等为基本表现的皮肤病，本流派多用忍冬藤、徐长卿二者结合止痒消斑，既能抗过敏止痒，又能消斑退肿，是皮肤科常用药对。

忍冬藤使用始见于梁代《名医别录》，初用茎枝及叶，金银花至明代后才广为使用。《本草纲目》曰："忍冬，茎叶及花，功用皆同。"《本草正义》曰："今人多用其花，实则花性轻扬，力量甚薄，不如枝蔓之气味俱厚。"其味甘性寒，归肺、胃经，具有清热解毒，疏风通络之功，可用于温病发热，风湿热痹，关节红肿热痛、屈伸不利等病。现代药理研究显示，其主要成分包括有机酸类、三萜类、环烯醚萜类、黄酮类、挥发油类等，具有抗病毒、抗肿瘤、调节免疫等作用，通络散结之效明显。目前临床上皮肤科多用其治疗红肿、结节明显的皮肤病，比如结节性红斑等。

徐长卿是常用中药和民间草药，首见于《神农本草经》，称其"味辛温，无毒，主鬼物，百精，蛊毒，疫疾邪恶气，温疟。久服，强悍轻身"。其味辛，性温，归肝、胃经，具祛风化湿、止痛止痒之功。可治疗风湿痹痛、胃痛胀满、牙痛、腰痛、跌仆损伤、荨麻疹、湿疹等。现代药理研究显示，徐长卿含有丹皮酚、氨基酸、黄酮苷等成分，具有抗炎镇痛、抗过敏、抗病毒、抗菌、免疫调节等作用，因其具有良好的抗过敏作用，因此被广泛用于治疗皮肤科各种过敏性疾病，比如荨麻疹、过敏性皮炎等。

（七）专病专方

结节性红斑好发于小腿，亦称为"赤垒"。西医根据病理变化不同，一般分为脂膜炎、动脉周围炎两大类型。因其病损处皮色鲜红，故属热，凝聚成节故为瘀，位在下肢故挟湿，所以多用清热利湿，凉血化瘀之法治之。此病必须加重行瘀活血之品，同时当与辨病相结合。动脉周围炎当以凉血清热为主，脂膜炎当以清气分之热为主。

1. 脂膜炎结节性红斑

处方：川黄柏 12g　　川萆薢 12g　　防己 9g　　薏苡仁 30g
　　　牛膝 9g　　　忍冬藤花各 12g　丹皮 9g　　泽兰 9g
　　　蒲公英 30g

病例　黄某某，女，31 岁，两小腿结节红斑焮红疼痛，痛剧时行动欠利，身热脉数，西医诊断为"脂膜炎"。病经六年，曾用中西药治疗无效。用上法三月余，结节性红斑逐渐隐退。

2. 动脉周围炎结节性红斑

处方：鲜生地 30g　　水牛角 30g　　蒲公英 30g　　丹皮 12g
　　　赤芍 9g　　　泽兰 9g　　　王不留行子 15g　桃仁 12g
　　　牛膝 12g　　　赤小豆 30g

病例　阮某某，女，30 岁，两小腿结节性红斑，此起彼落，无身热，脉弦数，舌尖红，苔黄腻，西医诊断为"动脉周围炎"，病历五载。经上法治疗不久，结节全部消退，随访至今，未曾发作。

脂膜炎之结节性红斑起发时多有全身发热，而动脉周围炎之结节性红斑则常无发热。治疗上同是凉血清利，但前者当重在清利气分，故选川黄柏、萆薢、薏苡仁、防己为主，四者相配伍对下焦湿热诸症常有较好疗效；而后者重在凉血，故以犀角地黄汤为主。而蒲公英既可清气凉血，又能消肿散结，为外科要药，故均用以重剂。

第四节　痛风

（一）疾病认识

痛风是人体嘌呤代谢紊乱以及尿酸排泄障碍引起血尿酸浓度升高，在过饱和后，尿酸盐结晶析出并集聚于组织、器官引起的一组临床证候群，属代谢性风湿病范畴。近年该病发病率逐年攀升，患病率为 1%~2%，且男性多于女性。

痛风的证候特点，与中医典籍中"痹证""历节"等描述相类似，均可作为痛风中医证候的研究证据。《黄帝内经》中以证候特征命名分为行痹、痛痹、着痹、周痹、众痹等，对其证候的描述较为详细。如《素问·痹论》曰："风寒湿三气杂至，合而为痹也。其风气胜者为行痹，寒气胜者为痛痹，湿气胜者为着痹也。"从痹证的诱因即风、寒、湿之邪分别来阐释三种痹证的证候特点。陶弘景同样认为痛风是由属于六淫之邪的风邪诱导所致。痛风，首见于朱丹溪《格致余论》："彼痛风者，大率因血受热……所以作痛，夜则痛甚，行于阴也"。

本流派认为，痛风的本质乃本虚标实之证，本虚责之于先天禀赋不足，或后天脏腑功能失调，脏腑功能失调则以脾、肾、肝功能失常为主，而标实则为脏腑功能失调所致湿热、痰瘀、浊毒内停或再感外邪，导致机体代谢失调，以致湿热内蕴、气血凝滞、痰瘀痹阻经络为患。其发病与遗传、体质、饮食、外感、环境、劳倦等因素密切相关。禀赋不耐是其发病之本，但外感邪气也是不可忽视的重要方面。患者先天禀赋"湿热之体"，加以嗜酒、喜啖膏粱厚味，致脏腑功能失调，升清降浊无权，积生之湿热壅滞于血脉中难以泄化，兼因外感邪气，侵袭经络，致气血运行不畅，痰湿郁于骨节，客于肌肉、筋骨之间，则灼热红肿，痛不可触，日久瘀血凝滞，则致关节畸形，出现功能障碍。概括地说，急性痛风是湿热内蕴与外邪侵袭交互作用的结果，初病在经在络，以邪实为主、热痹为先，湿热痰瘀是关键；久则深入筋骨，累及脏腑，致肝肾不足、脾胃虚弱。

（二）辨证思路

整体观念是中医学的基本特征之一，其具体体现在医者的辨证施治的过程之中。中医的证是对疾病某一阶段的病位、病因、病性等属性的概括，是对疾病当前阶段的本质认识，是对患病者的整体认识。在痛风的辨治中，认识到痛风是一个全身性疾病，其病位虽多在四肢，但其病本仍在脾、肾。初起主要表现为湿热之邪流注于筋骨、关节，久则出现瘀血或痰浊等病理产物。日久不愈，损及脏腑，而致气血亏虚，脾肾不足。因此辨证施治中，不能仅仅着眼于有形可见的肢节肿痛，而无视脾之运化失司，肾之气化无权等脏腑功能失调。此外，痛风患者每多兼夹有多种疾病，糖尿病、高血压、高脂血症等比比皆是，这就更加要求医者从整体角度出发，辨证时充分认识患者的整体状况，正气盛衰，脏腑强弱，饮食嗜好，用药宜忌，四时交替等等，施治时方能切中肯綮，得心应手。

本流派诊治痛风最初始于夏涵先生，他纲领性地指出：禀赋不耐是其发病之本，但外感邪气也是不可忽视的重要方面。患者先天禀赋"湿热之体"，加以嗜酒、喜啖膏粱厚味，致脏腑功能失调，升清降浊无权，积生之湿热壅滞于血脉中难以泄化，兼因外感邪气，侵袭经络，致气血运行不畅，痰湿郁于骨节，客于肌肉、筋骨之间，则灼热红肿，痛不可触，日久瘀血凝滞，则致关节畸形，出现功能障碍。概括地说，急性痛风是湿热内蕴与外邪侵袭交互作用的结果，初病在经在络，以邪实为主、热痹为先，湿热痰瘀是关键；久则深入筋骨，累及脏腑，致肝肾不足、脾胃虚弱。夏涵先生及其弟子张明等将其分为风湿郁热、湿浊内蕴、痰瘀痹阻和久痹正虚四个证型，同时强调防、治结合的理念，形成了一套完整的中西医结合痛风性关节炎分期综合防治的诊疗方案。

（三）治疗方案

1.分型论治

（1）风湿郁热证（相当于急性痛风性关节炎期）

主证：关节红肿热痛，发病较急。

兼证：发热，汗出不解，口渴喜饮，心烦不安，小便黄。

舌脉：舌质红，苔黄，脉滑数。

治法：清热利湿，祛风通络。三妙丸合当归拈痛汤加减（痛风3号方）。治疗。

处方：炒苍术10g　　川黄柏12g　　川牛膝12g　　萆薢12g

羌独活各10g　　全当归12g　　大川芎10g　　虎杖根15g

防风己各10g　　茯苓15g　　　土茯苓30g　　绵茵陈30g

忍冬藤30g　　　徐长卿10g

服法：先将上述药物置清水2000ml浸泡1小时（以淹没药物三横指为宜），遂以文火煮沸后再以小火续煎5~10分钟，继而室温静置，待药液温度降至30℃，再予以口服。每日1剂，分2次早晚服用。

中成药：虎杖痛风颗粒（医院制剂）、新癀片、祖师麻片、复方夏天无片等。

外治法：中药涂搽疗法：金黄膏100g外敷。中药溻渍疗法：本流派验方菊黄方（野菊花15g、大黄15g、土茯苓30g、虎杖30g、防己15g、黄柏9g）外洗。

（2）痰瘀痹阻证（相当于慢性、痛风石性关节炎期）

主证：关节疼痛反复发作，关节肿大，重者强直畸形，指（趾）或皮下触及结节或液化溃流浊脂。

兼证：面浮肢肿，目眩，胸脘痞闷。

舌脉：舌淡胖或有瘀斑，苔腻，脉弦细或细涩。

治法：和营祛瘀，化痰通络。当归拈痛汤合桃红四物汤加减治疗。

处方：全当归 12g　　大川芎 10g　　西赤芍 15g　　桃仁 10g
　　　　青陈皮各 10g　宣木瓜 10g　　威灵仙 15g　　海风藤 30g
　　　　猪茯苓各 15g　金钱草 30g　　绵茵陈 15g　　土茯苓 30g

加减：关节活动障碍加伸筋草 15g、虎杖 15g、络石藤 30g；血尿酸明显增高加川百合 15g、蚕沙 15g。

服法：先将上述药物置清水 2000ml 浸泡 1 小时（以淹没药物三横指为宜），遂以文火煮沸后再以小火续煎 5~10 分钟，继而室温静置，待药液温度降至 30℃，再予以口服。每日 1 剂，分 2 次早晚服用。

中成药：茵连痛风颗粒。

其他用药：丹参注射液等静脉滴注。

外治法：中药涂搽疗法：溃疡用红油膏约 6g 外敷；或康复新适量湿敷。中药溻渍疗法：灵透方（威灵仙 30g、透骨草 30g、土茯苓 30g、海桐皮 15g、红花 12g）外洗。

（3）久痹正虚证（相当于后期引起肾功能不全期）

主证：久病不愈，反复发作，关节疼痛、肿胀、重着，活动不利。

兼证：畏寒肢冷，神疲乏力，头晕心悸，气短自汗，面色苍白。

舌脉：舌质淡，苔白，脉细或细弱。

治法：益气补肾，利湿通络。黄芪防己汤加减（痛风 5 号方）治疗。

处方：生黄芪 15g　　防己 10g　　　白术 12g　　　防风 10g
　　　　仙灵脾 12g　　山萸肉 10g　　全当归 12g　　伸筋草 15g
　　　　猪苓 15g　　　茵陈 15g　　　土茯苓 30g　　陈皮 10g

加减：痛风石形成加威灵仙 15g、泽兰 12g；血尿酸明显增高加川百合 15g、蚕沙 15g。

服法：先将上述药物置清水 2000ml 浸泡 1 小时（以淹没药物三横指为宜），遂以文火煮沸后再以小火续煎 5~10 分钟，继而室温静置，待药液温度降至 30℃，再予以口服。每日 1 剂，分 2 次早晚服用。

中成药：茵连痛风颗粒。

其他用药：丹参注射液等静脉滴注。

（4）湿浊内蕴证（相当于单纯高尿酸血症或无症状的发作间歇期）

主证：无症状期，或仅有轻微的关节症状，或高尿酸血症。

兼证：或见身困倦怠，头昏头晕，腰膝酸痛，纳食减少，脘腹胀闷。

舌脉：舌质淡胖或舌尖红，苔白或黄厚腻，脉细或弦滑。

治法：利湿降浊，通利关节。茵连痛风方加减治疗。

处方：茵陈 15g　　　　连钱草 15g　　　　土茯苓 30g　　　　玉米须 30g
　　　　泽兰 12g

加减：血尿酸明显增高加川百合 15g、蚕沙 15g。

服法：先将上述药物置清水 2000ml 浸泡 1 小时（以淹没药物三横指为宜），遂以文火煮沸后再以小火续煎 5~10 分钟，继而室温静置，待药液温度降至 30℃，再予以口服。每日 1 剂，分 2 次早晚服用。

中成药：茵连痛风颗粒。

2. 中医特色疗法

（1）中药溻渍疗法辅助治疗痛风　菊黄方及灵透方是根据多年临床实践拟定的方剂，分别运用于痛风性关节炎的发作期和间歇期，对符合适应证的患者进行熏蒸、溻渍治疗，通过物理和药物的双重作用，能显著改善局部血液循环，促进炎症和水肿的消退，从而发挥消炎、镇痛、活血通络的功用。

（2）针灸疗法　针灸治疗痛风性关节炎，见效快，疗效好，在临床上初步取得了一定的疗效。

①毫针

踝部：行间、隐白、公孙、内庭、昆仑、申脉、照海等。

膝部：犊鼻、膝阳关、阳陵泉、梁丘。

加减：湿重者加阴陵泉、丰隆、脾俞、胃俞、足三里等；湿热重者加大椎、曲池、行间、内庭、血海、上巨虚、下巨虚等。

②拔罐　疼痛部位用 3~5 个火罐，每次留罐 5 分钟；痹痛化热者不宜。

③适宜技术　使用穴位药物注射法，辨证选择黄芪注射液、丹参注射液、脉络宁注射液中的一种，注射相关穴位。注射穴位为病变部位附近的穴位，如：外关、合谷、八邪、足三里、阳陵泉、昆仑、照海、八风；配合选用肿痛关节部位的阿是穴，每日或隔日 1 次，5~7 次为 1 个疗程。

（四）病案举例

病例 1　李某，男，72 岁。2005 年 7 月 30 日入院。

病史：因左足红肿热痛 5 日伴右小趾疼痛 3 日就诊。患者素有痛风病史，双足多次出现肿痛。5 日前无明显诱因左足出现红肿疼痛，3 日前右小趾亦出现肿痛，无发热，胃纳欠佳，大便数日未行。诊见：左足背及足踝部红肿，边界欠清，肤温高，触痛明显，尤以外踝处最甚，左足屈伸不利，右小趾跖趾关节处略肿，触痛（+），舌红、苔薄黄，脉小数。

诊断：痛风。

治法：凉血清热，利湿通络。

处方：

生地黄 30g	白花蛇舌草 30g	土茯苓 30g	山慈菇 30g
赤芍 12g	丹皮 12g	川牛膝 12g	青蒿 12g
佩兰 12g	陈皮 12g	姜半夏 12g	苏梗 12g
苍术 9g	黄柏 15g	薏苡仁 15g	苦丁茶 15g
茶树根 15g	寒水石 15g	生甘草 10g	

同时患处外敷金黄膏。服药 1 周后，大便已调，除左外踝处仍有轻度肿胀，肤色暗红，肤温稍高外，余处红肿消退，行走时左足稍感疼痛，右小趾跖趾关节处肿痛已消，续上法治疗 1 周，痊愈出院。

病例 2　程某，男，58 岁。1994 年 8 月 17 日初诊。

病史：患者于当天清晨被左足剧烈疼痛惊醒。查体：形体较胖，步履维艰，左足第一跖趾关节红肿发热，触之疼痛难忍。查血：白细胞 12×10^9/L，血沉 25mm/ 小时，血尿酸 485μmol/L，舌质红，苔薄黄微腻，脉弦滑。

诊断：痛风。

辨证：浊瘀痹阻，脉络不通。

处方：

土茯苓 60g	虎杖 30g	粉萆薢 15g	忍冬藤 30g
薏苡仁 50g	威灵仙 10g	黄柏 10g	川牛膝 10g
木瓜络 10g	丹参 10g	路路通 10g	泽泻 10g
制乳香 10g	没药 10g		

共 7 剂，每日 1 剂，分两次温服。

二诊：药后，患者左足第一跖趾关节红肿热痛蠲除，步履稳健。虑其复发，在上方中加山萸肉、补骨脂、骨碎补各 10g，连服 2 周。后查血常规、血沉、血尿酸均在正常范围，10 年来痛风一直未萌。

（五）临证经验

1. 治病求本，重在脾肾

本着"治外必本诸内""外治之法即是内治之理"的思想，本流派对痛风的治疗非常重视内治，内治尤重脾、肾。痛风虽然是肌肉、关节、经脉受风寒湿热侵袭所致，但其发病的根本原因是脾气不健，肝肾亏虚。脾失健运，一则不能"为胃行其津液"，而转化为水湿，凝聚成痰浊；二则完谷不化，尤其对厚味、酒食运化不及，而致痰浊内生，滞留于关节。脾虚生化无源，气血无以充养关节经脉，易致痛风，故临床上痛风多见于脾虚肥胖之人。原发性痛风为先天性嘌呤代谢紊乱所致，在未出现临床症状之前，往往已有先天不足，肝肾亏虚的表现，加之处于慢性期，久病体虚，或急性期过服治疗的化学药物而致元气内伤，肝肾亏虚尤为明显。肝肾亏虚，精血不足，筋骨经脉失养或肾司二便功能失调，湿浊内聚，流注于关节、筋骨、肌肉，闭阻经脉，形成痛风。故痛风是本虚标实之证，脾气不健，肝肾亏虚为其本，痰浊、风寒湿热、瘀血闭阻经络为其标。

2. 辨病分期，分型论治

唐汉钧依据标本缓急的治则，急性期以清热利湿，通络止痛为主，以萆薢渗湿汤、四妙散、犀角地黄汤加减，常用萆薢、黄柏、薏苡仁、茯苓、泽泻、丹皮、赤芍、生地黄、苍术、白花蛇舌草、鹿含草、忍冬藤、虎杖、马鞭草等。慢性期以健运脾胃，调补肝肾为主。常用参苓白术散、六君子汤之类，用党参、黄芪、怀山药、白术等健运脾胃。调补肝肾，补益气血，临床上常用独活寄生汤加减；偏于阴虚，常用左归丸加减；偏于阳虚，多用金匮肾气丸、右归丸等。

3. 病证结合，提高疗效

痛风是人体内嘌呤代谢紊乱，血尿酸升高所致的一种代谢性疾病，结合现代医学成果，选用抑制血尿酸生成和促进血尿酸排泄的药物治疗，如山慈菇、土茯苓、薏苡仁、六月雪、玉米须、蚕沙、木瓜、虎杖、苦丁茶等，常可以提高临床疗效，并减少西药的剂量，降低其副作用。此外，临证用药选用细辛、延胡索等止痛之品可以提高疗效。

4. 饮食调摄，防治并重

痛风患者多为脾虚体胖之人，脾虚无力运化水谷，对于膏粱厚味、酒食之品更是运化不及，高嘌呤食物对于具有痛风体质者已明确成为发病的促进因素。因此饮食调摄在痛风慢性期的治疗过程中极为重要。避免进食高嘌呤食物，如动物内脏、海鲜、豆制品等，并需戒酒戒烟，多饮水，多吃蔬菜水果，以助浊毒排泄。

（六）零金碎玉

痛风治疗的目的有二：一是控制急性发作，包括发作时迅速控制症状以及缓解时预防再次急性发作，以改善患者的生活质量；二是保护肾脏，使患者能带病延年。因此张明提出了在此病的治疗过程中要始终贯彻防治结合、预防为主的原则。患者要尽量避免接触一些诱发因素，如适当的低嘌呤饮食，恰当地控制体重，注意防寒保暖，避免使用影响尿酸代谢的药物，防止外伤，劳逸结合，保持心情愉快等；医者在治疗过程中，特别是在缓解期降尿酸治疗时要严格掌握用药原则。

临床上治疗痛风往往仅偏重于急性期的治疗，而对于间歇期，无论是医生和患者都没有给予足够的重视。如何能安全、有效地控制间歇期血尿酸水平，保护肾功能，预防急性发作，减轻发作程度，是目前亟待解决的关键问题。采用单纯中医药手段治疗本疾病，在控制急性发作和预防复发等方面有优势，但在快速降低血尿酸方面相对薄弱。另一方面，降尿酸药物的肝肾毒性、骨髓抑制、过敏反应等缺点，限制了其在临床上的长期应用。故在诊疗方案中着重于间歇期中药组方优化研究，或合并采用小剂量苯溴马隆片中西医结合治疗，从而安全、有效地控制间歇期血尿酸水平，保护肾功能，预防急性发作。

现代中药药理学虽证实部分中药具有降低血尿酸的功效，如土茯苓、泽泻、车前子、地龙之属，但其效用确实不如西药起效快、降幅大。临证经验显示，当患者血尿酸水平高于 500μmol/L 时还是应适当加用诸如别嘌呤醇、苯溴马隆等药物。在使用这类药物时，要注意四点：一是根据 24 小时尿尿酸排泄量来将患者区分为生成过多型和排泄减少型，分别选用尿酸生成抑制剂和尿酸排泄促进剂；二是必须在患者急性发作完全缓解 1~2 周后开始；三是必须从小剂量开始过渡到正常剂量，待血尿酸水平控制后，再改为小剂量维持；四是在降尿酸治疗时，必须同时进行预防发作的治疗。在痛风的治疗中，将中西医有机结合，灵活随症运用，既可以减轻长期应用西药带来的不良反应，又可以起到预防复发、控制血尿酸水平、保护肾脏的作用。

（七）专病专方

对于湿浊内蕴型痛风患者（此证相当于痛风急性发作之后的无症状间歇期），以及尚未有过关节症状的单纯的高尿酸血症期，嘱患者以百合、玉米须煎汤代茶，时时饮之，有降低血尿酸，预防发作的功效。

对于风湿郁热型痛风患者，此为痛风性关节炎急性发作期的主要证型。临床表现为关节红肿剧痛，转动不利，多于夜间猝然发作，或伴有发热、汗出不解、口渴喜饮、心烦不安、溲黄、舌红、苔腻、脉滑数等症，可用如意金黄膏外敷患处。

第五节　带状疱疹

（一）疾病认识

带状疱疹是由潜伏于体内的水痘-带状疱疹病毒被激活引起的皮肤感染性疾病。临床表现以沿单侧神经分布的簇集性小水疱为特征，常伴显著的神经痛。此病好发于成人，发病率随年龄增长而呈显著上升，是一种易危害中老年人身心健康的疾病。

中医称本病为"蛇串疮""缠腰火丹""蛇丹"等，认为本病主要由于情志内伤，肝气郁结，久而化火，肝经火毒蕴积，夹风邪上窜头面而发；或夹湿邪下注，发于阴部及下肢；火毒炽盛者多发于躯干。年老体弱者常因血虚肝旺，湿热毒蕴，导致气血凝滞，经络阻塞不通，以致疼痛剧烈，病程迁延。其病机主要与心、肝、脾、肺四脏有关，是由毒邪、湿、热、火、风郁于心、肝、脾、肺，阻隔经络，气滞血瘀发于肌肤而形成疱疹。

"蛇串疮"本病首见于隋代巢元方《诸病源候论·疮病诸侯》，曰："甑带疮者，绕腰生。此亦风湿搏血气所生，状如甑带，因以为名。"明代申斗垣《外科启玄》称"蜘蛛疮"，"此疮生于皮肤间，与水窠相似，淡红且痛，五七个成攒，亦能荫开"。明代《证治准绳》称为"火带疮""缠腰火丹"。清代祁坤《外科大成》名"蛇串疮"。脾失健运而生湿，脾湿郁解而化热，湿热外发肌肤，再感湿热邪毒，影响肺的宣发肃降功能，导致水液停聚于肌表，则见水疱累累如串珠，湿热郁积化热则引起皮肤疼痛灼热。《医宗金鉴》云："缠腰火丹蛇串名，干湿红黄似珠形，肝心脾肺风热湿，缠腰已遍不能生。"《外科正宗》："湿者色多黄白，大小不等，流水作烂，又且多疼，此属脾肺二经湿热，宜清肺、泄脾、除湿，胃苓汤是也。"热盛化火，湿热之邪化火化热，阻塞经络导致水疱大而色红，痛如火燎。肝气化火，火溢肌表又感染风火邪毒，气血郁闭则见红斑、丘疱疹、作痒作痛，气滞血瘀，不通则痛，常表现在疼痛不休或刺痛不断。《外科正宗》："火丹者，心火妄动，三焦风热乘之，故发于肌肤之表，有干湿不同，红白之异。"《外科十三方考》："此疮生于腰间系带之处，初起红肿，痛如火烧而不可忍，约三日间破皮出水，但不成脓，乃急症也。"病之后期，邪毒渐去，经络受损，血行不畅，气滞血瘀，以致痛如针刺，入夜尤甚，日久不止。《临证一得方·卷三·上下身内痈部·缠腰火丹》："缠腰火丹，已经泡溃，延漫未止，加之忍痛，气滞脉络不舒，清蕴兼理气。"

总之，本病初期以湿热火毒为主，后期是正虚血瘀兼湿邪为患，需结合疾病进展变化进行辨治。

（二）辨证思路

带状疱疹属于中医学"本虚标实，虚实夹杂"之证。中医治疗以清热利湿、行气活血为原则；西医治疗抗病毒、消炎、止痛为急性期治疗原则。重症患者初中期在应用中药、针灸治疗的同时可配合应用类固醇激素、抗病毒和镇痛药。后期以益气养血，扶助人体正气，增强抵抗力为主。带状疱疹后遗神经痛的患者可予中医中药配合针灸理疗，顽固性疼痛者亦可加入虫类药物，如蜈蚣、全蝎、地龙以加强活血通络止痛之力。

（三）治疗方案

1. 内治法

（1）肝经郁热证

症状：皮损鲜红，疱壁紧张，灼热刺痛；口苦咽干，烦躁易怒，大便干燥，小便黄；舌质红，苔薄黄或黄厚，脉弦滑数。

辨证：肝经郁热，毒邪蕴结。

治法：清肝泻火，解毒止痛。

处方：龙胆草 10g　　栀子 10g　　　黄芩 15g　　　柴胡 15g
　　　生地黄 15g　　车前子 15g　　泽泻 10g　　　木通 10g
　　　甘草 15~30g　　当归 15g

加减：发于头面者，加牛蒡子、野菊花；有血疱者，加水牛角粉、牡丹皮；疼痛明显者，加制乳香、制没药；大便干结者，加生大黄。

分析：此型多见于青年。龙胆草、栀子、黄芩清泄肝经郁热，柴胡、当归舒肝和血，生地黄清热滋阴，车前子、泽泻、木通清热利尿，甘草调和诸药。

（2）脾虚湿蕴证

症状：皮损颜色较浅，疼痛不显，疱壁松弛；口不渴，食少腹胀，大便时溏；舌质淡，苔白或白腻，脉沉缓或滑。

辨证：脾虚失运，湿邪壅滞。

治法：健脾利湿，解毒止痛。

处方：苍术 15g　　厚朴 15g　　　陈皮 15g　　　猪苓 15g
　　　泽泻 15g　　赤茯苓 15g　　白术 15~30g　　滑石 10g
　　　防风 15g　　栀子 10g　　　木通 10g　　　豨莶草 10g

路路通 10g　　　　野菊花 5g　　　　大青叶 10g

加减：发于下肢者，加牛膝、黄柏；水疱大而多者，加土茯苓、萆薢、车前草。

分析：以除湿胃苓汤加豨莶草、路路通以通络止痛；加野菊花、大青叶清热解毒。

（3）气滞血瘀证

症状：皮疹减轻或消退后局部疼痛不止，放射到附近部位，痛不可忍，坐卧不安，重者可持续数月或更长时间；舌暗、苔白，脉弦细。

辨证：气滞血瘀，不通而痛。

治法：理气活血，通络止痛。

处方：熟地黄 10~15g　　当归 15g　　　　芍药 15g　　　　川芎 15g

桃仁 15g　　　　红花 10g　　　　制香附 15g　　　延胡索 10g

莪术 10g　　　　珍珠母 10g　　　生牡蛎 15g　　　磁石 15g

加减：心烦眠差者，加栀子、酸枣仁；疼痛剧烈者，加制没药、制乳香、蜈蚣；年老体虚者，加黄芪、党参等。

分析：熟地黄、当归、川芎补血活血，桃仁、红花、芍药、莪术活血祛瘀，制香附、延胡索行气活血止痛，珍珠母、牡蛎、磁石重镇安神，改善睡眠。

2. 外治法

初起用二味拔毒散调浓茶水外涂，或外敷玉露膏，或外搽双柏散、三黄洗剂、清凉乳剂（麻油加饱和石灰水上清液充分搅拌成乳状），每日 3 次；或鲜马齿苋、野菊花叶、玉簪花叶捣烂外敷。

水疱破后用黄连膏、四黄膏或青黛膏外涂，有坏死者用九一丹或海浮散换药。

若水疱不破或水疱较大者，可用三棱针或消毒空针刺破，吸尽疱液或使疱液流出，以减轻胀痛不适感。

3. 其他疗法

（1）针刺疗法

围针：沿疱疹或疼痛分布带边缘每隔 3cm 取一针刺点，捻转得气后，留针30 分钟，取针，每日 1 次，连刺 7 天。

体针：取内关、曲池、阳陵泉、足三里、合谷、三阴交、支沟、阿是穴、夹脊穴等。

火针：以毫针针尖经酒精灯火焰烧红后，迅速对疱疹进行快速点刺，再用棉签清理疱液，针刺不宜过深，过皮即起，5~7 日 1 次。

（2）西医治疗　抗病毒药物应及早应用，可用阿昔洛韦或泛昔洛韦口服；皮疹广泛严重者可静脉滴注阿昔洛韦，5~7日为1个疗程。止痛药物可选去痛片、布洛芬、吲哚美辛、双氯芬酸钠缓释片、双氯芬酸钠双释放肠溶胶囊等，也可选择阿司匹林。对糖皮质激素的使用尚存在争议，有学者认为早期使用可减轻疼痛。

（四）病案举例

病例1　杨某，男，23岁，2019年5月15日首诊。

病史：患者左侧颈部疼痛伴疱疹约1周。1周前患者伏案熬夜劳作后，第二天晨起感左侧颈部疼痛，呈灼痛样，轻触皮肤，则感针扎样刺痛难忍，后逐渐出现颈部大片淡红色斑疹，上密集覆盖着大量白色小水疱，皮肤红斑处有灼热感、刺痛感，皮肤稍轻触碰，则有明显疼痛。患者当即到附近诊所就诊，予治疗（具体治疗方案、药物不详）后有所好转，几天后，感小水疱中水量有所减少，部分水疱有结痂，但疼痛仍明显。现症：左侧颈部大片淡红色斑疹，约3cm×5cm，上面分散可见簇集状水疱，色白，少数已有结痂，皮肤红斑处有灼热感、刺痛感，轻触皮肤，则感针扎样刺痛难忍，伴胸闷、心慌、心悸，稍微活动后，即感气促、气累，感四肢软、乏力，中上腹部有饱胀感，饮食欠佳，头昏、头痛，两胁微胀痛，精神萎靡，夜间睡眠差，多梦易醒，舌质淡红，苔薄白，脉浮细弱。

中医诊断：蛇串疮。

西医诊断：带状疱疹。

辨证：肝郁脾虚，气血两虚证。

治法：清热透疹，疏肝健脾，补气生血。

处方：

炒酸枣仁15g	制远志15g	茯神15g	当归15g
白芍12g	绵黄芪30g	甘松6g	钩藤15g
夏枯草15g	墨旱莲12g	金银花30g	怀山药12g
白扁豆12g	芦根15g	竹茹12g	茯苓20g
预知子15g	延胡索15g	青柑皮12g	佛手柑12g
香橼12g	合欢皮15g		

7剂，用敞口不锈钢锅纳诸药，以水没药三指为度，煎至50 ml，顿服，每剂药煎服3次，每次均以上法煎服。并嘱患者饮食清淡，忌海鲜、香料、葱、大蒜、生姜、酒、动物肉类、甜食类、辣味重及油腻类、卤菜等，嘱患者每晚21:00前即上床睡眠休息。

二诊：患者左侧颈部水疱几乎已结痂，留下大小约 2.5cm×4.5cm 的色素沉着带，表面皮肤无明显疼痛，触之无刺痛感，无咳嗽、咯痰等，胸闷、情志、纳眠较前好转，腹部已无饱胀感，食欲可，但易有饥饿感，仍感心慌、心悸，活动后有气促、气累，感腰膝部酸软胀痛，小便量多、频，舌淡红、苔薄白，脉细无力。

处方：炒酸枣仁 15g　　制远志 15g　　茯神 15g　　　当归 15g
　　　白芍 12g　　　绵黄芪 30g　　炒山姜 12g　　法半夏 12g
　　　橘皮 12g　　　甘松 6g　　　　薯蓣 15g　　　白扁豆 12g
　　　预知子 15g　　太子参 12g　　延胡索 15g　　青柑皮 12g
　　　砂仁 12g　　　六神曲 15g　　羌活 12g　　　淫羊藿 15g
　　　夏枯草 15g

7 剂，煎药方法同上。

三诊：患者已无皮肤疼痛感，睡眠、胸闷、情志、纳眠较前明显好转，无明显心慌心悸、气促气累，嘱患者可予停药。

病例2　方某，男，72 岁，2015 年 5 月 12 日初诊。

病史：患者因右侧胸背部疱疹、疼痛 1 周余就诊。1 周前出现右侧胸背部掣痛，夜间为甚，近日疼痛部位出现成簇疱疹，痛如火燎。曾在当地予口服及外用药物治疗，效果不显。病程中无发热，大便 2 日 1 次。既往有高血压病、冠心病病史。刻见右侧胸背部成簇水疱疹，皮肤热肿，舌淡红、苔薄黄，脉沉弦。

中医诊断：蛇串疮。

西医诊断：带状疱疹。

辨证：肝经湿热，火毒蕴结。

治法：清热解毒，凉血散血。

处方：蒲公英 20g　　赤芍 15g　　　金银花 15g　　瓜蒌 15g
　　　生地黄 15g　　醋延胡索 12g　连翘 10g　　　麦冬 10g
　　　栀子 9g　　　牡丹皮 9g　　　白芷 9g　　　　柴胡 9g
　　　黄芩 9g　　　徐长卿 9g　　　生甘草 6g

4 剂，每日 1 剂，水煎早晚分服。

二诊：患者疼痛稍好转，仍见疱疹局部发红，部分结痂，舌淡红，脉弦。继守原法加减。

处方：蒲公英 20g　　赤芍 15g　　　金银花 15g　　瓜蒌 15g
　　　生地黄 15g　　醋延胡索 12g　连翘 10g　　　麦冬 10g
　　　栀子 9g　　　牡丹皮 9g　　　白芷 9g　　　　柴胡 9g

黄芩 9g　　　　　徐长卿 9g　　　　　生甘草 6g

5 剂，每日 1 剂，水煎早晚分服。

三诊：胸背部疱疹大部分已经结痂，疼痛有所减轻，便秘，近两天轻微咳嗽，舌淡红、苔薄，脉缓。治以凉血化瘀，通络蠲痛。

处方：蒲公英 20g　　瓜蒌 15g　　　赤白芍各 15g　　白蒺藜 9g
　　　郁金 9g　　　　牡丹皮 9g　　　白芷 9g　　　　玄参 9g
　　　桃仁 9g　　　　苦杏仁 9g　　　柴胡 9g　　　　丝瓜络 9g
　　　徐长卿 9g　　　麦冬 10g　　　醋延胡索 12g　　制乳香 6g
　　　制没药 6g　　　甘草 6g

5 剂，每日 1 剂，水煎早晚分服。

5 剂后疱疹基本结痂，疼痛好转，三诊方再进 10 剂，疼痛基本消失，随访 1 个月，痊愈。

（五）临证经验

本病有自限性，西医治疗以抗病毒、消炎、止痛、防止并发症为总则。中医治疗以清热利湿、行气活血为总则。带状疱疹属中医学"本虚标实，虚实夹杂"之证。中医治疗以清热利湿、行气活血为原则；西医治疗以抗病毒、消炎、止痛为急性期治疗原则。重症患者初中期在应用中药、针灸治疗的同时可配合应用类固醇激素、抗病毒和镇痛药。后期以益气养血，扶助人体正气，增强抵抗力为主。带状疱疹后遗神经痛的患者可予中医中药配合针灸理疗，顽固性疼痛者亦可加入虫类药物，如蜈蚣、全蝎、地龙以加强活血通络止痛之力。

（六）零金碎玉

（1）肝经郁热　此型皮损鲜红，疱壁紧张，灼热刺痛，口苦咽干，烦躁易怒，大便干或小便黄。舌质红、苔薄黄或黄厚，脉弦滑数，治则及施护以清肝解毒利湿为主。患者以中青年为多，饮食易清淡营养丰富，多食水果、蔬菜及清热利湿解毒之品如：冬瓜、丝瓜、绿豆等，禁烟酒，忌辛辣、鱼虾等动风发物。室温宜偏凉，局部水疱大，不宜挑破，可用无菌注射器抽出疱液，但不去疱皮，以防感染。

（2）脾虚湿蕴　此型皮损颜色较淡，疱壁松弛，口不渴，食少腹胀，大便时溏。舌质淡，苔白或白腻，脉沉缓或滑，治则及施护以健脾除湿为主。患者以老年人居多，皮肤多松弛，多伴有周围皮肤红肿，多烦躁，焦虑。应安慰体贴患者，耐心向患者解释病情，教会患者排解不良情绪方法，如转移法、音乐疗法等，消除心理紧张和顾虑，避免生气暴怒，积极配合治疗。拔罐宜施补法，可选足三里、脾俞、曲池及皮损处，时间6~8分钟。中药汤剂宜温服，室温宜偏干燥。饮食宜清淡、营养丰富，多食水果及健脾除湿之品如莲子粥、山药粥等，忌辛辣、鱼虾等。疼痛严重时口服布洛芬缓释胶囊。

（3）气滞血瘀　此型皮疹消退后局部疼痛不止，多为遗留神经痛期。舌质暗，苔白，脉弦细，治则及施护以理气活血、和络止痛为主。观察记录疼痛性质、程度、时间、发作规律及伴随症状，遵医嘱用止痛剂并观察用药后反应，便秘时可用番泻叶代茶饮，或医嘱给龙胆泻肝丸。饮食宜清淡、营养丰富、清解余毒、行气通络之品，如冬瓜、苦瓜、赤小豆等。

中医认为，此病因情志不遂、肝郁气滞、郁而化火，经感毒邪而发病。因此，本病的发展与患者的情志密切相关。患者常因疼痛难忍及对疾病知识的缺乏，而性情急躁，护理人员应及时疏导。提醒患者注意预防调摄：一要注意休息，发病期间保持心情舒畅；其次要忌食辛辣肥甘厚味，饮食宜清淡，多食蔬菜水果；最后要保持局部干燥、清洁，忌用烫水洗患处，内衣宜柔软宽松，减少摩擦。医者要充分理解患者，多与患者沟通，做好疏导工作，使其心情调和。要给患者讲解蛇串疮的相关知识，使其树立信心，更好地配合治疗。

第六节　特应性皮炎

（一）疾病认识

特应性皮炎又称遗传过敏性皮炎、异位性皮炎或特应性湿疹，是一种与遗传过敏素质有关的慢性复发性、具有年龄阶段特征的炎症性皮肤病。其特征为患者或其家族中可见明显的"特应性"特点：①容易罹患哮喘、过敏性鼻炎、湿疹的家族性倾向；②对异种蛋白过敏；③血清中 IgE 高；④血液嗜酸性粒细胞增多。典型的特应性皮炎具有特定的湿疹临床表现。多发于婴幼儿。其发病率逐年增长，严重影响着婴幼儿及青少年的身心健康。

中医学把发生在婴幼儿期者称为"胎敛疮""奶癣"，发生于儿童及成人期者归属于"湿疮""浸淫疮""血风疮""四弯风"。中医学认为，本病是由于先天禀赋不足，胎毒遗热，外感六淫，饮食失调，致心火过盛，脾虚失运而发病。

中医学并无特应性皮炎病名，根据临床表现及疾病发展的不同阶段将此病分别命名，如发生于婴幼儿期者称之为"奶癣""胎敛疮"，发生于儿童、成人时期者称之为"湿疮""四弯风"等。清代吴谦在《医宗金鉴》中记载："生在两腿弯、脚弯，每月一发，形如风癣，属风邪袭入腠理而成，其痒无度，搔破津水，形如湿癣。"形象地描述了四弯风的特点，好发于肘窝、腋窝的湿疹样皮损，瘙痒严重，反复发作；病因为风邪袭肤。这与西医学对特应性皮炎皮损特点的概括基本符合。目前西医以外治法为主，如外用糖皮质激素、钙磷酶抑制剂等，虽能暂时控制病情，但易复发，而且长期使用易出现皮肤萎缩、色素沉着、毛细血管扩张等不良反应。中医药治疗本病具有疗效确切、不良反应小、价格低廉、可显著改善患儿生活质量等优势。

本流派认为，特应性皮炎基本病机是"血热阳浮"，应遵循急则治其标，缓则治其本的原则，急性发作期以清热除湿、祛风止痒为法；慢性期以健脾除湿、养血润燥为主。中西医结合治疗特应性皮炎的效果十分显著。

（二）辨证思路

特应性皮炎的病因为脾胃虚弱，外邪内侵。小儿"脾常虚"，或因家长喂养不当，或因小儿饮食不知饥饱，从而影响脾胃运化水湿功能，脾虚生湿；小儿"肺常不足"，固表抗邪的能力较弱，易外感风、湿热之邪，风、湿热邪客于肌肤，脾虚失运、肺虚失宣，则湿留肌肤，郁而难化，长期反复发作，则湿热煎熬津液，血虚生风，肌肤失养。儿童特应性皮炎以皮肤瘙痒、皮疹呈多样性为特点，且不同的年龄段又具有不同的特点。婴儿期主要以脾虚外感风热之邪为主要病因，风邪上扬，游行善变，故皮损多瘙痒明显，弥散泛发；热邪易迫血伤津，与湿邪充斥皮肤，故皮损红肿灼热，皮温略高，可出现渗液、溃烂。若婴儿期皮疹由于失治误治，常导致病情反复发作，病因则以脾虚湿盛为主，脾虚失运，湿邪困脾，肌肤、筋肉失养，故皮损见丘疹、结痂、鳞屑。儿童期皮疹多为婴儿期皮疹迁延不愈导致，脾为气血生化之源，脾虚则更易耗伤阴血，血虚生风，故皮损剧烈瘙痒，皮疹多为苔藓样改变；脾在体合肉，主四肢，故皮损多发生于肘窝、腘窝部位；脾虚则气血运化无力，瘀从内生，久病致瘀。青少年和成人期病久心火耗伤元气，脾虚气血生化乏源，或湿热耗气伤津，致血虚风燥，肌肤失养。治以清心培土，在急性期清心健脾为主，慢性缓解期健脾为主，兼以清心。若涉及其他脏腑，则兼而治之。总之，无论疾病处于哪个阶段，脾胃功能的强弱均为疾病转归的关键。

（三）治疗方案

1. 内治法

（1）心脾积热证

症状：面部红斑、丘疹、脱屑或头发黄色痂皮，伴糜烂渗液，有时蔓延到躯干和四肢，哭闹不安，可伴有大便干结，小便短赤。指纹呈紫色达气关或脉数。本型常见于婴儿期。

辨证：心脾积热。

治法：清心导赤。

处方：黄芩 15g　　　白茅根 15~30g　水牛角 15g

加减：瘙痒明显，酌加白鲜皮；大便干结，酌加火麻仁、莱菔子；哭闹不安。酌加钩藤、牡蛎；药物用量可参照年龄和体重酌情增减。

分析：此型心脾积热、火热上炎可致头面出现红斑、丘疹；脾主四肢，故皮损可蔓延至四肢肌肉，火热扰心，易哭闹不安。黄芩清心脾之热，白茅根清心利尿，水牛角助行清热之功。

（2）心火脾虚证

症状：面部、颈部、肘窝或躯干等部位反复发作的红斑、水肿，或丘疱疹、水疱，或有渗液，瘙痒明显，烦躁不安，眠差，纳呆；舌尖红，脉偏数。本型常见于儿童反复发作的急性期。

辨证：心火脾虚。

治法：清心培土。

处方：太子参 10~20g　连翘 15g　　　怀山药 15g　　　薏苡仁 15g
　　　淡竹叶 10g

加减：皮损鲜红，酌加羚羊角（先煎）或水牛角（先煎）、栀子、牡丹皮；瘙痒明显，酌加苦参、白鲜皮、地肤子；眠差，酌加龙齿（先煎）、珍珠母（先煎）、合欢皮。药物用量可参照年龄和体重酌情增减。

分析：心火上炎致面部疱疹，心神不安；脾虚不运，纳呆；太子参、怀山药健脾益气，薏苡仁健脾利水，连翘清除心火，淡竹叶清热利尿。

（3）脾虚湿蕴证

症状：四肢或其他部位散在的丘疹、丘疱疹、水疱；倦怠乏力，食欲不振，大便稀溏；舌质淡，苔白腻，脉缓或指纹色淡。本型常见于婴儿和儿童反复发作的稳定期。

辨证：脾虚湿蕴。

治法：健脾渗湿。

处方：苍术 15g　　　陈皮 15g　　　厚朴 15g　　　泽泻 10g
　　　猪苓 10g　　　茯苓 10~30g　白术 15~30g　桂枝 10g
　　　砂仁 10g　　　炒薏苡仁 15g　白鲜皮 15g　地肤子 10g
　　　炙甘草 6g

加减：皮损渗出，酌加萆薢、茵陈、马齿苋；纳差，酌加鸡内金、谷芽、山药；腹泻，酌加伏龙肝、炒黄连。药物用量可参照年龄和体重酌情增减。

分析： 此型多见于儿童特应性皮炎，皮损全身散在可见。方中苍术、厚朴燥湿运脾、行气除满，陈皮燥湿醒脾，以助苍术、厚朴之力，泽泻利水渗湿，猪苓、茯苓淡渗利湿，白术健脾利湿，桂枝温阳化气、利水，砂仁、炒薏苡仁健脾渗湿，佐以白鲜皮、地肤子利湿祛风、止痒，炙甘草调和诸药、健脾和中。若纳差明显者，加焦神曲健脾，消食导滞；腹胀、腹痛明显者，加白豆蔻、木香、白芍化湿行气、止痛。

（4）血虚风燥证

症状： 皮肤干燥，肘窝、腘窝常见苔藓样变，躯干、四肢或可见结节性痒疹样皮损，继发抓痕，瘙痒剧烈，面色苍白，形体偏瘦，眠差，大便偏干；舌质偏淡，脉弦细。本型常见于青少年和成人期反复发作的稳定期。

辨证： 血虚风燥。

治法： 养血祛风。

处方： 荆芥 15~30g　　防风 15~30g　　川芎 15~30g　　当归 15~30g
　　　　生地黄 15g　　　熟地黄 15g　　　赤芍 15g　　　　蝉蜕 10g
　　　　紫草 15g　　　　桃仁 15g　　　　甘草 10g

加减：皮肤干燥明显，酌加沙参、麦冬、石斛；情绪急躁，酌加钩藤、牡蛎（先煎）；眠差，酌加龙齿（先煎）、珍珠粉（冲服）、百合。药物用量可参照年龄和体重酌情增减。

分析： 此型多见于病程较长或反复发作的儿童特应性皮炎。荆芥、防风祛外风止痒，蝉蜕祛内风止痒，生地黄、熟地黄共用，养血而不滋腻，赤芍凉血活血，川芎、当归活血养血，紫草、桃仁活血化瘀，甘草调和诸药。若盗汗、夜寐差者，加煅龙骨、煅牡蛎收敛止汗、镇静安神，用量一般为15~20g，年长儿可用至30g；若纳差、腹胀明显者，因熟地黄黏腻，易伤患儿脾胃，故去之，单用生地黄凉血滋阴，且用量宜大，可用至20g。

2. 外治法

（1）中药外治　①皮肤康洗液（中成药）、复方黄柏液涂剂（中成药）：清热燥湿，收敛止痒。适用于特应性皮炎急性期，皮损表现为红肿、糜烂、渗出为主。取适量药液直接涂抹于患处，有糜烂面者可稀释5倍量后湿敷，每日2次。②川百止痒洗剂（中成药）：疏风止痒，燥湿解毒。适用于特应性皮炎急性期，潮红、丘疹、丘疱疹、无渗液的皮损。外用。可直接涂于患处或经稀释4倍后洗浴患处，每日1~2次。③除湿止痒软膏：清热除湿，祛风止痒。适用于特应性皮炎急性期的辅助治疗。外用，1日3~4次，涂抹于患处。④黑豆馏油软膏（中成药）：清热收敛止痒。用于特应性皮炎慢性期，外用，涂敷患处，一日2~3次。⑤青鹏乳膏（中成药）：活血化瘀，消肿止痛。用于特应性皮炎慢性期皮损肥厚粗糙、苔藓样变者，外用，取本品适量涂于患处，一日2次。

（2）针灸治疗　主穴选血海、足三里、脾俞。用补法，毫针刺入，留针20分钟，每日1次。

（3）其他外治法　①敷脐疗法：把中药消风导赤散（生地黄、赤茯苓、牛蒡子、白鲜皮、金银花、薄荷、木通、黄连、甘草、荆芥、肉桂）研成粉末混合，过80目筛后，装瓶备用。用时取药末2匙填脐，外用纱布、绷带固定，每2日换药1次，连用3次为1个疗程。②拔火罐：采用梅花针叩刺皮疹部位，以微渗血为度，然后在叩刺局部行拔罐疗法。隔日1次，7日为1个疗程。③吹烘疗法：用于肥厚性皮损患者。

3. 西医治疗

（1）系统治疗　①抗组胺药和抗炎症介质药物：对于瘙痒明显或伴有睡眠障碍、荨麻疹、过敏性鼻炎等并发症的患者，可选用第一代或第二代抗组胺药。其他抗过敏和抗炎药物包括血栓素A2抑制剂、白三烯受体拮抗剂、肥大细胞膜稳定剂等。②系统抗感染药物：对于病情严重（特别是有渗出者）或已证实有继发细菌感染的患者，可短期（1周左右）给予系统抗感染药物，注意尽量少用易致过敏的抗菌药物如青霉素类、磺胺类等。③糖皮质激素：原则上尽量不用或少用此类药物。对病情严重、其他药物难以控制的患者可短期应用，病情好转后应及时减量，直至停药，对于较顽固病例，可将激素治疗逐渐过渡转换为免疫抑制剂或紫外线疗法。④免疫抑制剂：适用于病情严重且常规疗法不易控制的患者，常用的有环孢素、甲氨蝶呤、硫唑嘌呤等，注意适应证和禁忌证，并应密切监测不良反应。⑤其他：甘草酸制剂、钙剂和益生菌可作为辅助治疗。生物制剂可用于病情严重且常规治疗无效的患者。

（2）局部治疗　①糖皮质激素：局部外用糖皮质激素是特应性皮炎的一线疗法。一般初治时应选用强效或超强效激素外用；肥厚性皮损可选用封包疗法；长期大面积使用激素应该注意皮肤和系统不良反应。②钙调神经磷酸酶抑制剂：多用于面颈部和褶皱部位。常用的有1%吡美莫司乳膏、0.03%~0.1%他克莫司软膏等。钙调神经磷酸酶抑制剂可与激素联合应用或序贯使用，这类药物也是维持治疗的较好选择，可每周使用2~3次。③外用抗微生物制剂：对于较重患者尤其有渗出的皮损，可系统或外用抗生素，用药以1~2周为宜。如疑似或确诊有病毒感染，则应使用抗病毒制剂。④其他外用药：氧化锌油（糊）剂、黑豆馏油软膏等对特应性皮炎也有效，0.9% 氯化钠溶液、1%~3% 硼酸溶液及其他湿敷药物对于特应性皮炎急性期的渗出有较好疗效，多塞平乳膏和部分非甾体抗炎药物具有止痒作用。

（3）物理治疗　窄谱中波紫外线（NB-UVB）和 UVA1 安全有效，因而使用最多，也可用传统的光化学疗法（PUVA），但要注意不良反应。光疗后应注意使用润肤剂。6 岁以下儿童应避免使用全身紫外线疗法。

（四）病案举例

病例 1　郭某，女，7 岁，2017 年 8 月 15 日初诊。

病史：患者四肢皮疹反复发作 1 年余，加重 1 周。患儿 1 年多前四肢始出现皮疹，以肘窝、腘窝为主，瘙痒甚，搔抓后出现破溃，曾间断予糖皮质激素药膏外擦，但皮疹仍反复发作。1 周前，患儿外出游玩后皮疹加重，可见红色斑丘疹，部分破溃流水，边缘结黄痂，于外院查过敏源阳性，诊断为"特应性皮炎"，口服"开瑞坦"，但效果不显著。刻见：全身散在红色斑丘疹，以肘窝、腘窝为著，部分破溃糜烂，周围结痂，四肢可见陈旧性皮疹及色素沉着，痒甚，纳差，夜寐欠安，手足心热，大便干，2 日一行，舌质红、苔黄厚，脉滑数。

中医诊断：四弯风。

西医诊断：儿童特应性皮炎。

辨证：外感风湿热邪。

治法：清热解毒，利湿止痒。

处方：金银花 10g　　连翘 10g　　薄荷（后下）6g　淡豆豉 10g
　　　荆芥穗 10g　　黄芩 10g　　赤芍 10g　　　栀子 6g
　　　野菊花 10g　　蒲公英 10g　　苍术 10g　　黄柏 10g
　　　地肤子 10g　　白鲜皮 10g　　紫草 10g　　蝉蜕 10g
　　　炒薏苡仁 10g　　甘草 6g，

水煎服，7 剂，每日 1 剂，分 3 次温服。

二诊：皮疹明显好转，破溃处均已结痂，未见明显渗出，周身皮肤粗糙，仍瘙痒，纳欠佳，夜寐较前好转，二便调，舌淡红、苔白，脉数。上方去金银花、薄荷，加当归 10g、白芍 10g、鸡血藤 10g、防风 10g，7 剂，用法同上。

三诊：无明显皮疹，周身皮肤粗糙较前好转，时有瘙痒，纳欠佳，夜寐明显好转，二便调，舌淡红偏暗、苔白稍厚，脉细。二诊方去栀子，加陈皮 10g、川芎 10g、桃仁 10g、生地黄 20g、焦神曲 10g，7 剂，用法同上。

四诊：无皮疹，偶有瘙痒，纳增，夜寐可，二便调，舌淡红、苔白，脉细。

继服三诊方 14 剂，用法同上。并嘱患儿注意皮肤保湿，避免过敏原刺激。随访
3 个月，未再复发。

病例 2 吴某，女，19 岁，2010 年 1 月 20 日初诊。

病史：患者自幼有湿疹史，此次因"全身泛发红色皮疹伴瘙痒 6 天"入院。
患者周身可见密集之红疹与散在之红斑，颈部及躯干部红疹与红斑融合成片，
边缘不清，肘窝及腘窝可见抓痕及渗出，皮疹面积约占全身面积的 30%，瘙痒
较甚，口干口苦，小便短赤，大便干，舌红、苔薄黄，脉滑数。

中医诊断：血风疮。

西医诊断：特应性皮炎。

辨证：湿热蕴肤型。

治法：疏风清热，利湿止痒。

处方：生地黄 20g　　丹皮 10g　　　茯苓 15g　　　生薏仁 30g
　　　炒谷芽 15g　　苍术 10g　　　黄芩 10g　　　黄柏 10g
　　　川黄连 5g　　　金银花 10g　　防己 10g　　　防风 10g
　　　苦参 10g　　　车前草 15g　　生甘草 6

7 剂，每日 1 剂，水煎分早晚 2 次温服。

同时外用皮炎洗剂（由黄柏、大黄、苦参等组成），按药与水 1∶30 的比例
冷湿敷治疗，每日 1 次。

二诊：皮损渗出明显减少，未出现新皮损，瘙痒减轻，心烦易怒，睡眠不
佳。上方去金银花，加淡竹叶 10g、夜交藤 30g。

三诊：皮疹色暗红，面积较前已明显缩小，纳眠可，舌暗红、苔薄，脉细。
原方继进。

四诊：患者自述瘙痒明显好转，查见皮疹面积仅约占全身面积 5%，躯干部
可见部分色素沉着，肘窝及腘窝可见部分苔藓样变。

（五）临证经验

该病病因至今尚未完全明确，确切发病机制也尚不清楚，但并不妨碍中医
的治疗，这正是中医辨证论治的优势。中医认为，本病为禀赋不耐，脾失健运，
湿热内生，感受风湿热邪，郁于腠理而发病，常反复发作，缠绵不愈，而致脾
虚血燥，肌肤失养。本病与脾、心、肝关系密切，以风、湿、热、毒为主要表
现。因其临床证型复杂，表现多样，不同医家针对不同病因对症治疗，可概括
为"祛风、化湿、清热、凉血、解毒、脱敏除痒"诸法，后期则采用"健脾养
血、养阴润燥"等方法治疗，重在辨证论治，不拘一格。

（六）零金碎玉

目前，根据学者们的研究及发现，现总结近年用于特应性皮炎治疗的中药并归纳如下。

黑骨藤：来源于野生植物西南杠柳，它的全干燥根或者全株是一种能舒筋活血的中药材。具有消炎杀菌、消肿止痛、祛风除湿的功效，对多种疾病都有明显治疗作用，常用于治疗类风湿关节炎、跌打损伤、骨折等。

樟芝：属于真菌门、多孔菌科、苔芝属，是台湾特有种，只生长在台湾山区海拔 450~2000m 特有的牛樟树上。具有抗氧化、提高免疫力、抗肿瘤和抗感染、解酒性能好等多项生理活性，常用于治疗急性腹痛、抗过敏。

旋覆花：属于菊科旋覆花属多年生草本植物，主要分布于东北、华北、华东、华中及广西等地。现代研究表明，旋覆花对免疫性肝损伤有保护作用，其化学成分天人菊内酯有抗癌作用。其根及茎叶或地上部分亦可入药，治刀伤、疔毒，煎服可平喘镇咳。

白术：我国常用中药之一，属菊科苍术属多年生草本植物，具有健脾益气、燥湿利水和安胎等功效，常用于治疗脾胃气弱、泄泻和胎动不安等。

栀子：茜草科植物栀子的果实，具有泻火除烦、凉血解毒、降压、消肿抗炎等作用，在中医临床常用于治疗黄疸尿赤、扭伤肿痛、高血压等症。

此外还有以柴胡根、白芍根、甘草根茎和枳实果，以 1∶1∶1∶1 配比炮制的中药汤剂，记载于《伤寒论》，具有柴胡的疏肝理气、透解郁热，芍药的养血敛阴，甘草的缓急止痛，枳实的理脾导滞等作用。

第七节　荨麻疹

（一）疾病认识

荨麻疹，是指由于皮肤、黏膜小血管扩张及渗透性增加而出现的一种局限性水肿反应。临床特点为皮肤上出现风团，色红或白，形态各一，发无定处，骤起骤退，退后不留痕迹，自觉瘙痒。荨麻疹会严重影响呼吸道、消化道及免疫系统的功能，出现严重过敏反应者有生命危险。

中医古代文献称本病为"瘾疹""风疹块"等。中医学认为，本病多由先天禀赋不足，表虚不固，风寒、风热外袭，客于肌表，致使营卫失调而发；或饮食不节，过食辛辣肥厚，或有肠道寄生虫，使胃肠积热，复感风邪，内不得疏泄，外不得透达，郁于皮毛腠理之间而发。此外，情志内伤，冲任不调，肝肾不足，血虚生风生燥，阻于肌肤也可发生。

早在《素问·四时刺逆从论篇》中即有"少阴有余，病皮痹瘾疹"的记载，唐代王冰注云："肾水逆连于肺母故也，足少阴脉从肾上贯肝膈入肺中，故有余病皮痹瘾疹"，这是"瘾疹"作为病名出现最早的记载。至隋代巢元方《诸病源候论》，则又有"隐胗""隐轸"之称。后世《丹溪心法》解释曰："瘾疹多属脾，隐隐然在皮肤之间，故言瘾疹也"。可见，瘾疹属于西医的荨麻疹。《诸病源候论·风病诸候下·风瘙身体隐轸候》云："邪气客于皮肤，复逢风寒相折，则起风瘙瘾轸。若赤轸者，由凉湿折于肌中之极热，热结成赤轸也。得天热则剧，取冷则灭也……白轸得天阴雨冷则剧，出风中亦剧，得晴暖则灭，着衣身暖亦瘥也。脉浮而洪，浮即为风，洪则为气强。风气相搏，隐轸，身体为痒。"生动地描述了荨麻疹发生和变化的规律。《备急千金要方》云"五香枳实汤，治小儿暑风热，痞瘰坚如麻，豆粒疮痒，搔之皮剥汁出，或遍身头面年年常发者。"指出了荨麻疹以风团和瘙痒为主的临床特征。荨麻疹病机本虚标实，总由禀性不耐，人体对某些物质敏感所致。可因食物、药物、病灶感染、肠道寄生虫而发；或因情志不畅，外感风、寒、热邪等因素而发。

（二）辨证思路

荨麻疹临床表现复杂、病程长短不一，易反复发作，所以应根据临床表现、病程长短进行辨证治疗。临床根据病程长短可分为急性荨麻疹和慢性荨麻疹。一般急性荨麻疹多属实证，治以祛风、清热、散寒、凉血、解毒或以清肠胃湿热积滞为主；慢性荨麻疹多属虚证，治以益气固表、养阴润燥、祛风止痒为主。

（三）治疗方案

1. 内治法

（1）风寒束表证

症状：风团色白，遇寒加重，得暖则减；恶寒，口不渴；舌淡红，苔薄白，脉浮紧。

辨证：风寒袭表，腠理失调。

治法：疏风散寒，解表止痒。

处方：麻黄 10g　　桂枝 15g　　白芍 15~30g　　防风 15g
　　　黄芪 15g　　白术 15g　　生姜 10g　　　大枣 5g
　　　生甘草 5g

加减：畏寒怕冷者，加玉屏风散；恶心欲呕者，加法半夏、陈皮等。

分析：此证多用于寒冷性荨麻疹。方中麻黄开腠理，桂枝、白芍调和营卫，黄芪益气固表，生姜性温助寒外出，防风祛风止痒。

（2）风热犯表证

症状：风团鲜红，灼热剧痒，遇热加重，得冷则减；伴有发热，恶寒，咽喉肿痛；舌质红，苔薄白或薄黄，脉浮数。

辨证：风热犯表，肌腠失疏。

治法：疏风清热，解表止痒。

处方：金银花 15g　　连翘 15g　　　黄芩 15g　　　苦参 10g

　　　　　荆芥 15g　　　防风 15g　　　赤芍 15~30g　天花粉 10g

　　　　　白蒺藜 10g　　蝉蜕 10g　　　甘草 5g

加减：风团颜色鲜红者，加牡丹皮、生地黄等；口渴者，加玄参；瘙痒剧烈者，加白鲜皮、徐长卿等。

分析：方中金银花、连翘疏散风热；荆芥、防风、蝉蜕祛风止痒；生地黄、牡丹皮、赤芍凉血活血、祛风止痒；黄芩、天花粉清热，苦参清热燥湿止痒，甘草调和诸药。

（3）胃肠湿热证

症状：风团大片色红，瘙痒剧烈；发疹的同时伴脘腹疼痛，恶心呕吐，神疲倦怠，大便秘结或泄泻；舌质红，苔黄腻，脉弦滑数。

辨证：饮食不节，胃肠积热。

治法：疏风解表，通腑泄热。

处方：苍术 15~30g　泽泻 15g　　　茯苓 15g　　　薏苡仁 15~20g

　　　　　茵陈 10g　　　防风 15g　　　大黄 10g　　　枳实 10g

　　　　　半夏 15g　　　竹茹 10g

加减：有肠道寄生虫者，加乌梅、使君子、槟榔等；大便稀溏者，加四君子汤；恶心呕吐者，加藿香等。

分析：胃肠湿热，气道受阻，腠理失调，故现风团；苍术健脾益气，茯苓、泽泻、薏苡仁健脾祛湿，茵陈清热祛湿，防风祛风固表，大黄、枳实通便润肠，半夏、竹茹降逆止呕。

（4）血虚风燥证

症状：反复发作，迁延日久，午后或夜间加剧；伴心烦易怒，口干，手足心热；舌红少津，脉沉细。

辨证：血虚风燥，肌失濡养。

治法：养血祛风，润燥止痒。

处方：当归 15~30g　　生地黄 15g　　　熟地黄 10g　　　黄芪 15g
　　　党参 15g　　　　白术 15g　　　　茯苓 15g　　　　白芍 15g
　　　夜交藤 10g　　　白蒺藜 10g　　　炙甘草 5g

加减：心烦失眠者，加酸枣仁、柏子仁等；手足心热者，加白薇、青蒿等；瘙痒剧烈者，加磁石、钩藤等。

分析：方中当归、生熟地黄、白芍、夜交藤养血润燥，活血祛风；黄芪健脾益气，益卫固表；白术、炙甘草、茯苓温中健脾；白蒺藜祛风止痒。

2. 外治法

（1）中药熏洗　　瘙痒明显，无胸闷气憋者适用，风团红、瘙痒明显者，选用马齿苋、白鲜皮等解毒止痒中药熏洗；风团色淡白、皮肤干燥者，选用当归、茯苓、白术等健脾养血中药熏洗，每日 1 次。

（2）中药保留灌肠　　对于因饮食不慎而诱发者，采取苦参、黄柏等中药保留灌肠以泄浊解毒，每日 1 次。

3. 其他疗法

（1）西药治疗　　急性荨麻疹可选用一种抗组胺药物，严重者可短期内应用皮质类固醇激素。发疹急骤而广泛，或喉头水肿，呼吸困难，或伴胃肠道症状者，可皮下或肌内注射 0.1% 肾上腺素，或静脉滴注氢化可的松或地塞米松。

慢性荨麻疹应积极寻找病因，一般以抗组胺药物治疗为主，可根据风团发生的时间决定给药的时间。风团控制后可持续服药月余，并逐渐减量。一种抗组胺药物无效时，可 2~3 种同时给药。

特殊类型荨麻疹常选用兼有抗 5- 羟色胺、抗乙酰胆碱的抗组胺药物，或与肥大细胞稳定剂联合应用。

（2）针灸疗法　　①毫针：皮疹发于上半身者，取曲池、内关穴；发于下半身者，取血海、足三里、三阴交穴；发于全身者，配风市、风池、大椎、大肠俞穴等。耳针取肝区、脾区、肾上腺、皮质下、神门穴等。每日 1 次，10 次为 1 个疗程。②拔罐：虚证者神阙穴拔罐，每日 1 次，3 天为 1 个疗程；实证者足太阳膀胱经穴位拔罐，每日 1 次，5 次为 1 个疗程。③耳穴贴压：用王不留行籽在耳部的内分泌、神门、肾上腺、肺俞等穴位贴压以疏风止痒。2~3 天更换 1 次，双耳交替，10 次为 1 个疗程。④放血疗法：用三棱针在背部大椎、肺俞、脾俞点刺 3~5 针，上罐，出血 5~10ml 时取罐。对急性荨麻疹患者可泄热止痒，隔日 1 次。⑤自血疗法：对于荨麻疹急性发作的患者可用。抽取患者少量（约 4ml）静脉血注入患者相应穴位中，以达到泄热止痒，调理气血的作用。

（四）病案举例

病例 1 单某，男，5 岁，2018 年 8 月 2 日初诊。

病史：患者反复身痒 2 年。曾多次服用抗组胺药、维生素 C、钙剂等治疗，但是皮疹反复，缠绵难愈。刻下症见：身上多处皮肤有白色皮疹，抓挠后皮疹变大，易扩散，常在吹风受凉后出现，纳一般，腹部不适，但无腹痛，眠可，二便调，平素易感冒，晨起喷嚏连连，神志清。舌淡苔薄白，脉弱。门诊行血常规检查显示：嗜酸性粒细胞明显增多；皮肤划痕试验阳性；致敏原测试：杧果（+++）。

中医诊断：瘾疹。

西医诊断：慢性荨麻疹。

辨证：肺脾气虚，卫外不固。

治法：补肺健脾，益卫固表。

处方：生黄芪 9g　　　防风 9g　　　炙甘草 3g　　　白术 6g

　　　芋环干 15g　　　苍耳子 9g　　　丹参 9g

7 剂，水煎服，每日 1 剂，分 2 次口服。

二诊：自诉身痒减，发作次数明显减少，故守上方续服 7 剂，服法同前。

三诊：诉之前诸症皆愈，1 个多月来未再复发，进食杧果时偶有瘙痒，故守上方，继服 3 剂。电话随诊，病愈。

病例 2 陈某，男，9 岁，2018 年 9 月 1 号初诊。

病史：患者周身瘙痒 1 周。自述 1 周前进食烧烤及海鲜后周身突发风团，瘙痒剧烈，夜间尤甚。症状每在活动身热出汗后加重。刻诊：全身散在红色风团，局部融合成片，抓痕明显，口干、口苦，大便干结，1 日一行，小便黄，舌红苔黄。

中医诊断：瘾疹。

西医诊断：急性荨麻疹。

辨证：风邪袭表，湿热内蕴。

治法：疏风解表，清热利湿。

处方：金银花 9g　　　连翘 9g　　　荆芥 6g　　　防风 9g

　　　生地黄 9g　　　牡丹皮 9g　　　石膏 15g（先煎）　　茵陈 15g

　　　薏苡仁 15g　　　瓜蒌子 15g　　芋环干 30g　　　炙甘草 9g

7 剂，日 1 剂，水煎共取汁 200ml，早饭前服 100ml，睡前服 100ml。

二诊：症状明显减轻，但头皮处仍时发，二便调匀，守上方继服 7 剂，随访1个月未复发。

（五）临证经验

荨麻疹临床表现复杂、病程长短不一，易反复发作，所以治疗根据临床表现，病程长短进行辨证治疗。一般急性荨麻疹多属实证，治以祛风、清热、散寒、凉血、解毒或以清肠胃湿热积滞为主；慢性荨麻疹多属虚证，治以益气固表、养阴润燥、祛风止痒为主。

中医学认为，荨麻疹属"虚实夹杂"证，以"风邪"为其主要致病原因，急性者多属实证，慢性者多属虚证；西医治疗以抗组胺药物为主。慢性荨麻疹以中医辨证治疗为主，配合西医治疗，以控制荨麻疹发作为目的。如出现喉头和支气管受累导致喉头水肿，出现咽喉发堵、气促、胸闷、呼吸困难，甚至出现过敏性休克、窒息者应以西医治疗为主。待病情缓解后，再根据情况进行中西医结合治疗。

（六）零金碎玉

荨麻疹的病因复杂，西医认为是诸多因素引起的一种变态反应性皮肤病，常见的原因有药物、食物、感染、物理环境等。中医认为跟素体禀赋不足、外感风湿热或饮食生活失调有关。临床上急性荨麻疹经过去除过敏原及合理治疗，一般痊愈较快，而慢性荨麻疹由于病因复杂，治疗较棘手，西医目前治疗仍以抗组胺类药物为主，停药易复发，中医则强调辨证论治、内外并用，常获良效。这里介绍荨麻疹临床治疗的一些临证加减的心得。

荨麻疹大体可分为风寒束表、风热犯表、胃肠湿热和血虚风燥四类证型。抓住主证后可再参考兼证以利加减，如见脘腹胀满、恶心、呕吐，或泄泻或便秘者，可用藿香正气散去燥热之品加入苍术、薏苡仁、陈皮等。同时患有过敏性鼻炎者可加麻杏石甘汤、过敏煎等化裁。风、寒、热、虚日久壅郁，皆能致"瘀"，因此慢性荨麻疹患者均存在程度不同的"瘀滞"状态。可加用活血通络药如丹参、鸡血藤、赤芍、桃仁、红花等。在用全蝎、蜈蚣、乌梢蛇等搜风通络之品时要注意这些虫类本身为异体蛋白，就可引发过敏，故用时应仔细观察。对虚证治疗效果欠佳者，配伍收敛之品，如乌梅、五味子、酸枣仁、煅龙骨、煅牡蛎等，有时可以取得意想不到的疗效。

除此之外，患者应注意预防与调摄：

（1）用药前仔细询问药物过敏史，避免使用已知过敏药物及化学结构相类似的药物。

（2）合理用药，临床用药时应严格掌握药物的适应证，避免滥用药物，对过敏体质者尽量选用致敏性低的药物。

（3）按规定做皮肤过敏试验，如注射青霉素、血清制品、普鲁卡因等应做皮试，皮试前应做好抢救措施的准备以应急。

（4）注意早期症状，用药过程中如出现瘙痒、红斑、发热等，应立即停用可疑药物，及时处理。

（5）建立药物过敏卡，让患者牢记，看病时交给医生作为用药参考。

（6）建议患者多饮水，重症患者给予高能量、高蛋白流质或半流质饮食。

第八节　痤疮

（一）疾病认识

痤疮是一种以颜面、胸、背等处见丘疹顶端如刺状，可挤出白色碎米样粉汁为主的毛囊、皮脂腺的慢性炎症。本病是青少年的常见病、多发病，约占皮肤科门诊的 25%。

中医古籍称其为"肺风粉刺""面疮""酒刺"等。中医学认为，本病早期以肺热及肠胃湿热为主，晚期由痰瘀所致。由素体阳热偏盛，肺经蕴热，复受风邪，熏蒸面部而发或过食辛辣肥甘厚味，肠胃湿热互结，上蒸颜面而致；晚期则以脾气不足，运化失常，湿浊内停，郁久化热，热灼津液，煎炼成痰，湿热瘀痰凝滞肌肤而发。《医宗金鉴·外科心法要诀》对肺风粉刺记载曰："此证由肺经血热而成。每发于面鼻，起碎疙瘩，形如黍屑，色赤肿痛，破出白粉汁。"

西医认为本病与遗传、雄激素诱导的皮脂大量分泌、毛囊皮脂腺导管角化、痤疮丙酸杆菌繁殖，以及免疫炎症反应等有关。

本流派认为，"肺经风热"为痤疮最主要的证型，在名方"枇杷清肺饮"的基础上，以清肺凉血法为组方原则，制成自制制剂白地祛脂合剂并制订了院内协定方"清肺祛脂方"，并结合锋钩针、中药倒膜，形成了独特的"药－针－膜"相结合的治疗痤疮的综合方案，运用于临床，疗效满意，总有效率达 92.31%，被纳入上海中医药大学特色诊疗推广目录。

（二）辨证思路

本病以丘疹、脓疱等皮疹多发于颜面、前胸、后背等处，常伴有皮脂溢出为主要临床表现，多为阳证、实证。本流派多推崇河间学派"六气皆能化火"

之说，秉承"就近出邪"之主张，在临证时善用清热凉血、逐邪外出之法。对于本病，提出了"血分热盛"为其主要病机，以凉血清热为大法贯穿到痤疮的诊治过程中。又因痤疮皮损多为红色丘疹或伴红斑、小脓疱，患者每多伴有心烦、不寐、便秘等症，而无明显瘙痒，故风热实为血热，疏风应以凉血代之，遂以清肺凉血为法。

李斌继承本流派治疗皮肤病经验并提出痤疮患者面部、背部油腻，并泛发黑白头粉刺、丘疹、脓疱，不论其初始病因为何，待其形成，皆属热之所为。痤疮病位虽在肺，但据"诸痛疮疡，皆属于心"，心主火，火性炎上的相关理论，其病性尽管由于疾病的不同阶段、发病的不同部位而有郁、湿、痰、瘀等病邪的不同，肝、肾、脾、胃等病变脏腑的差异，但诸邪郁久，发于肌肤，多演变成热，火、热之邪则贯穿于疾病病理的始终。心主血脉，故清热凉血治疗是本病的主要治则。

（三）治疗方案

1. 内治法

（1）肺经风热型

症状：颜面细小黑白头丘疹，以额头多见，鼻翼两旁皮肤发红、油腻、脱屑，病程较短，面部油脂分泌较多，常伴有敏感型皮肤表现。伴口渴喜饮，大便秘结，小便短赤；舌质红，苔薄黄，脉弦滑。

治法：清热凉血，养阴宣肺。

处方：枇杷叶 15g 黄芩 10g 生地黄 30g 知母 15g
  丹皮 15g 桑叶 10g 桑白皮 15g 地骨皮 15g
  女贞子 12g 白花蛇舌草 30g 生山楂 15g 生甘草 6g

加减：面部红斑明显者加牡丹皮、大青叶、赤芍、凌霄花、野菊花；皮肤容易过敏者加浮萍、金银花、荆芥、防风；面部油腻者加重黄芩、知母用量，同时加生槐花、侧柏叶；肝郁明显者加醋柴胡、玫瑰花；月经不调者加益母草、香附；伴口渴喜饮者，加生石膏、天花粉；大便秘结者，加生大黄；脓疱多者，加紫花地丁、白花蛇舌草；经前加重者，加香附、益母草、当归。

分析：外感风热时邪或热入营血则颜面出现细小黑白头丘疹；热伤津则口渴喜饮，大便秘结，小便短赤；舌质红，苔薄黄，脉弦滑为风热之征。方中枇杷叶、黄芩、生地黄、桑叶、桑白皮、地骨皮清肺热；女贞子、知母、丹皮养阴清热；白花蛇舌草清热解毒，抑制皮脂腺分泌；山楂健胃和中；生甘草清热解毒，调和诸药。

（2）脾胃湿热型

症状：此型常见于男性及雄性激素分泌相对旺盛的年轻女性。临床表现为颜面、胸背较大的红色丘疹，伴有脓疱、结节，面部皮脂分泌旺盛，皮肤油腻，口干，便秘。女性体毛偏浓密。伴口臭、便秘、溲黄；舌质红，苔黄腻，脉滑数。

治法：清热凉血，利湿通腑。

处方：黄芩12g　　　枇杷叶24g　　　生地黄30g　　　玄参30g
　　　麦冬15g　　　肉苁蓉15g　　　当归12g　　　麻子仁12g
　　　杏仁9g　　　夏枯草30g　　　浙贝母15g　　　连翘12g
　　　茵陈15g　　　生薏苡仁30g　　　甘草6g　　　大黄9g（后下）

加减：脓疱较多者加白花蛇舌草、连翘、蒲公英、皂角刺、天花粉；皮肤油腻者加虎杖、茵陈、土茯苓；面部结节者加胆南星、白芥子、夏枯草；大便秘结者加虎杖、生大黄、芦荟；伴腹胀，舌苔厚腻者，加生山楂、鸡内金、枳实；脓疱较多者，加白花蛇舌草、野菊花、金银花。

分析：脾胃蕴热，湿热内生则颜面、胸背出现较大的红色丘疹，伴有脓疱、结节，面部皮脂分泌旺盛，皮肤油腻；热伤津液则口干，便秘；舌质红、苔黄腻，脉滑数，均为湿热内蕴之征。方中枇杷叶、黄芩、连翘清泄肺经风热；生地黄、玄参、麦冬养阴清热；肉苁蓉温肾润肠，当归养血和血，麻子仁润肠通便；杏仁、麻子仁、生薏苡仁宣畅气机，通畅三焦，使气化湿行；大黄、茵陈清利湿热、逐瘀通便；夏枯草、浙贝母软坚散结；甘草调和诸药。

（3）痰湿凝结型

症状：皮疹颜色暗红，以结节、脓肿、囊肿、疤痕为主，或见窦道，经久难愈；伴纳呆腹胀；舌质暗红，苔黄腻，脉弦滑。

治法：除湿化痰，活血散结。

处方：当归12g　　　桃仁9g　　　红花9g　　　茯苓10g
　　　白术12g　　　怀山药10g　　　姜半夏10g　　　陈皮10g
　　　白芥子9g　　　丹参20g　　　车前子9g　　　白花蛇舌草15g

加减：伴妇女痛经者，加益母草、泽兰；伴囊肿成脓者，加贝母、皂角刺、夏枯草；伴结节、囊肿难消者，加三棱、莪术、海藻、昆布。

分析：痰结皮下肌肉，凝聚成块，则皮疹以结节、脓肿、囊肿、疤痕为主，或见窦道，经久难愈；痰湿中阻则纳呆腹胀；舌质暗红、苔黄腻，脉弦滑为痰湿之象。方中当归养血和血；桃仁、红花、丹参活血祛瘀；茯苓、车前子利水渗湿；白术、怀山药健脾益气；姜半夏、陈皮燥湿化痰；白芥子温肺豁痰利气；白花蛇舌草清热解毒，抑制皮脂腺分泌。

2. 外治法

脓肿、囊肿、结节较甚者，可外敷金黄膏，每日2次。

3. 其他疗法

针灸疗法：取穴大椎、合谷、四白、太阳、下关、颊车。肺经风热证，加曲池、肺俞；肠胃湿热证，加大肠俞、足三里、丰隆；月经不调，加膈俞、三阴交。中等刺激，留针30分钟，每日1次，10次为1个疗程。耳穴取穴肺、内分泌、交感、脑点、面颊、额区。皮脂溢出加脾；便秘加大肠；月经不调，加子宫、肝。耳穴压豆，每次取穴4~5个，2~3天换豆1次，5次为1个疗程。刺络拔罐可取大椎、肺俞等穴，用三棱针点刺放血后加拔罐3分钟，每周1~2次。

（四）病案举例

刘某，女，34岁。出诊日期：2011年4月16日。

病史：患者8年前无明显诱因面部出现红色皮疹，初为粉刺，后出现脓头及小结节，以面颊和下颌部为多。曾外用迪维霜、夫西地酸乳膏及口服中药（具体不详）治疗，略有好转。皮疹每于月经前加重。近1个月面部皮疹逐渐增多，伴痒痛，心烦易怒；诉近期工作压力较大，小便可，大便干，夜寐差。查体：面部肤色不均，两侧面颊、下颌部多发毛囊性红色丘疹、结节，部分顶端有小脓头，其间散在瘢痕、色沉。舌质红、苔薄黄，脉弦数。

中医诊断：粉刺。

西医诊断：寻常痤疮。

辨证：肺经蕴热。

治法：清肺泻火，疏肝解郁。

处方：

枇杷叶 15g	桑白皮 15g	桑叶 10g	生地黄 15g
地骨皮 15g	黄芩 10g	知母 10g	女贞子 10g
生山楂 15g	枳椇子 15g	白花蛇舌草 30g	莪术 15g
郁金 15g	佛手片 12g	沙苑子 12g	白蒺藜 12g
桃仁 9g	红花 9g	合欢皮 12g	生甘草 6g

煎汤分2次送服，每日1剂。

二诊：偶有新发皮损，原有皮损颜色转暗，较前略有缩小，舌红、苔薄黄，脉弦数，大便仍偏干。上方中药加柴胡9g、夏枯草15g、制大黄9g。

三诊：皮疹明显好转，仅月经前有少量新发小丘疹，原皮损处留有色素沉着，舌淡红、苔薄黄，脉略数。上方中药加当归15g、白僵蚕9g、白芷9g。

案例点评：本例患者年龄34岁，面部痤疮反复8年，为典型的女性迟发型痤疮，该类痤疮的发生主要与肝经关系密切，治疗上在清热解毒的同时，要酌情应用一些疏肝解郁、调节情志的药物。此类患者一般工作生活压力较大，以致肝气郁结，久而化火，热邪上壅于头面部而发生痤疮，治疗应清肺泻火、疏肝解郁。该患者首诊处方以清肺疏肝为主，方中枇杷叶、桑白皮、桑叶、地骨皮、生地黄、黄芩清肺热，枳椇子、女贞子、知母养阴清热，佛手、沙苑子、白蒺藜、合欢皮、莪术、郁金疏肝行气解郁，桃仁、红花活血化瘀、美容祛斑，生山楂、白花舌蛇草清浊祛脂，生甘草调和诸药。二诊时患者脉弦数，大便干，加用柴胡疏肝、制大黄通便。三诊时皮损好转明显，留有色素沉着，加用当归、白僵蚕、白芷活血祛色沉。

（五）临证经验

李斌将中医辨证与西医辨病相结合，总结出一套中西医结合治疗本病的基本规律。"证"是指对通过"望、闻、问、切"收集到的信息进行分析，运用六经辨证、八纲辨证、脏腑经络辨证等理论与方法，结合患者的具体情况，并联系客观条件的相关因素，对疾病进行分析、归纳、推理、总结，进而做出对目前疾病一定阶段综合反应的认识。李斌认为"证"的判断是动态的、宏观的，会随着疾病的发展而变化。"病"是指包括一群症状、具体一定特点，有自己的变化规律，包括不同阶段的不同"证"的健康状况而言。"病"反映疾病的基本矛盾，辨病、定位、定量是西医学的特点。辨病是认识疾病的基础，每个疾病背后都有其独特的病因，病机相对恒定，也是该病区别于他病的不同之处，而辨证则是在认识疾病的基础上，抓住其主要矛盾的重要手段，证候特征的临床多变性，正是在不同阶段疾病的矛盾转化。

"辨病"与"辨证"相结合是十分重要的。首先"辨病"，其次"辨证"。例如本病，中医临床首先辨病为"粉刺"，基本病因以"肺热及肠道湿热为主"，但围绕其存在于机体的不同部位，不同时间，间杂其他邪气，以及所患机体的生理状态，应当结合整体进行综合考虑。因此划分出解决这一矛盾的不同治法。

（六）零金碎玉

李斌在治疗痤疮上拥有独特的见解。对于以脓疱为主的痤疮，西药首选盐酸米诺环素胶囊，50mg，每日口服2次。中医以清肺祛脂方为底，根据个人的症状和体质，随症加减。清肺祛脂方中枇杷叶、黄芩味苦性凉，善清肺经风热，是为君药；生地黄、桑叶、桑白皮、地骨皮清热凉血，为臣药；白花蛇舌草、山楂清浊祛脂，女贞子、知母养阴清热，共为佐药；甘草调和诸药，又有类肾上腺皮质激素样作用，可抑菌消炎，为使药。诸药合用，共奏清肺泄热之效。又根据病变的发生部位选择引经类药物，如发生于面颊部即用柴胡。根据四时应季用药，夏天多用藿香、佩兰，以芳香化湿；冬季根据患者四肢的厥冷程度加用桂枝、当归。也根据患者皮肤的肤质合理选药，如患者是油性皮肤，则适当加茵陈、侧柏叶。在口服药物的基础上，李斌非常注重物理治疗对痤疮的疗效，对于炎症明显的痤疮，他主张早期使用红蓝激光治疗。并配合本流派的巨樱霜面膜；对于脓疱性及闭合性痤疮，他吸取针灸科锋钩针挑治的长处，使用中医挑治法治疗，取得了良好的治疗效果。对于囊肿性的痤疮，采用本流派重用浙贝母软坚散结的治疗方法，并结合维 A 酸类药物口服。对于痤疮的异型——临床上非常难治的头部化脓性穿凿性毛囊周围炎，还配合小剂量泼尼松口服，并选用手术结合中医药线引流，中医化腐清创换药，消除囊肿和窦道。如此将中西医相结合，根据患者的个体情况，选择适合患者的方案进行治疗。

（七）专病专方

清肺祛脂方

处方：黄芩、栀子、白花蛇舌草、丹参。

方解：方中黄芩、栀子苦寒可泄肺热；白花蛇舌草清热解毒；丹参凉血活血，共起清肺经郁热，散瘀消结之作用。对于一般情况下的痤疮治疗均有良好的效果。

适应证：痤疮。见一般症状即可使用，即颜面、胸、背等处见顶端如刺状丘疹。可随症加减。

（八）问诊路径

（1）详询病史　围绕痤疮发病的原因或诱因开始，询问发病的过程、疾病的变化。对既往史、做过的诊断、做过的治疗，加以询问。

（2）全面体检　细致诊察痤疮患者皮损的特点及全身的变化，有助于与其他疾病鉴别。

（3）局部检查　诊察局部特征是辨病、辨证的关键。

第九节　多形红斑

（一）疾病认识

多形红斑中医称之为猫眼疮，是一种以靶形或虹膜状红斑为主，兼有丘疹或丘疱疹等多形性损害的急性炎症性皮肤病。以发病急骤，皮损为红斑、丘疹、丘疱疹等多形性损害为主要临床特点，典型皮损有虹膜样特征性红斑；重症可有严重的黏膜、内脏损害。本病易复发，好发于冬春季节，女性多于男性，以10~30岁者发病率最高。猫眼疮之名首见于《医宗金鉴·外科心法要诀》，曰："猫眼疮名取象形，痛痒不常无血脓，光芒闪烁如猫眼，脾经湿热外寒凝"，详细阐述了猫眼疮的临床特点及病因病机。本病古时又称之为"雁疮"或"寒疮"。

中医认为，本病多由素体禀赋不耐，腠理不固，感受不耐之物，搏于肌肤而发；或因阳气不足，卫外不固，风寒、风热之邪侵袭肌肤而发；或因过食辛辣肥甘，损伤脾胃，湿浊内生，蕴久化热，湿热蕴阻肌肤而发；或素体湿热内蕴，复感毒邪，热毒内蕴，燔灼营血，以致火毒炽盛，蕴结肌肤而发。

西医认为，本病与机体对某些致敏物质所引起的变态反应有关，常因感染病灶或药物、食物（鱼、虾、蟹等）及物理因素（寒冷、日光、放射线）等引起。另外，某些疾病（风湿热、自身免疫病、恶性淋巴瘤等）也可出现多形红斑样皮损。

（二）辨证思路

多形红斑轻症典型损害为水肿性圆形红斑，或淡红色扁平丘疹，边界清楚，皮损呈远心性扩展，此时以祛除诱因，针对表证治疗为主，以防止疾病传变，同时注意固护津液。重症表现为皮损广泛分布于全身各处，常为水肿性红斑、水疱、大疱、血疱和瘀斑等，可伴发支气管炎、肺炎、消化道出血、关节炎及内脏损害等，此时应以清热解毒为主要治则。

（三）治疗方案

1.内治法

（1）风寒阻络型

症状：每于冬季发病，红斑水肿，色暗红或紫红，发于颜面及手足时形如冻疮，水肿明显，遇冷加重，得热则减；伴畏寒，小便清长；舌质淡，苔白，脉沉紧。

治法：温经散寒，活血通络。

处方：当归12g　　　桂枝10g　　　干姜10g　　　细辛3g
　　　鸡血藤15g　　　赤芍15g　　　川芎10g　　　甘草6g

加减：畏寒肢冷明显者，加伸筋草；关节疼痛者，加羌活、独活、威灵仙；水肿明显者，加防己、车前子、泽泻；斑色紫暗者，加丹参、泽兰。

分析：阳衰寒凝气血则红斑色暗红或紫红，遇冷加重，得热则减；寒邪阻络，不能温化水液，水液下渗，则小便清长；舌质淡，苔白，脉沉紧属风寒征象。方中桂枝祛风散寒；当归活血通络而不伤血，鸡血藤活血补血；川芎、赤芍助当归活血祛瘀而养血；细辛解表散寒，祛风止痛；干姜温中散寒；甘草调和诸药。

（2）风热蕴肤型

症状：以红斑、丘疹、小风团样损害为主，颜色鲜红，自觉瘙痒；可伴发热，咽干咽痛，关节酸痛，便干溲黄；舌质红，苔薄黄，脉浮数。

治法：疏风清热，凉血解毒。

处方：	荆芥 10g	防风 10g	蝉衣 6g	牛蒡子 10g
	苦参 9g	黄芩 12g	生地黄 15g	生石膏 30g、
	知母 12g	当归 12g	白鲜皮 10g	甘草 6g

加减：红斑鲜红伴灼热者，加牡丹皮、紫草、茜草；水肿、水疱明显者，加车前草、白茅根；关节疼痛甚者，加秦艽、桑枝、鸡血藤；咽干咽痛者，加板蓝根、玄参、山豆根。

分析：外感风热时邪或热入营血则以红斑、丘疹、小风团样损害为主，颜色鲜红，自觉瘙痒；热伤津液则咽干咽痛，便干溲黄；风热侵袭经络，经气阻滞不通，则关节酸痛；舌质红，苔薄黄，脉浮数为风热之征象。方中荆芥、防风祛风解表；蝉衣、牛蒡子、黄芩疏散风热，清热解毒；生地黄、生石膏、知母清热生津；苦参、白鲜皮清热燥湿；当归养血和血；甘草调和诸药。

（3）湿热蕴结型

症状：红斑水肿，色泽鲜红，兼见水疱，或口腔糜烂，外阴湿烂，自感痒痛；或见发热头重，身倦乏力，纳呆呕恶，溲赤，便秘或黏滞不爽；舌质红，苔黄腻，脉弦滑。

治法：清热利湿，解毒止痒。

处方：	龙胆草 6g	生地黄 15g	金银花 15g	黄连 5g
	栀子 10g	赤茯苓 15g	牛蒡子 12g	车前草 15g
	生石膏 30g	竹叶 15g	知母 12g	苍术 9g

加减：伴恶心泛呕者，加半夏、竹茹；发热头重者，加藿香、佩兰；瘙痒甚者，加白鲜皮、白蒺藜。

分析：湿热蕴结肌肤则红斑水肿，色泽鲜红，兼见水疱，或口腔糜烂，外阴湿烂，自感痒痛；湿热困脾，留滞肌肉，阻遏经气，则神倦乏力；湿热之邪犯胃则纳呆呕恶、溲赤；湿热下注大肠则便秘或黏滞不爽；舌质红，苔黄腻，脉弦滑为湿热蕴结之征象。方中龙胆草、黄连清热燥湿；生地黄清热凉血；金银花、栀子、牛蒡子清热解毒；生石膏、知母、竹叶清热生津；车前草、苍术、赤茯苓利湿燥湿。

（4）火毒炽盛型

症状：起病急骤，全身泛发红斑、大疱、糜烂、瘀斑，口腔、二阴破溃糜烂；伴高热恶寒，头痛无力，恶心呕吐，关节疼痛，大便秘结，小便黄赤；舌质红、苔黄，脉滑数。

治法：清热凉血，解毒利湿。

处方：水牛角 20g　　生地黄 15g　　　牡丹皮 12g　　　赤芍 12g
　　　生石膏 30g　　知母 12g　　　　金银花 15g　　　连翘 15g
　　　生薏仁 20g　　柴胡 10g　　　　栀子 10g　　　　黄芩 12g

加减：高热、口干唇燥者，加玄参、天花粉；壮热不退者，加羚羊角粉 0.3g 冲服，或用紫雪散 1~2g 冲服；大便秘结者，加生大黄；恶心呕吐者，加半夏、竹茹。

分析：邪热深入血分，迫血妄行，溢于脉外，则全身泛发红斑、大疱、糜烂、瘀斑，口腔、二阴破溃糜烂；里热炽盛，邪正剧争，则高热恶寒；热邪犯胃则恶心呕吐；热邪阻滞气机则见关节疼痛；热灼津液则大便秘结，小便黄赤；舌质红、苔黄，脉滑数为里热征象。方中水牛角、生地黄、牡丹皮、赤芍凉血止血；生石膏、知母、栀子清热生津；金银花、连翘、黄芩、柴胡清热解毒；生薏苡仁宣畅气机。

2. 外治法

皮损以红斑、丘疹、水疱、糜烂为主者，以清热、收敛、止痒为主。用三黄洗剂水煎湿敷患处，每日 3~4 次，并外搽黄连膏。皮损呈水疱、大疱，渗出明显者，以清热、燥湿、消肿为主。用马齿苋 30g、黄柏 30g、地榆 30g 水煎冷敷患处，每次 20 分钟，每日 3~5 次。黏膜糜烂者可用生肌散或锡类散外吹患处，每日 2~4 次；若口腔黏膜糜烂，可用蒲黄含漱，并用青吹口散外吹。

（四）病案举例

杨某，女，32 岁。初诊日期：2015 年 1 月 7 日。

病史：患者诉近 4 年每至冬季双手背出现红斑、丘疹，遇热瘙痒明显，第二年夏季自愈，自外用冻疮膏后未见明显好转。近半月皮肤出现水疱，伴疼痛，经桂利嗪等口服抗组胺药后，症情未改善，且双足亦出现皮损。病程中无发热、头痛、关节痛等症状。查体：双手背肿，弥漫分布针头大紫红色斑，中央暗红，可见水疱，疱壁薄，无紧张感，尼氏征（－）。双足背见紫红色斑丘疹。手足触之肤温略低，压之血管充盈缓慢，无雷诺病现象。舌淡、苔薄白，脉沉细。

中医诊断：猫眼疮。

西医诊断：多形红斑。

辨证：风寒型。

治法：祛风散寒，调和营卫。

处方：桂枝 12g　　　当归 9g　　　赤芍 15g　　　麻黄 9g

　　　黄芪 30g　　　川芎 9g　　　白术 10g　　　甘草 6g

煎汤分 2 次送服，每日 1 剂。

二诊：服药后，瘙痒有所减轻，皮损颜色变浅，水疱已结痂，手足触之肤温略低。上方加附子 9g、党参 12g。

三诊：患者皮疹基本全部消退，局部遗留淡褐色斑片，偶有瘙痒，手足触之温热。上方去附子、麻黄，继续服用。

案例点评：本例患者女性，每至冬季双手出现紫红色皮疹，有水疱，手足肤温较低，遇热瘙痒，入夏自愈，为典型寒冷性多形红斑；舌质淡、苔薄白，脉沉细，证属风寒型。首诊以祛风散寒、调和营卫为主。《素问·调经论篇》曰："血气者，喜温而恶寒，寒则泣不能流，温则消而去之。"方中麻黄、桂枝祛风散寒；黄芪甘温益气升阳，使气旺血行；白术健脾化湿；当归活血通络而不伤血；川芎、赤芍助当归活血化瘀而养血；甘草调和诸药。诸药合用，使脾胃得以运化正常，寒邪散、湿邪化，肌肤得以温煦，气血畅，营卫和。二诊时患者手足肤温低，阳虚明显，加附子温经助阳，党参益气健脾。三诊时患者皮损已消，手足温热，去附子、麻黄大辛大热之品，继续服用以巩固疗效。

（五）临证经验

李斌继承了本流派治疗皮肤病的经验，注重中医的微观辨证与辨证的微观化。一般认为，中医注重整体调节，西医则"头痛医头，脚痛医脚"，其实不然，中医学也有对症处理，如治外伤出血之人，有"云南白药"，治休克之人，有"参附汤"等；西医也有系统治疗，如现代生物－心理－社会医学模式的建立，使西医学走上了整体医学的道路。我们发现，随着科学的进步与人类对人体自身认识的深入，中西医已经开始慢慢有融合之势，这种融合一是体现在宏观层面，二是体现在微观层面，而目前我们主要研究微观层面。

中西医结合治疗皮肤病主要体现在一方一药的结合、辨证和辨病的结合、微观辨证和辨证微观化的结合。李斌认为，许多疾病的中医发病机制已经达成共识，比如多形红斑有风寒、风热、湿热、火毒之别。临床对证施药，确有疗效，但其作用机制研究，需要广泛深入的微观化研究。西医学诊断皮肤病，不仅依靠皮疹、体征和病史资料，还有许多理化、组织病理、免疫学检查和细胞因子测定等帮助诊断。因此，微观辨证和微观辨病，可以从西医诊断的许多客观化指标中，提供一些中医辨证微观化的线索。

（六）零金碎玉

李斌临诊近30年，积累了丰富的临床经验，具体方药心得如下。

注重中西医结合用药：在弘扬传统中医药辨证施治的基础上，采用西医探明病因及发病机制，用中医药治疗多形红斑的同时也注重抗组胺药、糖皮质激素等西药的使用。

注重重镇药的使用：李斌秉承本流派经验，在皮肤科临床实践中善于使用重镇药物，广泛用于多种皮肤疾病，与中医辨病辨证相结合而组方配伍，疗效较好。在治疗本病时可配伍使用珍珠母、灵磁石、生牡蛎等重镇药物，一可抗炎抗过敏以止痒，二可软坚化瘀以改善微循环，三可安神定志改善患者抑郁程度。

注重清热解毒药物的使用：皮肤病皮疹以色红最为多见，患者发疹时常兼身热易汗，面赤烦躁，口干口苦等表现，按临床辨证，皆归于中医热证范畴。李斌教授根据临床经验，将皮肤病热证分为实热和虚热两类：实热由外感热邪，火热内生所致，虚热则由阴血亏耗，阴虚阳亢，虚火内生。李斌根据"热者寒之"的原则，运用具有寒冷性质的药物，以治疗温热病邪所致疾病的一种治法，又称清法，可运用于本病。

（七）专病专方

清营汤

组成：水牛角、生地黄、玄参、竹叶心、麦冬、丹参、黄连、金银花、连翘。

功效：清营解毒，透热养阴。

方解：方中水牛角清解营分热毒，为君药。生地黄凉血滋阴，麦冬清热养阴生津，玄参滋阴降火解毒，三药共用，既清热养阴，又助清营凉血解毒，共为臣药。温邪初入营分，故用金银花、连翘、竹叶心清热解毒，使营分之邪外达，即"透热转气"的应用。黄连清心解毒，丹参清热凉血、活血散瘀。以上五味药共为佐药。

适应证：多形红斑。

（八）问诊路径

1. 辨病

（1）详询病史　围绕多形红斑发病的原因或诱因开始，询问发病的过程、疾病的变化。对既往史、做过的诊断、做过的治疗，加以询问。

（2）全面体检　细致诊察多形红斑患者皮损的特点及全身的变化，有助于与其他疾病鉴别。

（3）局部检查　诊察局部特征是辨病、辨证的关键。

（4）辅助检查　运用皮肤镜，提供疾病微观状态不同侧面的真实情况。

2. 辨证

（1）阴阳辨证　急性发作的病属阳；慢性发作的病属阴。皮肤颜色红活嫩赤的属阳；紫暗或皮色不变的属阴。阳证初起常伴有形寒发热、口渴、纳呆、大便秘结、小便短赤，溃后症状逐渐消失；阴证初起一般无明显病状，酿脓期常有骨蒸潮热、颧红，或面色白、神疲、自汗、盗汗等症状。阳证易消、易溃、易敛，预后多顺（良好）；阴证难消、难溃、难敛，预后多逆（不良）。

（2）部位辨证

上部：发热恶风，头痛头晕，面红目赤，口干耳鸣，鼻燥咽痛，舌尖红而苔薄黄，脉浮而数。局部红肿宣浮，忽起忽消，根脚收束，肿势高突，疼痛剧烈，溃疡则脓稠而黄。

中部：有累及中部脏腑器官的临床表现。

下部：起病缓慢，病程缠绵不愈，反复发作，或时愈时发，患部沉重不爽，二便不利。

第十节　过敏性紫癜

（一）疾病认识

过敏性紫癜，中医称为葡萄疫。其临床特点是皮肤或黏膜出现紫红色瘀点、瘀斑，压之不褪色，可伴有腹痛、关节痛或肾脏病变，一般无血液系统疾病。本病多见于儿童及青少年，男性多于女性，好发于四肢伸侧，尤多见于小腿，且春季发病较多。葡萄疫之病名首见于《外科正宗·杂疮毒门》，曰："葡萄疫，其患多生小儿，感受四时不正之气，郁于皮肤不散，结成大小青紫斑点，若葡萄，发在遍体头面，乃为腑症。"古代文献中有称"肌衄""斑毒"等。

中医认为，本病总由禀赋不耐，邪伤脉络所致。血不循经或瘀血阻滞络道，血溢脉外，凝滞肌肤，发为紫斑。累及脏腑则发为腹痛、尿血、便血之症。早期多因外感风热，邪毒入里，脏腑蕴热，灼伤脉络，血不循经，热邪迫血妄行，外溢肌肤，内渗脏腑。中期湿热蕴肤，郁热化毒，伤及脉络，阻塞脉道，血不循经，血外溢肌肤而出疹，内则蕴阻肠胃、关节而发病。或素体脾虚，气虚不固，统血无权，血溢脉外而发斑。或阴血不足，虚火上炎，灼伤脉络，血随火动，渗于脉外，而成紫斑；或火不生土，运化无力或思虑饮食伤脾，脾阳虚衰，不能统血，血溢脉外而发斑；肾阳虚衰，气化失司，水湿内停，湿热下注而发斑疹。

西医认为，本病与细菌、病毒、食物、药物等有关，恶性肿瘤和器官非特异性自身免疫性疾病也可导致本病发生。

（二）辨证思路

紫癜初期多因外感风热，邪毒入里，脏腑蕴热，灼伤脉络，血不循经，热邪迫血妄行，外溢肌肤，内渗脏腑所致，治以祛风清热，凉血安络，在清热凉血基础上加用祛风药物，不仅可以驱邪外出，而且还能防止邪气内传引起的肾脏损害。此外火热之邪是本病的关键致病因素，治病各时期都不能忘记凉血消斑之法。

本病单纯型仅有皮肤损害，而未累及内脏，一般无明显全身症状，治疗以清热凉血、活血化瘀为主；关节型皮损可出现风团、红斑、血疱，并伴有腕、肘、膝、踝关节等处疼痛；腹型者除皮疹外，伴有恶心呕吐，腹痛腹泻，甚至便血等，重者出现肠套叠或肠穿孔；肾型者皮损较重，伴有蛋白尿、血尿、管型尿，后期可转为慢性肾炎、尿毒症，或同时兼见关节或胃肠道症状。

早期以清热凉血、活血化瘀为主，后期以补脾益肾为基本原则，结合病证，对症治疗，标本兼顾。

（三）治疗方案

1. 内治法

（1）热毒发斑型

症状：起病急，皮疹为鲜红色较密集的瘀点或瘀斑，高出皮面；伴发热恶寒，咽痛口干，甚者鼻衄，大便秘结，小便短赤；舌质红绛，舌苔黄腻，脉洪数。本证多见于单纯型。

治法：清热凉血，化瘀消斑。

处方：水牛角 15g 生地黄 15g 牡丹皮 12g 赤芍 15g

金银花 15g	连翘 15g	牛蒡子 10g	桔梗 10g
薄荷 15g	竹叶 10g	荆芥 10g	淡豆豉 10g
芦根 30g	生甘草 6g		

加减：瘙痒者，加蝉蜕等疏风散热止痒。

分析：热毒窜络，内迫营血则生鲜红色瘀点或瘀斑；阳热偏盛，津液被耗则发热，咽痛口干，甚者鼻衄，大便秘结，小便短赤，舌质红绛，舌苔黄腻，脉洪数。方中水牛角、生地黄、牡丹皮、赤芍清热凉血；金银花、连翘、甘草清热解毒；牛蒡子、薄荷、荆芥、淡豆豉、桔梗宣毒透疹；竹叶、芦根清热生津。

（2）湿热伤络型

症状：皮疹多见于下肢，为鲜红色较密集的瘀点、瘀斑或大片紫癜；伴关节红肿疼痛、肿胀，或恶心、呕吐、腹痛、便血，或血尿；舌质红，舌苔黄腻，脉滑数。本证多见于关节型、腹型及肾型。

治法：清热利湿，通络消斑。

处方：水牛角 15g　　生地黄 10g　　牡丹皮 12g　　芍药 12g

加减：伴关节痛者，加虎杖、桑枝、土茯苓等清热祛湿利关节；恶心呕吐者，加黄连，半夏等降逆止呕；腹痛者，加延胡索、山楂、木香等行气散瘀止痛；血尿者，加蒲黄、大蓟、小蓟等凉血止血，散瘀利尿；尿蛋白者，加白茅根、知母、黄柏、大蓟、小蓟等清热凉血利尿。

分析：热毒窜络，内迫营血则生鲜红色瘀点或瘀斑；湿热之邪阻滞气机则见关节红肿疼痛、肿胀；湿热之邪犯胃则恶心、呕吐、腹痛；湿热之邪伤络则便血、尿血；舌质红，舌苔黄腻，脉滑数为湿热内蕴之象。方中水牛角、生地黄、牡丹皮、芍药清热凉血止血。

（3）脾气亏虚型

症状：病程较长，反复发作，迁延日久，皮疹紫暗或暗淡，分布稀疏；伴面色萎黄，神疲气短，自汗乏力，纳呆便溏；舌质淡，或有齿痕，舌苔薄，脉濡细。

治法：健脾益气，养血止血。

处方：人参 9g	白术 12g	黄芪 30g	当归 12g
炙甘草 6g	茯神 10g	远志 19g	酸枣仁 15g
木香 6g	龙眼肉 15g	生姜 10g	大枣 15g

加减：纳呆者，加砂仁、焦三仙、鸡内金等行气消食和胃；气虚甚者，加党参、升麻等益气升提。

分析：脾虚血失统摄，阳衰寒凝气血则皮疹紫暗或暗淡，分布稀疏；脾虚失健运，气血化生不足，则面色萎黄，舌质淡；气虚推动乏力则神疲气短，自汗乏力；脾主运化水谷，脾气虚弱，运化乏力，水谷不化则纳呆便溏；舌苔薄，脉濡细为脾气亏虚之征。人参、白术、黄芪、炙甘草、大枣、生姜补气健脾；当归、龙眼肉补心脾养血；茯神、远志、酸枣仁安神益智，补益心脾；木香行气健脾。

（4）脾肾两虚型

症状：病程日久，反复发作，皮疹紫红；伴见面色萎黄，神疲乏力，午后潮红，颧红盗汗，五心烦热；舌质红，少苔，脉细数。或皮疹淡紫，触之欠温，遇寒加重；伴见头晕耳鸣，腰膝酸软，身寒肢冷，腹痛喜按，食少纳呆，五更泄泻；舌质淡，舌苔薄，脉沉迟。

治法：滋阴降火，温脾肾阳。

处方：熟地黄 15g　　　龟甲 20g　　　　黄柏 12g　　　　知母 12g
山药 30g　　　山茱萸 12g　　　茯苓 15g　　　　牡丹皮 12g
泽泻 10g　　　桂枝 10g

加减：若阳虚明显者，加制附子、细辛、吴茱萸等温补肾阳。

分析：脾虚失健运，气血化生不足，脾气虚推动乏力则面色萎黄，神疲乏力；肾阴不足，虚火上炎则午后潮红，颧红盗汗；五心烦热，舌质红，少苔，脉细数皆为阴虚失濡，虚热内炽之征；若脾肾阳虚则皮疹淡紫，触之欠温，遇寒加重；肾精不足，不能濡养清窍，则头晕耳鸣；肾阳不足，腰膝失养，则腰膝酸软，身寒肢冷；脾阳虚衰则腹痛喜按，食少纳呆，五更泄泻；舌质淡，舌苔薄，脉沉迟为虚寒之征。方中熟地黄、龟甲、黄柏、知母、山药、山茱萸滋阴补肝肾；茯苓、牡丹皮、泽泻、桂枝补脾肾助阳。

2. 外治法

若有局部皮损，可用黄连膏外涂；若瘙痒，可外用炉甘石洗剂外擦。

3. 其他疗法

针刺疗法：体针取穴曲池、足三里、气海、内关、天枢、筑宾、飞扬等，以强刺激手法为主；耳针取穴肾上腺、脾、内分泌、肺、枕部，两耳交替，每日1次。

（四）病案举例

胡某，女，28岁，初诊日期：2011年11月10日。

病史：患者1个月前上呼吸道感染后，下肢出现紫红色瘀点，无关节痛等其他不适，至外院诊断为"过敏性紫癜"，予抗过敏药、维生素C、复方芦丁片口服治疗，病情略有好转，但仍有新疹发出。查体：双下肢无水肿；弥漫性散在分布红色、暗红色瘀斑，压之不褪色；舌红、苔黄，脉浮数。血常规、凝血功能（－）。

中医诊断：葡萄疫。

西医诊断：过敏性紫癜。

辨证：血热妄行证。

治法：凉血止血。

处方：

生黄芪 30g	大蓟 15g	小蓟 15g	仙鹤草 15g
丹参 15g	丹皮 12g	金银花 15g	川牛膝 12g
虎杖 12g	生地黄 15g	白鲜皮 12g	乌梅 12g
防风 12g	炒白术 12g	蒲公英 30g	川黄连 3g
白茅根 30g	生甘草 6g		

煎汤分2次送服，每日1剂。

二诊：皮损颜色渐转暗，但仍有新发皮疹，舌红、苔黄，脉数。前方加赤芍12g，白芍12g。

三诊：此次药后大部分皮损消退，无新发皮疹，舌淡、苔白，脉细。上方加鸡血藤30g，当归15g。

案例点评：中医认为，过敏性紫癜出血的原因有很多，血热、血瘀、气虚等均可导致出血，该患者病程1个月，皮疹反复，新发皮疹色红，舌红、苔黄，脉浮数，证属血热妄行证，治疗应凉血止血、祛风通络。首诊方中生黄芪实表，大蓟、小蓟、白茅根、丹皮、生地黄凉血止血，仙鹤草、乌梅收敛止血，丹参活血止血，金银花、虎杖、白鲜皮、蒲公英、黄连清热解毒以凉血，生甘草调和诸药，患者脉象浮数，防风、炒白术以解表祛风解毒。二诊时皮损颜色转暗，但仍有新发皮疹，加用赤芍、白芍以加大凉血止血功效。三诊时患者大部分皮疹已消退，无新发皮疹，患者舌淡、苔白，脉细，加用鸡血藤、当归以养血止血。

（五）临证经验

李斌注重中医整体论治，以治其本。根据"急则治其标，缓则治其本"的中医治则，对某些慢性疾病在急性发作期，以西药治标控制急性期病情，缓解后再以中医药辨证施治巩固疗效、防止复发，如本病，急性期采用抗组胺药、糖皮质激素等控制症状，至缓解期则采用补肾活血、益气健脾、调养气阴等中药以固本。同时李斌治疗皮肤疾病，常从调理整体功能入手，以培补本源为主治疗，病情总是随着体质的好转而得到改善。

同时李斌积极利用现代中药药理学的研究成果，有选择地遣方用药。如在过敏性紫癜早期，李斌辨证为热毒证，同时根据过敏性紫癜的发病机制和现代药理学研究成果，选择一些具有免疫抑制剂样作用的清热解毒药和活血化瘀药，如白花蛇舌草、土茯苓、莪术等，在临床治疗上也取得了良好的治疗效果。李斌认为，一般而言中药应该在中医理论体系指导下，遵循药物的性味归经，在辨证论治原则的指导下使用，但这并非是一成不变的规定，如果西医学、药理学的研究确有疗效则不必拘泥。同时研究表明，生地黄、甘草具有糖皮质激素样作用，在过敏性紫癜治疗中应用广泛，但若见患者渗出淋漓、舌苔厚腻、大便黏滞不爽等湿浊之象较为明显和严重之时则需慎用。

（六）零金碎玉

李斌对过敏性紫癜的研究颇有造诣，他继承了本流派临床中善用镇逆平肝、清化软坚的重镇药物如灵磁石、龙齿、珍珠母及生牡蛎等，来辨证治疗皮肤疾病的方法思路，取得良好的治疗效果。大多数皮肤病具有慢性、复发性、瘙痒性的特点，兼夹证较多，证候之间界限临床上常常难以区分，病机较为复杂，导致疾病缠绵难愈，李斌秉承本流派经验，在皮肤科临床实践中善于使用重镇药物，广泛运用于阳不入阴、阴不守阳所致的"热""瘀""虚"共同致病的皮肤病复杂证候。

过敏性紫癜属于血管性皮肤病的一种，是以毛细血管炎为主要病变的变态反应性疾病，病理上存在着明显的高黏滞血症和红细胞聚集性增高特点，在起病4~8周后肾脏损害发生较多，早期活血化瘀、抗凝抗过敏对于阻滞肾脏损害具有重要意义，中医上以凉血活血止血为治则，临床上加用重镇药物如珍珠母、龙骨、牡蛎，一则所含钙盐抗炎抗过敏，二则软坚散结、收敛止血，可使止涩而不留瘀。

同时，李斌强调情志调畅在皮肤疾病中的重要作用。从中医理论角度来讲，五脏六腑之中，肝与皮肤病的关系最为密切，从肝论治皮肤病往往能取得意想不到的治疗效果。过敏性紫癜多与肝的藏血功能失调有关。

（七）专病专方

犀角地黄汤

处方：犀角（水牛角代）、生地黄、芍药、牡丹皮。

功效：清热解毒，凉血散瘀。

方解：苦咸寒之犀角为君，凉血清心而解热毒，使火平热降，毒解血宁。臣以甘苦寒之生地黄，凉血滋阴生津，一以助犀角清热凉血，又能止血；一以复已失之阴血。用苦微寒之赤芍与辛苦微寒之丹皮共为佐药，清热凉血、活血散瘀，可收化斑之功。四药相配，共成清热解毒、凉血散瘀之剂。本方配伍特点是凉血与活血散瘀并用，使热清血宁而无耗血动血之虑，凉血止血又无冰伏留瘀之弊。

适应证：过敏性紫癜。